Drug Discovery

from Bedside to Wall Street

药 物 发 现

从病床到华尔街

〔美〕塔马斯·巴特菲（Tamas Bartfai）
〔英〕格兰姆·V.李（Graham V. Lees）著
王明伟　等 译

科 学 出 版 社
北 京

图字：01-2009-0348 号

内 容 简 介

无论是医生、病人，还是投资者、开发商和管理者，都想知道药物是怎样在医学上及经济上运作的。为什么药物如此昂贵？是什么在掌管着药物经济学？为什么只有少数疾病是可治疗的？本书旨在向众人打开制药行业之门，用实例来阐述观点，运用药物研发过程中真实的实例来阐述药物发展进程。本书揭示了药物发展过程中所存在的问题，提出了除制药行业之外的整个社会及立法问题的一些相应解决措施。所提出的解决措施旨在为更多的人提供更多更好的治疗疾病的药物。

本书从科学、医学、社会、商业，病人、管理者和投资者，包括律师的角度出发，讲述了真正影响制药行业的关键因素，适用于任何对通过药物治疗以改善疾病有短暂或专业兴趣的人。倘若你对制药行业有所期望亦或有所疑惑，本书将会给你答案。

图书在版编目(CIP)数据

药物发现：从病床到华尔街 /（美）巴特菲（Bartfai,T.）等著；王明伟等译. —北京：科学出版社，2010

ISBN 978-7-03-028161-6

I. ①药… II. ①巴…②王… III. ①药物-普及读物 IV. ①R9-49

中国版本图书馆 CIP 数据核字(2010)第 123025 号

责任编辑：杨小玲　霍志国　雷　旸 / 责任校对：张小霞

责任印制：赵　博 / 封面设计：耕者设计工作室

科学出版社出版

北京东黄城根北街 16 号

邮政编码：100717

http://www.sciencep.com

天津市新科印刷有限公司印刷

科学出版社发行　各地新华书店经销

*

2010 年 7 月第　一　版　开本：720×1000　1/16

2026 年 1 月第十六次印刷　印张：17 1/2　插页：4

字数：353 000

定价：58.00 元

(如有印装质量问题，我社负责调换)

译 者 名 单

主　译　王明伟

翻 译 小 组

苑芸芸　李　泉　朱晏辉

张　盟　曾金晶　刘怡萱

DRUG DISCOVERY: from Bedside to Wall Street
Tamas Bartfai, Graham V. Lees
ISBN: 9780123695338

Authorized Chinese translation published by China Science Publishing & Media Ltd. (Science Press).

药物发现：从病床到华尔街(王明伟等译)
ISBN: 9787030281616

注意

本书涉及领域的知识和实践标准在不断变化。新的研究和经验拓展我们的理解，因此须对研究方法、专业实践或医疗方法作出调整。从业者和研究人员必须始终依靠自身经验和知识来评估和使用本书中提到的所有信息、方法、化合物或本书中描述的实验。在使用这些信息或方法时，他们应注意自身和他人的安全，包括注意他们负有专业责任的当事人的安全。在法律允许的最大范围内，爱思唯尔、译文的原文作者、原文编辑及原文内容提供者均不对因产品责任、疏忽或其他人身或财产伤害及/或损失承担责任，亦不对由于使用或操作文中提到的方法、产品、说明或思想而导致的人身或财产伤害及/或损失承担责任。

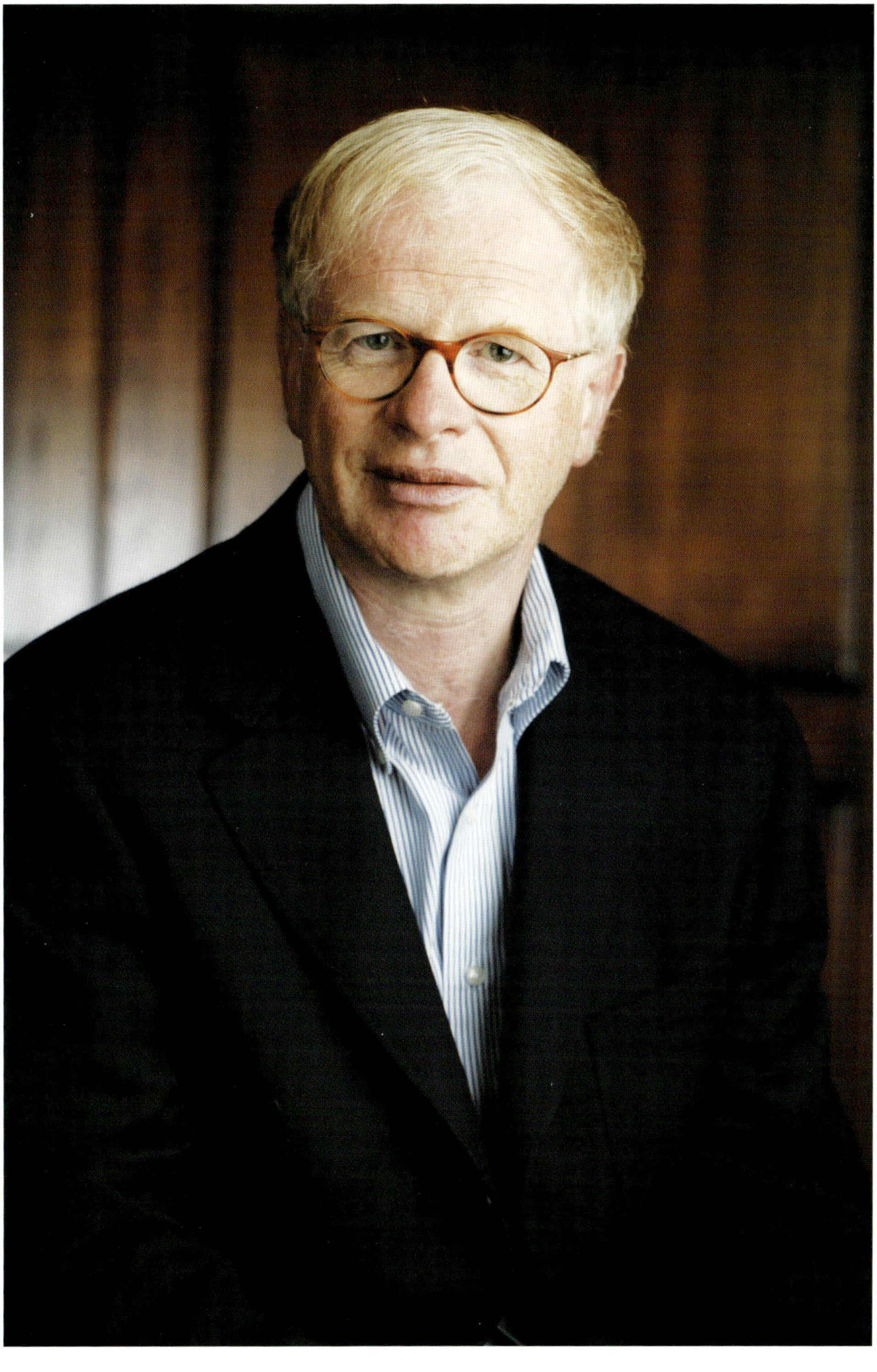

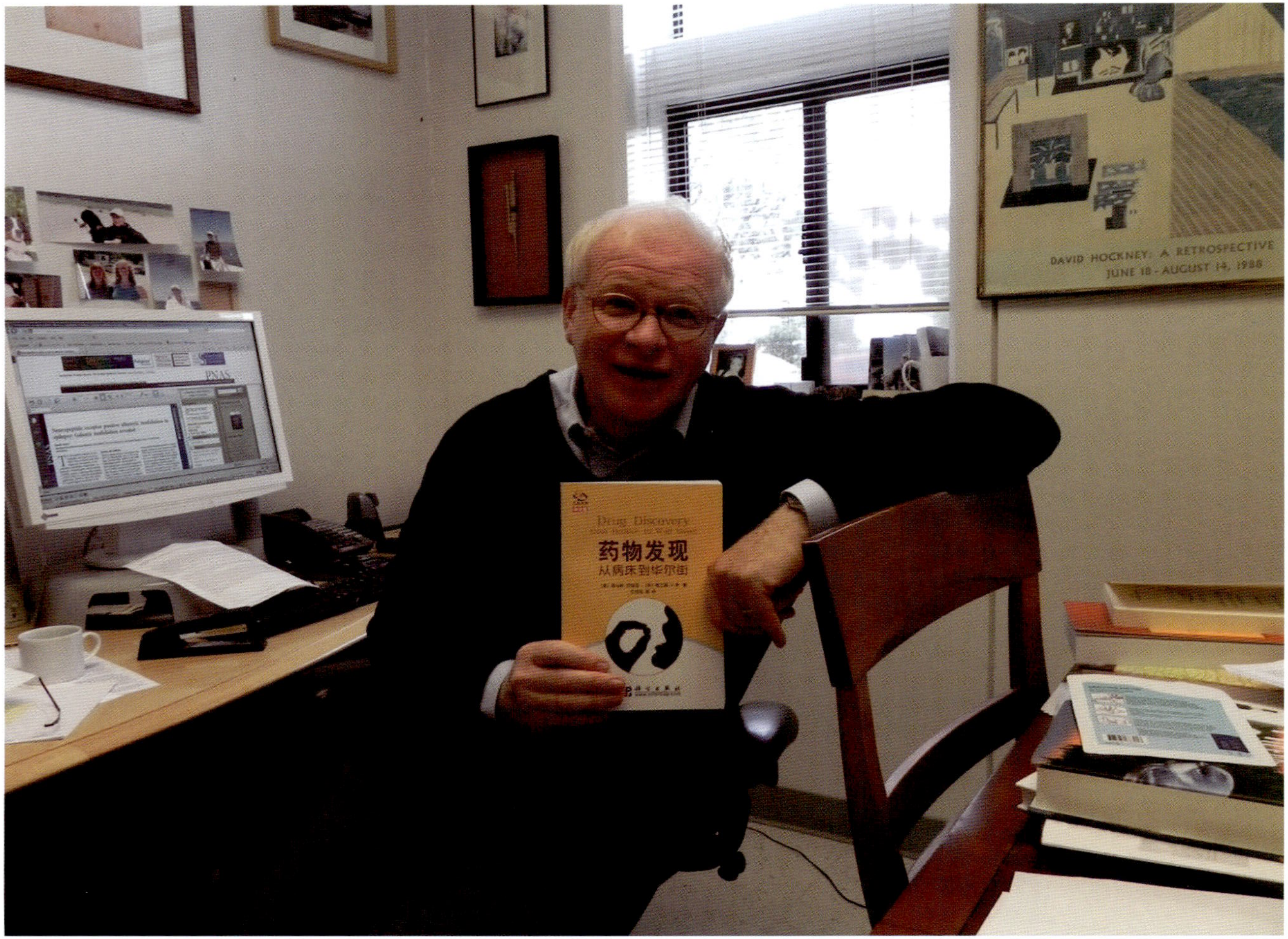
DAVID HOCKNEY: A RETROSPECTIVE
JUNE 18 - AUGUST 14, 1988
PNAS
Drug Discovery
药物发现
从病床到华尔街

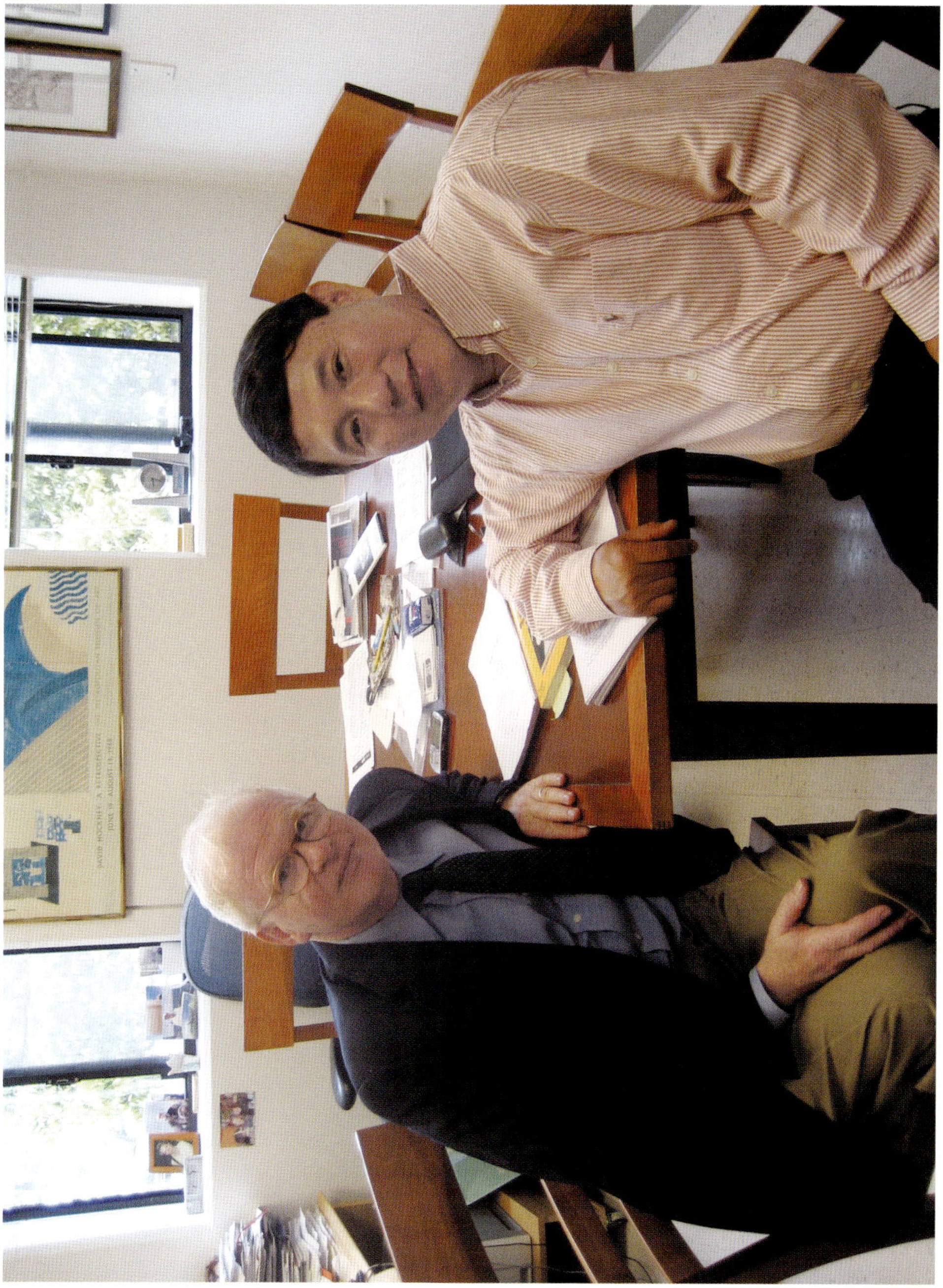

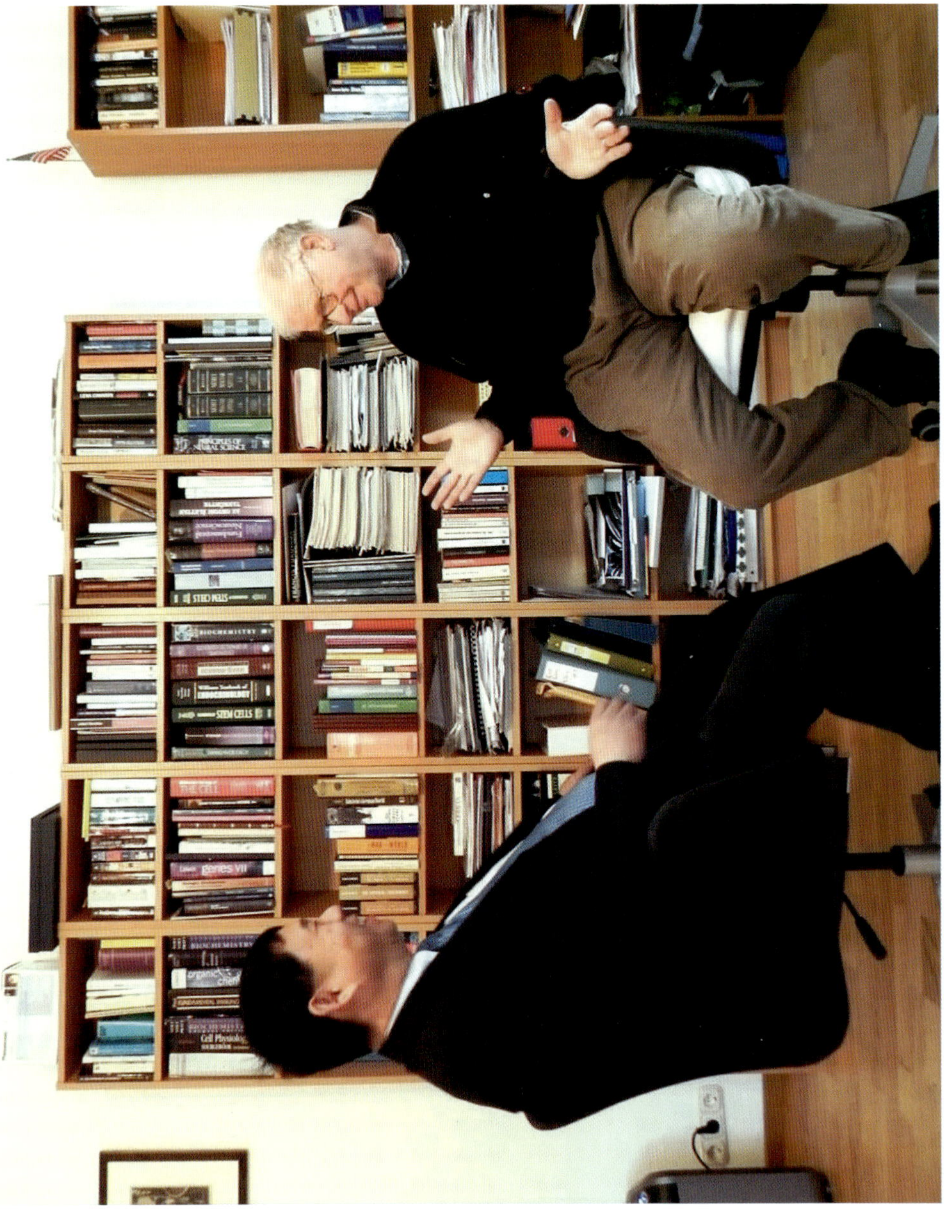

中文版序言

药物发现是人类的一项重要活动，涉及科学、产业及医疗实践三大领域。任何一个社会都不会忽略那些可能被治愈或可以预防的疾病和死亡。纵观历史，我们不难发现，不同文化之间不断地交换药物，从而为各自的生存与安康做出了不可磨灭的贡献。各国科学研究和工业技术的快速发展推动着人们为本国及全人类的健康和幸福努力开发新的药品。药物研究的对象已不再局限于传统草药和各类毒素，19 世纪至 20 世纪合成化学的加入，以及 20 世纪后期寻找并开发基因工程药物、生物制品和分子生物学方法的广泛应用极大地改变了现代药物发现的过程。

然而，当今的药物开发依然面临同样的挑战：治愈疾病、阻止或延缓疾病的进程、减轻疼痛及其他症状。基因突变会使病原微生物对现有抗生素产生耐药性，从而需要人类不断地开发新型抗感染药物。年龄是众多重大疾病的主要风险因素，因此，延长寿命的难度与日俱增。

安全有效的药物可以缩短住院治疗时间，节省多种医疗资源，具有重要的经济价值。

作者对本书中文版的问世尤感荣幸。众所周知，传统的中草药为现代药学的发展奠定了良好的基础。本人同时也坚信，凭借日益增强的科学、医学及产业实力，中国必将为全人类的利益开发出新的药物治疗手段。

Tamas Bartfai 博士

2009 年 12 月于美国圣地亚哥

主 译 简 历

王明伟 男，中国科学院上海药物研究所研究员(二级)，国家新药筛选中心主任，复旦大学药学院院长，“重大新药创制”国家科技重大专项“十二五”计划重点任务责任专家。2002 年入选中国科学院“百人计划”， 2011 年入选国家第六批“千人计划”(创新类人才)。

1984 年，获得国际肾脏病研究所友人基金会的资助前往美国加州大学洛杉矶分校(UCLA)医学院进修，翌年十月转去英国剑桥动物生理研究所从事生殖免疫学研究。于 1986 年进入剑桥大学圣•爱德蒙学院攻读博士学位，并获得英国政府颁发的“海外研究生奖学金”。1987 年当选为英国皇家医学会会员，并荣获英国免疫学会授予的首届“罗伯特•怀特纪念奖”。1988 年在世界卫生组织的资助下曾赴以色列魏茨曼科学研究所接受短期培训。同年 5 月当选为剑桥大学达尔文学院 1988～1990 年度的“查尔斯及凯瑟林•达尔文 Research Fellow”，成为第一位获此殊荣的中国人，7 月获得美国高登科学前沿讨论会颁发的“青年研究者奖”，9 月成为英国皇家注册生物学家(Charted Biologist)。1989 年 11 月获得生理学博士学位后出任剑桥大学医学院外科资深研究助理从事移植免疫方面的工作。同年，作为“大陆杰出人士”访问中国台湾，获得陈宗仁免疫学研究发展基金会的研究奖。

1990 年，被美国 Amylin 医药公司聘为研究员，主要开发糖尿病治疗新药，围绕当时新发现的肽类激素 Amylin 开展了一系列重要的研究工作。1992 年获得美国 ACDS 国际非人类高等动物避孕研究奖，并出任美国 Ligand 医药公司研究员及生殖生理学主管，进行小分子药物的筛选和药效学评价。在海外学习和工作期间先后发表了近 70 篇学术论文，曾应邀在世界许多著名大学或研究机构进行学术交流、发表演讲，并担任过英国通用科学公司、中国台湾保生制药有限公司、美国默克公司、英国阔特朗生物资源公司以及联合国开发计划署(中国项目)等机构的顾问。

1997 年，促成美国珀金埃尔默公司等在上海投资设立了国内首家外资经营的生物技术公司(上海基康生物技术有限公司)，并担任董事长兼总经理。通过与国内多家科研院所的紧密合作，主持或参与了三项“863”高科技项目。对肝癌相关基因(与上海肿瘤研究所顾健人院士合作)、对虾白斑杆状病毒基因组(与国家海洋局第三研究所徐洵院士及国家人类基因组北方研究中心强伯勤院士及沈岩院士合作)和黄地老虎颗粒病毒基因组(与新疆农业科学院微生物研究所及中国生物工程开发中心合作)进行大规模 DNA 序列测定、基因识别及生物信息分析，获得了多项科研成果，填补了空白，引起了国内外同行的广泛关注。其中，对虾白斑杆状病毒基因组测序成功曾在 1999 年和 2000 年分别两次被评为“中国十大科技进展新闻”之一。2002 年，荣获上海市人民政府颁发的“白玉兰纪念奖”。

2001 年底，在中国科学院副院长陈竺院士和上海市市长徐匡迪院士的推荐和促进下，加盟中国科学院上海药物研究所，担任研究员和国家新药筛选中心常务副主任，次年入选中国科学院“百人计划”(2006 年结题时被考评为优秀，获得后继资助)，2003 年晋升为国家新药筛选中心主任。在他的带领下，国家新药筛选中心进入高速发展期，科研项目数量、在编人员人数和研究经费总额等成倍增长，至 2014 年底连续 12 年实现了现金的正向流动，成为上海市创新药物研究公共技术平台中为数不多的示范单位。2004 年，主持建立了国内首个高内涵药物筛选技术平台，使我国在这一关键技术领域迅速达到世界前沿水平，引起国内外业界的高度重视。

十多年来，王明伟采取一系列灵活多赢的机制与形式，努力推动国际合作，在创新药物研究技术、经验、资源和人才等方面力图实现最大程度的优势互补和整合强化，成功地与总部位于北美、欧洲和亚洲的数十家跨国生物医药企业、大学或研究机构建立了战略伙伴关系，不仅显著提升了国家新药筛选中心的国际知名度，而且大大增强了我国自主创新的实力和能力。在其积极鼓动下，丹麦诺和诺德公司自 2007 年起累计捐资超过 600 万美元建立和发展“诺和诺德 - 中国科学院研究基金”。王明伟代表中国科学院参加理事会任执行理事，与外方代表共同负责基金的日常管理，迄今为止已经向 60 余项前沿性研究课题提供了资助。此外，王明伟还促成该公司捐赠 100 万美元，设立“长城教授奖”，先后颁发了 8 项，有力地支持了我国对高端科研人才的招聘和培养。鉴于上述成功经验，诺和诺德公司于 2010 年、2013 年和 2014 年分三次捐资，分别与中国医学科学院/北京协和医学院及上海血液学研究所合作建立了“诺和诺德 - 协和糖尿病研究英才基金”和“诺和诺德中国血友病研究基金”，王明伟被聘为这两个基金的理事会成员，其所发挥的桥梁作用显而易见。

在过去十几年的时间里，王明伟先后担任了国家重点基础研究发展“973 计划”中国科学院二期和三期知识创新工程重大项目、“国家科技重大专项” 和国家“863 高科技项目”有关新药创制和筛选技术领域的课题负责人，获得多项国家自然科学基金和上海市重点基础研究/科学技术发展基金项目的资助。他领导的研究小组在世界上首先发现了甲酰肽样受体 1 非肽类小分子调节剂(包括激动剂和拮抗剂)；阐明了传统中药有效成分异狼毒素的分子作用靶点；揭示了常用免疫抑制剂环孢菌素 A 的药理作用新机制；报道了可用于乳腺癌和前列腺癌治疗的雷洛昔芬衍生物和新型雄激素受体调节剂。自 2003 年以来，先后发表各种学术论文(著)100 余篇，其中研究性论文均被 SCI 收录，包括三篇在 2008 年、2010 年和 2013 年分别被《自然 • 中国》或《自然 • 亚洲》选为“研究亮点”；先后获得国内外发明专利授权 63 项。王明伟曾经和仍在担任编委的国内外学术期刊包括：《中国药理学报》(英文版，任副主编)、《药学学报》(中英文版)、《中国生物学文摘》、《亚洲药物代谢与药物动力学杂志》(英文版)、*Combinational Chemistry & High Throughput Screening*、

Trends in Pharmacological Sciences (TiPS)、*Biochemical Journal*、*Infectious Diseases of Poverty* 和 *Journal of Biomolesular Screening* 等。

经过四余年艰苦探索，王明伟率领课题组在 2007 年初报道了全球首个非肽类 B 型 G 蛋白偶联受体激动剂 Boc5，该成果被国际医药界公认为“不仅会使 2 型糖尿病的治疗发生革命性变化，而且将开辟以口服非肽类小分子模拟肽类激素作用的新纪元”，被选为“中国科学院 2006 年度十大重要创新研究成果”之一，相关研究团队当年获得了“上海市新长征突击队”的荣誉称号，其本人也于 2008 年被中国科学院评定为二级研究员，2015 年成为中国科学院特聘研究员(核心骨干)。

21 世纪初全职回国后，王明伟积极参加了国家和上海市科学技术发展中长期规划的起草和制定工作，曾担任中国科学院 2004 年首次组织的《技术预见报告 2005》中“新药的研究与开发”内容的撰稿人和“健康上海”一文的主要执笔者。他所参与研发的新化学实体抗早孕新药赛米司酮于 2002 年和 2010 年分别两次被列为“国家科技重大专项”课题，获得 10 项国内外发明专利授权，成功完成了Ⅲ期临床试验，已经申报 1.1 类新药证书。在上述科研和社会活动中，王明伟于 2002 年 9 月至 2004 年 9 月兼任了中国科学院上海生命科学研究院院长特别助理、研发研究生学位评定委员会主席，2004 年被浦东新区人民政府聘为生物医药产业发展资深顾问，当选为上海浦东工程师协会首任理事长(2009 年和 2013 年两次连任)、首批“新世纪百千万人才工程”国家级人选和上海市优秀学科带头人；2005 年荣获国务院特殊津贴，被推选为上海市科技创业领军人物；2006 年当选为浦东新区科协常委；2007 年成为“上海会议大使”和上海市海外交流协会常务理事。

为了克服化合物样品资源分散、规模有限这个严重制约我国新药创制事业发展的瓶颈，王明伟通过一年多的辛勤奔波于 2008 年 4 月促成丹麦诺和诺德公司向国家新药筛选中心等捐赠其用近 20 年时间建设、储量为 47.72 万个样品的小分子化合物库(估价将近 5 亿元人民币，为 1949 年以来我国在科技领域接受价值最大的国际捐赠项目之一)，使我国集中管理的化合物库之规模实现了跨越式的发展(之前为 10.47 万个)，一举达到国外中型医药公司的水平，并在全球掌握海量化合物资源的公立研究机构中名列前茅，从而大大提高了我国的综合竞争力，受到中央和上海市有关领导的高度重视和赞许。以此为契机，由王明伟牵头代表我国科学家参加了由联合国儿童基金会、联合国开发计划署、世界卫生组织和世界银行发起的国际性“贫穷所致疾病治疗药物研究开发”项目，多个由中国牵头、分别与美国、印度、肯尼亚和尼日利亚科研人员合作实施的高通量药物筛选课题在浦东张江顺利完成，部分成果已经发表。与此同时，在国家卫计委、中科院、上海市和浦东新区的大力支持下，王明伟领导创办了国家化合物样品库，利用多种资源为其在张江高科技园区建造了专门用于样品库存放、发展和使用的实验设施(6300 平方米)，并担任首届主任。他积极践行新型“举国体制”，倡导资源共享和开放创新，并为之设计了一系列行之有效的管理和运行机制。经过四年多的发展，该化合物库样品种类的增量极其显著，核心库和分布在京、宁、沪、杭的六个卫星库，经过查重去重后的总储量在 2015 年 10 底已经升至 165.25 万种，具有结构多样化、存储专业化、管理集中化、信息系统化和质控标准化等特点，其规模为亚洲之最，位居全球公共化合物库之首。目前，他正在积极整合我国环渤海、西部、华南和华东地区依然分散存放的化合物样品建立区域性资源中心，通过全国药物发现资源服务平台强化“线上结合线下”的应用和联动。

期间，王明伟分别被美国 The Scripps Research Institute 和 Sanford-Burnham Medical Research Institute 聘为兼职教授。为协助香港特别行政区建立现代化药学教育和科研体系，香港大学李嘉诚医学院于 2010 年 4 月授予王明伟药理学荣誉教授称号；联合国儿童基金会/联合国开发计划署/世界银行/世界卫生组织也于同月任命他为由全球 12 名资深科学家组成的创新与技术主题专家组成员。5 月，他被上海医药临床研究中心聘为主任资深顾问，7 月起担任中国医学科学院/北京协和医学院客座教授。2011 年 4 月王明伟被国家卫生部聘为“重大新药创制”科技重大专项“十二五”计划重点任务责任专家，同年 8 月入选第六批中央“千人计划”(创新类人才)，10 月担任华南理工大学讲座教授。他于 2012 年 1 月和 4 月被分别推选为政协上海市浦东新区第五届委员会常委和浦东新区生物产业行业协会副理事长。为了表彰王明伟对上海的经济建设和社会发展所做出的杰出贡献，上海市人民政府于 2012 年 9 月授予他“白玉兰荣誉奖”，同年 12 月他荣获“全国优秀科技工作者”的称号。2014 年 9 月他被聘为澳门大学兼任杰出教授，2015 年 3 月成为上海科技大学特聘教授，5 月出任上海广慈转化医学研究发展基金会理事，6 月担任浙江大学转化医学研究院学术委员会委员，7 月兼任中国科学院大学药学院副院长，10 月就任复旦大学药学院院长。

2011 年 8 月底，王明伟与国际著名结构生物学家 Raymond C. Stevens 教授结盟，针对前人无法解析 B 型 G 蛋白偶联受体三维结构这一举世公认的科学难题，携手荷兰及丹麦等国的科学家合作攻关，选择小分子配体稳定受体结构并促进晶体生长，首次获得了分辨率为 3.4 埃的人胰高血糖素受体七次跨膜区域的蛋白晶体，通过对晶体结构和 128 个突变受体亲和力的分析，构建了该受体与胰高血糖素进行分子识别的结构模型。相关论文于 2013 年 7 月以“Article”形式发表在国际权威学刊《自然》上，被誉为 G 蛋白偶联受体研究领域的“巨大突破”和“里程碑”式之成果，影响巨大而深远。此后，他又率领团队与同济大学郭占云教授合作，通过近 3 年的不懈努力阐明了类胰岛素肽 5(INSL5)的促胰岛素释放作用，从而为 INSL5/RXFP4 系统可能参与糖代谢调节的长期推测提供了实验依据。

王明伟高度重视科学教育和技术传播，在过去十余年里，他先后参与组织了 3 次全国高内涵药物筛选技术研讨会、4 次中国热带病药物与诊断创新网络会议和 6 届全国药物筛选新技术研讨会，与会人员以千计算。特别是他联手新西兰奥克兰大学的 Peter Shepherd 教授于 2013 年、2014 年和 2015 年连续三次举办的皇后镇分子生物学(上海)会议不仅参会人员累计破千而且已经成为高水平、高质量和由中国分享的高端国际学术会议品牌。

译者的话

认识塔马斯(Tamas Bartfai)很偶然。

三年多前，我们发现非肽类小分子胰高血糖素样肽-1(GLP-1)受体激动剂的消息公布后，业界无比振奋。2007年元月的一天我正好在加州拉荷亚探亲，风险投资家佛莱明(Stan Fleming)把我和好友安德鲁(Andrew A. Young)约到他办公室时，塔马斯已经端坐在那里等我们了。不料这位名扬世界制药行业的“新药猎手”毫不客气，对我们前不久在PNAS上发表的研究成果在赞扬其原创性和突破性之余大肆批评，提出了一系列后来看来似乎是颇有见地及前瞻性的问题，搞得我和安德鲁一头雾水，不知所措，只有佛莱明坐在一旁频频点头。

与塔马斯的交往也很偶然。

那天回到家中打开电脑，塔马斯的邮件立即跃入我的眼帘。他说因为是应佛莱明之邀进行风险评估所以讨论很尖锐，令我难忘的是他最后的那句话——“我喜欢你和安德鲁”。于是，我们之间的友谊便开始了。

约见塔马斯很难——国际旅行占据了他大量的时间。2007年夏我邀请他作为贵宾来申演讲，原定住两个晚上，对他也算是一种放松。没想到，他在抵达后的第二天上午做完报告就消失了——提前回国。这使原定的晚宴未始即终，可他至今还说我欠他一顿中国美食。

担任国家新药筛选中心的资深科技顾问后，塔马斯对我们研究课题的进展十分关心，只要有机会他都极其认真地听取我的介绍，从宏观战略到实验细节提出了许许多多富有建设性而又十分实用的建议，并利用其资源和人脉介绍了多位合作伙伴，使我们受益匪浅。

塔马斯对G蛋白偶联受体作为药物靶点的钟爱溢于言表，他提议我们采用高脂饮食诱导的小鼠肥胖模型而非遗传性糖尿病动物进行非肽类小分子GLP-1受体激动剂的药理学研究，并对实验的设计、实施和结果分析倾注了不少精力。去年我们根据相关研究成果起草了一篇学术论文请他过目，使人特别感动的是他居然还拖着病体(此前他刚接受过一次需要采取体外循环措施的心脏手术)对文章做了细致的修改。或者是对我们碰巧发现全球首个B型G蛋白偶联受体激动剂的赞许，他在社交场合给了我一个颇为尴尬的昵称——“The GLP-1 man”。

2008年秋，中国启动了“十一五”期间有关新药创制的重大科技专项，研究目标深远，投资力度空前。一时间从事新药研发的人数与日俱增，举国上下跃跃欲试，大有“全民皆兵”之势。从海外媒体报道上获悉此讯后，塔马斯忧心忡忡，数度提醒我：新药开发需要时间、金钱、专长和经验，不是一种“Me too”(我也行)的生意，不能搞群众运动。此时，他这本专著的日文版正好面世，于是我们便有了将其译成中文的动机(他至今尚未信服此书最终会用中文出版)。

翻译过程得到了塔马斯的全力支持，但其难度始所未料，前后耗时年余。期间，苑芸芸、李泉、朱晏辉、张盟和曾金晶准备了译文的初稿，苑芸芸和刘怡萱在校对时付出了心血，伍晓燕、季翀及段雪萍对编译提供了帮助，本人在此谨致谢忱。

塔马斯在本书的末尾对中国和印度医药产业的崛起做了非常积极和正面的预测。现在看来他的这种认识显然是高瞻远瞩的，因为今天我们在这个领域的所见所闻不正是如此吗？

自 1990 年投身于药物发现事业以来的二十余载，本人经历了多肽药物的开发，赶时髦地引领过中国的基因组大规模测序之浪潮，最终落户在小分子新药的筛选研究，其中感受到的酸甜苦辣与塔马斯在本书中的描述绝无二致。鉴于新药研发的失败远胜于成功，负面影响巨大，对心理承受能力的要求极高，所以我们应该暗自庆幸磨难之余尚未精神失常。为此，在本书中不胜枚举的酸甜苦辣范例上再加上一个“痛”字该不为过吧？

我想，塔马斯是不会有异议的。

王明伟

2010 年 6 月 3 日于上海

序　言

制药工业每天都在吸引着众人的关注。下面列出了一段完全非典型的月份——2005 年 1 月和 2 月里的一些新闻标题[1]。

“镇痛药罗非昔布(Vioxx)导致 140 000 人心脏病发病，其中 44％的病人死亡。”

“面对遭受治疗关节炎药物——罗非昔布副作用的病人们的诉讼，默克(Merck)公司决定花费 6.75 亿美元的诉讼费来捍卫自己。”

“辉瑞(Pfizer)公司为自己辩护并进一步推广布洛芬[赛来昔布(Celebrex)，辉瑞自己的‘罗非昔布’]现有的用途及其在癌症治疗中的潜在用途。”

“由于多发性硬化症药物——那他珠单抗(Natalizumab，商品名：Tysabri)导致一病人在美国死亡(随后共三人死亡)而停止销售，Elan 公司及美国生物基因公司(Biogen Idec)的股票狂跌。”

“阿斯利康(AstraZeneca)公司在 2004 年末遭遇不幸：一位服用其降胆固醇药物——瑞舒伐他汀(Rosuvastatin，商品名：Crestor)的病人死亡，其股票在恢复之前跌落了 2.5％。而其另外两种药物——希美加群(Ximelagatran，商品名：Exanta)和易瑞沙(Iressa)也遇到一些问题。”[2]

“诺华(Novartis)公司耗资 88 亿美元收购仿制药物公司 Hexal 和 Eon Labs 以开发其非专利药市场。”

“为严厉打击电子垃圾邮件廉价贩卖非经授权生产的壮阳药伟哥(Viagra)这一现象，辉瑞公司与微软联合提出了 17 项诉讼。”

“除需支付美国税务局 52 亿美元的税款外，葛兰素史克(GSK)公司还面临着 26 亿美元的追溯税及利息的支付，这几乎是英国最大制药企业一年的利润。”

“轮状病毒是导致全世界婴幼儿严重腹泻的主要原因。每年约有 600 000 五岁下的儿童因此丧生。一种新型轮状病毒疫苗即将上市，希望可以解救数万年轻的生命。”

“自从自愿撤回拜可(Baycol)后，拜耳(Bayer)公司就处于炼狱阶段，但‘由于其规模得以缩小(例如人员缩减)，拜耳如今一跃成为投资家们的宠儿’，‘它仅专注于心血管和抗癌药物的研究’，这就意味着拜耳关闭了很多其他有希望的研究项目。”

“‘一旦管理人员认定罗非昔布的用途大于其潜在的危险性，罗非昔布就有可能很快地重新回到市场。’而且同一天‘美国限制集体诉讼’，并且‘布什政府制定了相关法律以控制琐碎的不慎重的集体诉讼。’[3]”

或许几个月之后，我们又不得不关注“伟哥”。待至本书出版之际，我们很有可能看到许多类似的新闻大标题。

客观上讲，制药企业很容易被抨击，却很难找到相应的办法捍卫自我。他们所有的举动都将会被衡量。一些律师表面上代表病人，实际上更多的是代表其个人利益，他们毫无顾忌。在美国，至少部分律师似乎非常愿意说任何他们想说的话来证明罪在制药公司。

对整个社会来说，最大的问题在于涉及药物纠纷的任何一方并没有努力做到合理地维护公众利益。在制药公司销售药物的过程中，如果一个药物最终不适合某些病人服用，制药公司则首当其冲地被指责为过于努力推销此药。任何提出服用此药可能存在潜在危险信息的公司职员最终都会被免职，尽管人人都清楚地了解该药物所存在的危险。诉诸于法庭，并不能使你更接近事实真相。诉讼双方各自采取一种立场，并在面对对方各种攻击时，竭力维护其立场。采取立场是任何谈判中最糟糕的事情，这其实是软弱的表现，保持客观才是至关重要的。法官们突然被公众期望是客观的，尽管他们曾以律师的身份接受了多年采取代表其客户利益立场的训练。因此，陪审团的意义就不言而喻：由于陪审员们没有相关的经历，他们可以选择支持任何一方。无论堆积多少证据，不是赢就是输。但不管是哪一方赢了这场官司，输的却是整个社会。何以见得？一方面，也许所谓的“危险”药物被使用了太长的时间；另一方面，由于所有诉讼费用最终都被转嫁到消费者身上，整个社会为此付出了直接代价，并且其间接的代价是(本书自始至终都将讨论此问题)，由于“风险规避”在制药业中的盛行，以及美国食品和药品监督管理局(Food and Drug Administration，FDA)对此的关注，未来的很多药物可能会被叫停。因此，到底是制药公司在支付律师们私人飞机的费用，还是消费者们支付了较高的药物费用，就是“智者见智，仁者见仁”的问题了。

应形势所求，持不同视角的各种书籍诞生了。《忧郁症女人》(*Prozac Nation*)是一本非常有销路的书，讲述的并不是为什么那么多人开始服用抗抑郁药，而是一个来自不健全家庭的人因镇定剂可能会帮助她而服用镇定剂的故事，事实上确实如此。曾担任《新英格兰医学杂志》(*New England Journal of Medicine*)主编一职的玛西娅·安吉尔(Marcia Angell)博士撰写了题为《制药业的真相：我们如何被欺骗与利用，为此我们该怎么办》(*The Truth about the Drug Companies: How They Deceive and Exploit Us，and What to Do About it*)一书，指出制药公司大力进行广告宣传，并同时以医师作为其代理人。

一个更深刻的揭露是：人们，特别是美国人，似乎挑衅似地准备服用各种各样的药物。或许这只是很少被提到的一个相关的事实。如果你需要在美国购买抗炎及止痛剂，如布洛芬这样简单的药物，会在任何超市发现不同品牌、剂量及制剂的布洛芬，而且都是上百片的瓶装。但如果你到芬兰的一家药店，只会看到大约两种品牌、两种剂量、两种制剂的布洛芬，并且都只是 10 片或 20 片的包装，而且总共也就有大约 10 种包装，并只在药店销售。由此可见，不是住在美国压力更大、人们更易头痛，就是美国人不怕吃药。相对而言，欧洲人服药就较为慎重。有关罗非昔布最有趣的问题不是“罗非昔布有危险吗？默克公司是否晓得这一点？”而是“为什么尽管其药柜里储有如此多的布洛芬，还是有那么多人选择了罗非昔布？”罗非昔布被授权治疗关节炎，但却被用于治疗几乎所有的疼痛，据称约有 80 个国家的 8000 万病人服用了罗非昔布。据伟哥与其致盲作用的新闻所述，最有趣的现象是，尽管多数病人注意到此症状，却依旧服用伟哥。

药物的安全问题并不是最近才有的，但借助互联网追溯问题的方法及要求制药公司为此负责却是近来的事。如果搜索较罗非昔布更早的、于 1989 年上市的一个治疗帕金森氏症及不宁腿综合症病人的药物培高利特(Permax)[4]，你会发现：长期服用培高利特会导致心脏膜瓣衰竭[与减肥药芬芬(Fen-Phen)的副作用相类似]。这一现象最先是由梅奥诊所(Mayo Clinic)的医师们发现的，礼来公司(Eli Lilly)随后于 2003 年发布了安全警告。律师们对此是否持有和对罗非昔布一样的兴趣呢？答案是否定的。只有少数的病人服用培高利特，同时也没有不按标签使用，并且此副作用并没有发生在很多病人身上。小心谨慎的医师们更倾向于使用其他药物。当然，如果同样对此进行网页搜索，你可以在很多律师的个人网站上看到有关培高利特问题的详细分析，律师们会与其未来客户商议是否及能否提出诉讼。但与罗非昔布及拜可案例不同的是，律师们并没打算借助电视媒体来寻找更多的病人以提出集体诉讼案。

可以说美国社会对待药物就像对待消费品一样，其销售及消费模式类似于软饮料及快餐食品的模式。大多数人一定知道，肥胖与例如大量玉米高果糖浆的消费有关，特别是在美国，但对肥胖的关注却与减少玉米高果糖浆在食品行业的使用并不相关。药品同时被卖家和买家当作消费品，甚至于处方药都可以因为准病人认定如果服用了药物他们会感觉更好而在美国旺销。

公众该如何理解“没有一种药物不存在危险”呢？在以下两种情况下，可认为危险性可能很小：一是与最初的疼痛相比，副作用绝对是次要的；二是病人经历副作用的几率很小。但是，危险总是存在的。

真正严重的问题到底是什么？如果询问一个富有且拥有保险、住在西北半球并携带人类免疫缺陷病毒(Human Immunodeficiency Virus，HIV)的患者，医药行业是否是他们的救星，答案很可能是肯定的。HIV 所导致的疾病——艾滋病(Acquired

Immunodeficiency Syndrome，AIDS，又称获得性免疫综合症)在 15 年之前被认为是无法治愈的，而现在有了由三家公司的药物所组成的“鸡尾酒疗法”，使这种疾病得以控制。然而，如果向一个居住在发展中国家的艾滋病患者提出同样的问题，答案却未必如前。即使他们知道这种疾病及其治疗药物，他们是否知道这本身就是个很大的疑问，而由于他们或其社会无法负担相关费用，他们通常依旧无法获得相应的治疗[5]。对这些人而言，他们的救星就是那些进行药物仿制并制造出一个价格更易接受的药物版本的公司，例如，在巴西或印度，一些公司通过侵犯其他国家的专利来达到此目的。这一现象的产生，究竟是那些花费了他们自己数亿或数十亿资金却又不得不按市场经济规则来赚钱的制药公司的问题，还是一个政治及社会的问题呢？

归根到底，“为什么新药如此昂贵”及“为什么我无法负担这些新药”是同一个问题。

在撰写本书的过程中，我们自始至终试图保持中立的立场，并不特定站在某一方。我们既不能反对将所有药物都投放到药店的资本主义体系，同样也不能对一个不提供任何药物的社会主义体系提出异议(相比较而言，后者可能在为其人民接种疫苗方面做得更好)，但是我们可以从真正根源上揭示一些导致整个医药行业及社会所面临的问题的令人沮丧的事实。没有足够多的、可被患者负担得起的药物来治疗所有的疾病。为什么会这样呢？谁该为此负责呢？如果一定要责备的话，有两类人应对此负责：一是那些打官司的律师们；二是那些期望通过一个短期投资即可获得暴利的风险投资家们，他们会凭一时的兴致而改变投资项目。

撰写此书的动机是因为我们惊奇地发现，尽管人们对医药行业具有浓厚的兴趣，但很多人却对它有不少误解。本书适合于任何对通过药物治疗以改善疾病有短暂或专业兴趣的人。倘若你对制药行业有所期望亦或有所疑惑，这本书将会给你答案。

人人都对制药行业有所期望。无论是医生、病人，还是投资者、开发商和管理者，大家都对此持有极大的兴趣。人人都想知道药物是怎样在医学上及经济上运作的？为什么药物如此昂贵？是什么在掌管着药物经济学？为什么只有少数疾病是可治疗的？本书旨在吸引不同背景及知识程度的读者。我们用实例来阐述观点，一些实例特意在不同部分或同一部分的不同章节多次重复，其目的仅是加强这个复杂故事的框架。我们期望那些没有接受过正式药理学训练的读者，以及那些第一次接触制药行业的读者会从这些反复出现的实例中感到一丝舒适及安慰。而那些至少对部分材料，尤其是一些科学案例，非常熟悉的读者可能会对反复出现的实例感觉厌烦，为此我们深感抱歉。我们并不期望每个读者都去仔细阅读书中的每一页。这不是一本教科书，不同章节旨在针对不同的读者，重复只是为了强调。总而言之，我们衷心希望这种重复的模式会有效并且得到读者的支持。无论读者从那一段开始读起，我们都希望他会惊奇地发现原来有那么多的因素牵扯在内。

本书旨在向众人打开制药行业的门窗。它运用药物研发过程中真实的实例来阐述药物发展进程。本书将揭示制药行业一些消极的方面，但同时也将帮助人们建立对这个通常被中伤的行业的些许尊重。自始至终，我们都谨记那些普遍的及特定的错误认知。除揭示药物发展过程中所存在的问题外，本书也提出了除制药行业之外的整个社会及立法问题的一些相应解决措施。所提出的解决措施旨在为更多的人提供更多更好的治疗疾病的药物。当然，书中难免有遗漏之处。例如，我们并没有对印度加入世界贸易组织(World Trade Organization, WTO)后，为其先前低成本的治疗艾滋病的鸡尾酒疗法支付了专利权税——做出任何评论。

我们期望本书对那些制药行业的科学家们亦是个启示。我们期望属于此领域的商人们做出各项决策时能有更广的知识基础。我们期望政治家们及其发言人在制定法律时更加具有建设性，而不是加剧社会的两极分化。法律应该推动药物的发现与开发。我们期望通过更好的药物及治疗方法，医师及病人可以提高他们的生活质量。尽管整个社会趋向于使用更多的法律来控制制药企业，但其相应的结果却又并不被十分看重及接受，因此制药行业合理的展望是非常关键的。尽管我们提倡改变，但我们显然不是激进分子。

倘使在充满活力和科学推动力的制药行业中，因为此书而诞生了更多既简便又便宜的用于治疗疾病的药物，我们将为此感到无比的欣慰，这也正是我们编写此书的目的。

本书的观点不同于那些在国内及国际新闻报纸上撰写头条新闻的人。本书从病人、科学、医学、社会、商业、管理者和投资者，当然还包括律师们的角度出发，讲述了真正影响制药行业的那些关键因素。

Tamas Bartfai 博士

Graham V. Lees 博士

2005 年 10 月于美国圣地亚哥

注　　释

1　大部分新闻来源于英国媒体，并重新编辑。例如，*The Guardian Weekly*，BBC 以及 *The Independent*。美国媒体对此有更多的相关报道。

2　为了安慰其投资家们，*Astra Zeneca* 承诺今后会给他们更高的红利。

3　据一位民主党发言人称，他们更倾向于保护“烟草、石油、化工及石棉行业”，而不是制药行业。但任何一个法学院毕业的学生都知道，病人死于所服用的药物是很严肃的事情。因此，倾向于对那些重型企业的保护措施在一定程度上也可能会保护到制药行业。时间会证明一切，但此立法的目的并不是给予制药行业不负责任的行为以保障，同时也更重要的是，制药行业也并不会这样认为。

4　俗名：甲磺酸培高利特。

5　一种悲观却似乎又有点道理的看法是：布什政府之所以会为治疗艾滋病捐款，其实只是为了使美国药物进入发展中国家的市场(例如所捐赠的款项将会用于支付美国药物并直接被那些药物制造商收入囊中，而并非是直接被那些感染艾滋病的国家及病人所消费，可在他们看来，这却是最合适的了)。同时，这项政策也可能会增加那些生产抗艾滋病药的瑞士及英国制造商们的销售额。

致　谢

书中难免有遗漏之处，作者为此深感歉意。我们在此先感谢我们的科学同僚，他们对本书中那些因过于冗长而失色及那些不够精确的阐述而出现的错误表现出极大的宽容。我们同样在此感谢他们纠正我们的错误。

我们衷心感谢多年来给我们传授知识的那些良师益友，他们所做出的贡献是无法衡量的。我们同样感谢任何获得信息的来源。倘使某些参考文献没有给出出处，我们非常抱歉。

我们衷心感谢 Skaggs 研究院和院长 Claudia Skaggs Luttrell，以及在 Scripps 研究所担任化学生物学主任的 Julius Rebek 教授，正是他们推动了本书的撰写。Tamas Bartfai 博士特别感谢他们对他撰写这本面向大众的读物的鼓励；Graham Lees 特别感谢他们的鼓励及所给予的经费资助。

没有 Peter Aranyi 教授及 Julius Rebek 教授所提供的信息及友谊，Tamas Bartfai 将无法完成此项工作。他衷心感谢他们的洞察力及长久以来的支持。

Graham Lees 也同样感谢 Tamas Bartfai 博士。

著 者 简 介

Tamas Bartfai 博士

Bartfai 教授现任 Harold L. Dorris 神经研究所所长，同时也担任 Scripps 研究所神经药理学系主任及教授。Tamas Bartfai 原籍匈牙利，曾在布达佩斯学习数学、物理及化学。他于 1973 年在斯德哥尔摩大学获得生物化学博士学位，随后留校担任神经化学及神经毒理学教授；与此同时，他也担任 Karolinska 研究所医学生物化学及生物物理学教授。他曾担任过耶鲁大学、加州大学洛杉矶分校及洛克菲勒大学的访问学者。1997 年，他出任位于巴塞尔的 Hoffman La Roche 公司的资深副总裁，并领导中枢神经系统药物研究。迄今为止，Bartfai 教授在其 25 年的学术研究生涯中，先后在生理化学领域发表了研究论文、专著和专利共 300 多篇。他专长于神经多肽研究，但也涉足其他诸如发热等广阔领域。

Bartfai 教授参与了多个作用于中枢神经系统的药物的研发。他所参与研发的药物每天几乎有 2000 万人在服用。

同时，他也是为数不多的几个能兼顾家庭、公司及教学的专家学者。

自从移居圣地亚哥后，他被其同事在生物科技企业里的种种行为所吸引。同时他也非常吃惊地发现，其实学术界对药物研发知之甚少。本书正是为努力挽救这种状况所著。

Graham V. Lees 博士

Lees 博士于 1979 年在剑桥大学获得神经科学博士学位，随后在位于巴黎城外的 Gif-sur-Yvette 从事博士后研究。他在科学出版事业方面取得了极大的成功，曾担任 Elsevier(阿姆斯特丹)、Raven Press(纽约)、Academic Press(圣地亚哥、纽约、伦敦)及 The Scientific World (圣地亚哥、博因顿滩市、洛杉矶、纽百利、赫尔辛基)等出版社的多项高级职务。受部分作者难以向大众媒体传递复杂理念的启发，Lees 博士开始撰写并编辑一些著作。他目前仍担任 The Scientific World 的出版主任，并是一些科技学会及出版机构的特别顾问。他坚信药物研发行业的成功率可以得到提高。本书的成功与否将取决于所提高的成功几率。

声　明

作者并不给予投资方面的建议，除了那些尚未被发现的、可能包括在某些信托基金里的股票期权，也不持有任何一家生物或制药公司的股票。尽管作者们以其最大努力来保证所选用信息的准确性，但是读者们在采用这些信息做出决定之前，不妨再核对更多的信息来源。

声明前言：履行诺言

如今，要写篇关于生物基因及制药行业所做的承诺的文章很容易，人们也很容易对新的生物技术(如基因技术及蛋白质组学技术)所带来的一切感到欣喜若狂。但要将所做的承诺转换为治疗某种疾病的生意却是非常复杂的事情，而且其内在的复杂程度意味着：这种行为很可能被几乎所有参与药物发现的人所误解，无论是那些研究院所的科学家们，还是那些在此行业工作的人们、规则的制定者们、华尔街及国际上与其性质相类似的机构、经济学家、政治家、医生、病人、制药行业的鼓吹者们，乃至整个社会。

作为一个其产品被很多人所渴求的行业，制药业常被中伤。攻击来自方方面面，且规模不一。不是药物太贵，就是没有合适的药物去治疗足够多的疾病与痛苦。对其他的行业观察家来说(包括那些本身就投身于医药行业的人)，制药业所承担的风险实在太大。例如，潜在的好药由于并不很科学的理由而被拒绝；如果一个药物会造成伤害，那么整个公司就处于危险境地。如此针对制药行业的攻击到底是在保护社会，还是在惩罚社会？

新药物不断上市，问题药物被撤回。与那些销售额只有5000万～2亿美元，且仅被几千病人服用的药物相比，那些被很多病人服用的药物(诸如止痛剂)自然受到更多关注与报道。后者的销售额高达几百亿美元，由于使更多的人受到影响，并造成了更大的经济损失，这些药物常常被作为新闻头条。无论属于上述两类药物中的哪一种，其被撤回的理由都是相同的：自从药物被FDA批准并用于临床之后，我们对风险-效益比的认知就发生了改变，由于更多的病人长期服用此药，使得我们可以发现此药物更多的副作用。罗非昔布就是最近被撤回的一种药物。

罗非昔布从市场被撤回这一举措为制药行业拉开了一个新的序幕。为了解事情的来龙去脉，我们非常有必要了解罗非昔布所属的这一类药物家族背后的基本生物学知识。罗非昔布是一个典型的“好药”变成“不好的药”的实例。从来没有人说过罗非昔布、塞来昔布及伐地考昔(Bextra)比阿司匹林、布洛芬(Ibuprofen)或萘普生(Naproxen)更有效，与之前那些同时抑制COX-1酶及COX-2酶的止痛剂相比，前者更具有选择性，仅抑制COX-2酶。事实上，此特异性也确实体现了与预期结果一样的胃出血状况之减少，但恰如后来试验所证实的那样，随之而来的却是意想不到的心脏受损状况的增加。之前所认为的比其竞争对手们更有特异性的这一独特性质，反而成为此类药物失败的原因。研发此药的科学家可能会因为对这一可以预料的结果的疏忽而被起诉。差错出在谁那儿？究竟是科学家、管理者，还是那些热衷于市场销售而将罗非昔布推广到如此普遍使用地步的人？该药的完全失败应该使得整个社会及行业质疑他们的动机。罗非昔布怎么会被如此多的病人服用？病人对药物的需求及投资者们对利润的渴求是这个问题的重要组成部分。发生在默克公司的问题是由于资本主义制度吗？如果默克破产了，整个社会是否就受益了呢？我们需要从科学、医药及商业的各个角度考虑这个问题。

为什么在受到最多规范限制的药物研发行业这一背景下，情况还是变得很糟糕呢？究其原因，是因为规则的重要性并没有被彻底理解。关于是否开发某种药物或是否考虑治疗某种疾病，都是在制药行业里关起门来做决定的。药物可能会被“枪毙”，却并不是因为其药效的好坏；同样，不给予某项疾病考虑，也并不是因为其不严重。药物研发同样是占有巨大经济比重的大型工业。

本书自始至终都在全面地阐述问题，即使耐心地在研究院所工作却又有一只脚踏入生物科技行业的科学家们，也会在阅读此书时有所顿悟。最基础且最关键的问题是如何更好地将基础科学运用到药物发现中，以及如何改善并享受这一过程。许多杰出的科学家们在其担任制药行业(Pharma[1])的不同研究项目的顾问时，对制药行业及其所做出的决定哑然失声。他们或许刚刚合成出一个完美的化合物，这个化合物也正如所预想的那样，但突然间该项目被不可挽回地终止了。作为在需要合理解释的传统下成长起来的科学家们，他们无法理解这一点。“怎么会是这样？”“为什么经历了如此长的时间，付出了如此高的代价，得到了人人都认可的知识价值，项目却被突然间终止了？怎么会有这样的决定？”

事实是，尽管接受了同样教育的科学家们活跃在学术界和制药行业的生命科学领域，但这两个领域的价值观和运作模式却相去甚远。如果学术界的科学家们能更好地了解制药行业，他们也就更容易理解和接受一些事情。对药物发现过程认知的提高，会极大改善科学家们将科学研究结果转换为治疗方案的效率。

本书不仅仅涉及制药行业的一般知识，并将药物发现作为一项主要的以科学为基础的活动来介绍，同时也探索当某个药物准备用于临床试验时，所有相关的重要因素。

而且，似乎正当一切事情都在顺利进行时，制药企业却由于种种原因而重新改组，并不是所有的理由都有好的出发点(这些原因的产生是因为制药企业的商业前景不断得到修正)。这些理由背后的动机是什么呢？答案是“商业需求”，这并不仅是为了使问题更难理解。在外人看来，制药行业所处的位置就像是地震中的埃特纳火山(Mount Etna)。

注　释

1　在本书中，“Pharma”是“Pharmaceutical industry”的缩写。

目　　录

第1部分　面向社会的药物

第2部分　从基础到临床

第3部分　合法药物的生产和销售

第 4 部分　什么会影响药品的生产?

第 1 部分　面向社会的药物

第 1 章　把分子送入人体的艺术

浅谈医药产业：了解与误解，利润与损失

医药行业是一个大家都非常关注的行业，然而，人们对于它内部的具体运作流程却知之甚少。因此，人们对于这个行业也就有着各种不同的看法。

医药产业的整体运行似乎比较神秘，但事实上并非如此。该行业只是与其他行业相比比较复杂，且基于不同的价值系统罢了。

医药产业是一个古老的产业，产生于染料行业。当人们意识到药物行业是一个比染料行业更大的产业时，医药产业就开始形成了。更确切地说，医药产业的兴起不是源于减轻人类疾病痛苦的伟大愿望，而是出于为化工产品增加附加值的目的。一些染料公司，比如建立于 1865 年的 BASF 公司当初为了不再从英国进口染料，于是开始生产苯胺及其衍生物，以此来制造蓝色制服[2]。然而，后来人们却将苯胺衍生物开发成为一种用于治疗多种疾病的药物。

人们对于医药行业的看法可谓褒贬不一。但不论是其批评者还是拥护者，都一致认为医药产业是一项重大的经济活动。在药物开发过程中所用到的化学原材料之价值一般较低，但是，一旦经过生物学家和化学家之手就可以创造出非常有价值的化合物，因此，药物开发为化工产品带来了最高的附加值。于是，在利益

的驱动下，大量资金涌入医药行业，使该行业得到了迅速发展。如今，这个行业每年的销售总收入大约有2130亿美元[3]，并且该行业拥有的总价值已在2.8万亿美元左右[4]。因此，这也是一股非常重要的商业及社会发展的推动力。单单在美国，该行业的从业人员就有大约40万。

社会应该认可科学家所从事的研究工作在治疗各种新老急慢性疾病方面所做出的贡献。同时，科学家们也应该认识到自己的工作对于人类健康的重要作用并为此感到欣慰。因为开发出一种新型的安全有效的药物将会有利于成千上万人的健康，甚至可以挽救人们的生命。一个心理学家一生最多可以帮助几百人，因为心理疗法持续的时间较长并且有个体针对性。因此，不论一个心理学家是多么优秀，他的服务对象始终都是非常小的一个群体。然而，如果你开发出了一种非常好的药物，那么在更好的药物被开发出来，以及疾病被彻底消灭之前，你就可以帮助成千上万的人。

严格规范安全剂量

人们总是期望能够有更多的新药被开发出来，然而药物开发却是一项受到严格监控的活动。药物在病人身上引起的有害反应一直是政府、医药企业及研发者非常关注的问题。确实，相对于药效而言，政府更关心药物的安全问题。药物安全性对于每一个大型制药企业来说，都是一个非常重要的问题。然而，生物技术公司似乎对于这个问题不太关注。他们通常是根据他们研究所发现的新疗法的有效性来开拓他们的整个事业。

“药物安全”并不是指“一种药物对所有的用药人都不造成任何伤害”，世界上没有这样的药物。如果违反用药规定进行高剂量服药，每一种药对人体都是有伤害性的。即使是在规定剂量下，大多数药也都有一些比较明确的副作用——医生可以事先了解这些副作用，病人在服药以后才会表现出这些副作用。因此，所谓的安全药物就是指可以预测副作用，并通过一些方法[5]来预测哪些人不适合服用此药，而且如果这种危险非常严重甚至致命的话，我们可以让此人停药。相反，如果一家医药公司开发的一种新药在试验阶段以及临床应用的数年间没有出现任何问题，但是突然间有4个该药的使用者死亡，那么该药就不是一种安全的药，尽管该药在此前的大量用药者中没有发生任何事故。如果我们不知道这4个人死亡的原因，我们就会认为是此药造成的特殊死亡，这种药就不是一个安全的药，医药公司就会收回此药。最糟糕的是，医生出于谨慎将不在新病人身上使用此药。如果有替代药可用的话，对于那些之前对这种危险药物没有不良反应的病人，医生也会让他们改用替代药。但是，如果我们可以通过使用一种新的简便的试验检测方法知道 20 万人中的 14 万可继续使用此药，剩余 6 万人必须停止使用此药，那么该药对部分患者仍然是一种安全的药。

接下来，我们要讨论一些关于安全药物如何被用于治疗原适用症之外的疾病的问题。临床医生在适用症(如疼痛)不明的情况下大胆地试用安全药物时会发现他们的“武器”不足以完全帮助他们的病人。有一句古老的格言叫做“安全的药物总会有可治疗的适用症”，这并不是说一家公司应该促进所谓的“标示外”使用。然而，在临床试验中，检验一种老药的新适应证时，这却是一种比较自由和普遍的现象。这种行为通常会把一个现有药物用到经济效益较小且很难对其开发出新药的疾病上，当这种行为被成功用于实践时，对病人和医药公司都是有利的。

对于医药行业来说，药物的安全性评价是极为重要的。风险规避对很多药物能否上市有很大的影响，小心谨慎比大胆试用更为安全。

这是为什么呢？一个主要的、未公开的原因是医药公司会因他们的价值观而被指控，而不是由于其使用有问题的药物所引起的损伤程度。第二个更合乎人意的原因是医药行业受到美国政府机构，如美国食品和药品监督管理局，以及其他一些国际监管机构[6]的约束。

相对于药物开发过程中所受到的严格监管，如果你投资发射火箭来探索金星是不会受到这种管制的，只要找到一个比较规范的允许搭建发射台的地方，雇佣到技术人员就可以了，这只是钱的问题，它几乎不受任何管制。但是，如果你想把阿司匹林和其他获准的药物联合用在病人身上并以此做研究，是会受到管制的。如果你想在健康的志愿者身上试用一种之前从未在人体上用过的药物的话，将会受到极其严格的管制。这其实并不是一件很糟糕的事情。FDA 及它的国际同行这么做的目的是为了保护社会大众，他们通常以一种比较保守但却很有效的方式来达到目的。发明新药不是他们的工作，告诉医药公司如何发明新药也不是他们的工作，他们的工作是告诫医药公司在检验和销售药品的过程中不能危害人体健康。一旦药物被批准上市，在医生和病人之间将会引起一个关于其优缺点的讨论。FDA 的工作是负责追踪美国病人的所有用药情况。FDA 确保医药公司可以收集用药病人出现的副反应的相关信息，快速做出回应并且发布适当的警告来避免进一步的伤害。FDA 限制医药公司使其不能随便更改广告内容，并在必要的时候使用警告标签；保证获准药物的安全生产，限制药物仅用于治疗其获准的适应证，并且做有科学依据的承诺和标示。

与药物开发相比，没有什么人类活动会受到比此更严格的控制了，即使是进行各种新的金融改革时，在政治上所受到的管制也没有这么多。

医药公司失败的药物并非特例

为什么在临床试验的药品中只有不到 10%最终被开发成药？为什么几百个医药公司的研究项目中只有1～2个能够产生药物？候选药物或者是安全性、毒性不过关；或者是与其他药物有相互作用；或者是药效不好(这种情况相对较少)。虽然我们目前可以很好地预测毒性，但是动物模型和电子“专家系统”还是有很大的缺陷，在可预见的将来，在检测药物安全性方面，它们还不能替代健康的志愿者，没有志愿者也就没有新药的问世。

毒性包括哪几类呢？在一些情况下表现较为极端，比如引起发育障碍。这种所谓的致畸性比我们想象的更普遍。例如，抗惊厥药卡马西平、抗癫痫药苯妥英、精神镇定剂丙戊酸盐、抗凝血剂华法林、异维甲酸，以及一些四环素类抗生素在一定剂量下都可引起动物的畸形。沙利度胺是一种声名狼藉的致畸性药物，在20世纪60年代曾被用于治疗失眠和晨起后的恶心。但是它的广泛使用却导致了大范围的子宫内胎儿肢体发育不正常。为了避免孕妇以致整个社会再次遭受同样的悲剧，期间，FDA在美国对此进行了长期的追踪研究。尽管此药对人体有如此严重的毒性，但是目前人们正重新利用该药治疗麻风病，因为麻风病是一种主要发生在贫困国家的疾病，现在还没有比较有效的治疗手段。

很重要的一点是，医生们因此得到了警告信息，不会在处方中加入任何有潜在致畸性的药物，规避先天出生缺陷的风险要比任何利益都重要。

在长达10年左右的药物开发和临床试验中，许多最初有成药前景的化合物最终因药效不佳或不安全或兼而有之而被淘汰。即便是处方药，医生及病人也应当注意查看药物的禁忌症。

专利药与非专利药：处方药和非处方药

很多人反对将药专利化，因为非专利药更便宜，因此他们更欢迎非专利药，并且希望新开发出来的药物也不要申请专利。乍一看来，这种观点似乎是有利于社会民众，但其潜在的危害不容忽视。

专利是药物开发中一个非常重要的方面。几十年前确有一些没有专利保护的药物被开发上市，如泰诺林(扑热息痛)。但是如果科学家在镇痛方面有重大发现而不去申请专利的话，那么在现今社会它很可能不会被开发。原因很简单，没有人愿意给它投资。科学家有义务为他们的发现申请专利，为自己的发明创造申请专利是知识分子的职责。如果科学家没有这么做，他们甚至可能会为此受到谴责，因为这妨碍了研究成果的产业化能给人类带来更大的利益[7]。

专利规定了医药公司对某种新药的专有权及该专有权的期限。如果某种发现想要带来经济效益的话，那么其研究、发现、开发的经济模式需要受到专利的保护。原专利从公开发现之日起，有效期为20年，但是通常可以延长2～3年。对于医药产业来说，这是比较适当的。

有时候，某种发现并不会被授予专利。比如说，你发现锂可以有效地改善躁郁症患者的症状，但是锂是一种化学元素，而不是一种新化合物，所以它不会被授予专利。因为生产锂药片赚钱很少，所以不足以激励商家申请一个使用专利。针对这种情况，美国出台了罕见病药物法规，该法规颁布于1983年，它赋予医药公司7年的专有权，确保其能够被开发成为一种药物治疗方法来帮助病人。但这是一个非常缓慢且非常困难的过程。申请专利，哪怕专利到期而无人把它开发成商品，也比不申请专利要好的多。

有人认为，医药公司为新药申请专利及通过专利来保护公司业务是为了抬高商品药的价格。其实，他们把问题整体简单化了。某种药物的价格之所以昂贵，通常是由新药研发过程中的种种困难造成的高昂研发成本，药物在营销过程中的高额花费，以及药物开发失败的潜在高风险成本所造成的。因此，药物的价格不仅涵盖了药物研发过程中长期的资金消耗，也包括了药物市场营销所消耗的资金。因此，倘若一家大型的制药公司想在一年之内拿到一个安全有效的新药，那么该公司就必须拥有2亿～8亿[8]美元的资金来同时进行几十个研究项目。以上种种表明，医药行业是一个资金密集性的产业，它甚至比开发飞机及开发软件需要更多的资金。

非专利药仅是医生们要求的吗？不是，没有专利药创建的市场，非专利药也不会轻易被开发。此外，专利到期后，原创药可能依旧值得销售，因为虽然非专利药与专利药含有同一种活性成分，但是两种药物的配方不同，即药物中所含的其他添加剂不同，而且这些添加成分并不是完全没有活性的，或者是完全没有副作用的。因此，非专利药与专利药可能不会在所有的方面完全相同。FDA确保非专利药在药理学上与专利药达到某一程度的一致性，即含有等量的活性成分，但是配方及其中的某些添加剂可能不会相同，也不必相同。其实，药物就像玛格丽特酒，尽管酒精的含量相同，但是不同的玛格丽特酒的颜色，以及盛放该酒所用到的酒杯却不一定相同，有人愿意为这些不同买单。通过法律来抵制医生使用原创药是不公平的，尽管美国的保险公司，以及英国、瑞典、德国等国的国家医疗保健制度都推荐医生首选等效的非专利药来削减整个系统的花费，但是，如果医生能够说明自己选用专利药的原因，那么他就可以继续为病人开出专利药。

这不是意味着我们不能对医药公司的定价政策做出任何改进。事实上，我们的确可以进行根本的利益改革而不危害医药公司的生存。

医药产业的分工

大型医药公司和小型生物技术公司[9]是目前新药开发领域中的两股主要势力。

大型医药公司的创意产品通常源于本公司的基础研究，直到第二次世界大战开始及结束后，政府的投入才超过医药公司成为资助的基础研究项目的主体。到20世纪60年代，大部分研究结果主要来源于大学的学术研究。1960—1980年，医药公司开始雇佣生化学家及分子生物学家来研究已开发出来的新药的生物学机制及它们的作用靶点。从20世纪80年代中期开始，生物技术迅速发展，人们在此基础上发现了大量的药物靶点。生物技术公司通常不仅为他们的药物申请专利，也会为药物靶点申请专利，因为有时候一个靶点就是一个公司所拥有的全部价值。而大型的医药公司通常只会为有成药潜力的化学分子申请专利。他们的理念是：我们处于一个创造高价值药物分子的行业，我们想要的是药物分子的专利。对于小公司来说，情况就有所不同了。他们经常是在生物学研究中发现靶点，然后针对靶点确定可以开发的新化学分子。因此，如果他们拥有足够的人力资源和资金，他们可以单独进行新药的研发，但是在大多数情况下，他们会与大型医药公司合作，因为后者拥有专业的化学技术，进行临床试验的资金，以及由资深科学家组成的科研团队。

大型医药公司与小型生物技术公司之间的关系类似于大型电影工作室与小型电影公司。小型电影公司通常会有自己的想法和自己的产品，但是为了进行有效的宣传，以及被市场认可，他们通常会与大型电影工作室合作，借用其庞大的营销渠道把自己的产品推向市场。

到目前为止，医药产业中诸如产品与专业知识相互交叉的创新性重组有很多，将来也还会有。例如，Sandoaz[10]在肿瘤领域与BMS合作；辉瑞看中Warner-Lambert的降血脂药立普妥并将其收购；由于看中COX-2抑制剂，Pharmacia与Upjohn-Searle合并之后，辉瑞收购了Pharmacia-Upjohn-Searle，成为世界上最大的医药公司。

医药产业是一个资源密集型的行业。公司之间的合并能够扩大资本规模，并且能够增强公司的研发实力并扩大其营销网络，这对于企业来说无疑是件好事。然而与此同时，大肆并购也为企业带来了一些负面的影响。这些弊端会在本书后面涉及商务的部分进行讨论。

在医药公司中，成功的药物开发需要团队合作。关于这个问题，稍后我们将仔细讨论，在此之前，先介绍一些基本的理念。

不论基础研究做得多么好，也不论候选化合物多么优越，都要记住一点：没有完美的化合物。所有的药物在一定剂量及形式[11]下都是有毒的。所以，新药的开发需要有出色的毒理学家之参与，如果没有聪明、勇敢和正直的毒理学家对药物的安全性进行全面的评价，开发出来的新药很可能会以失败告终。然而，对于这个问题，生物技术公司的认识似乎还不够深刻。他们是怎么做的呢？他们将多少个化合物推向了临床？或许一生中只有 2 个？因此又怎能强求他们呢？我们并不是要责怪任何人，只是我们能从中学到什么呢？

在临床试验中，经验丰富且敢于突破的临床医生及志愿者对于药物评价同样至关重要。过于谨慎的医生通常利用一些较轻微的症状来检测新药，而这些症状往往通过病人自身的修复即可消除，安慰剂治疗组的恢复情况也很不错，因此，很难获得肯定的结果，药物也会因缺乏疗效而失败。相比之下，有胆量的医生可能会在实验中发现药物最好的治疗效果，但也可能由于在病入膏肓以至于根本无法医治的病人身上试药而使之淘汰。

具有创意性的营销团队对于医药公司来说也是一个非常宝贵的组成部分。在大型制药公司中，通常会有 10%～15%的员工是营销人员，他们擅长各种营销手段并专注于推销某一适应证的药物，如销售治疗心血管疾病或肺病的药物等。

目前，临床研究机构(CROs)在临床研究中所起到的作用越来越大。例如，2004 年收入 18 亿的最大临床研究机构——Quintiles 公司与其战略合作伙伴 Pharmabio Development 宣布将会投资 10 亿美元到医药公司及生物技术公司之中。到目前为止，已有超过 5 亿美元投资到位。该机构的主要经营业务是为各种新的药物分子提供临床试验服务，并由此来获得收益。在人们看来，临床研究机构对临床试验的结果漠不关心，因为他们根据实验的程序及实验中涉及的病人的数目来收取费用。然而，为了新药开发的成功，在为临床试验招募病人及处理评估试验数据的时候，设立比较高的标准是非常重要的。

在医药产业之外，FDA 及其他国际监管机构会评判试验的结果。对于临床试验数据，他们拥有相关的评判标准，以此来决定药物的安全性及其疗效。

对于一家大型的制药公司来说，一个药物没能通过 FDA 的认证不是什么大问题。因为，他们通常有数百个研究项目在同时进行，所以通常会有几十种药物分子送交 FDA 审批。如果其中一个项目由于不符合 FDA 的相关规定而被淘汰，那么对于开展此项目的相关工作人员来说是一件很不幸的事情，但是，对于整个公司而言，这不算是一件大事情。可是对于一家生物技术公司来说，结果就很不一样，因为这类公司可能在其整个发展过程中只有几个药物送交 FDA 审核，所以一个药物的失败对于他们来说将会是一个沉重的打击。因此，生物技术公司通常会与临床研究领域及药物监管方面的专业人士组成团队。如果你有很好的科学研究，但是由于药事管理方面的小问题而不获成功，这将是一件非常沉痛的事情，但类似的事情时有发生。你可能发现了一个新的药物靶点，揭示了崭新的作用机理，但由于非专业化的蛮干使之背上恶名，而最终导致无人问津，那么这对于病人及科学家来说都将是一场悲剧。

FDA 批准的药物通常是那些在临床试验中表现出良好的安全性及有效性的药物。FDA 不要求新药比现有的药物更好，或是有更方便的用药方式，恰恰是公司的营销人员希望新药能够在这方面有所突破。在药物评价过程中，FDA 不总是要求新药与之前已获批准的药物进行平行比较，恰恰是医药公司的医生想要知道临床试验进行得是否合理，为此，他们通过检测已知有效的药物在实验中表现出的效应，来评价试验设计的合理性。

当人们发现了一种新疗法或是在原有疗法的基础之上做出了重大改进的时候，FDA 通常会很快给予批准。有极小差异的仿制药也会得到批准，这使得多家公司可以制造出重磅炸弹式的药物。例如，对于一类新的抗抑郁药 SSRIs，FDA 已经批准了不少于 7 种产品，且每一种都获得了 10 亿美元以上的销售额。

FDA 也实行药品的标签制度。药名、如何以及何时服用即适应证，还有谁与何时不能服用即禁忌症等都要被明确地描述、列出和标示出来。但是，一张正确的处方离不开一位有经验的医生。医生可以建议病人使用不同于临床试验以及厂商推荐的用药剂量。医生也可能推荐病人使用该药没有被批准的适应证，或是该药没有被系统评价过的适应证。企业及社会需要的是负责任的药物处方。一些药物在经过 FDA 批准上市后最终还是失败了。一个诸如可能诱发癌症的标签说明无疑会扼杀一个药物，即使它已被 FDA 正式授权销售。

注 释

2 这种衣服可使人成为清晰的射击目标。

3 数据来源于 PhRMA (www.phrma.com)2003 年末的报告。PhRMA 是一个旨在代表并服务于制药企业的组织，充当制药企业的喉舌。

4 数据取自于 Biospace 2004 年 6 月的报道，参照：http://www.biospace.com/ stocksort.cfm。

5 例如，可以检测病人的酶活性及其他特别的、具有标示意义的血液因子水平等。

6 例如，欧洲药物评审机构(European Medicines Evaluation Agency，EMEA)、英国的医药监管局(Medicines Control Agency，MCA)及药品安全委员会(Committee on Safety of Medicines，CSM)、意大利的医药委员会(Pharmaceutical Commission)。本书中，凡是涉及 FDA 的地方，其同时也暗指其他国际监管机构。

7 此处重点强调的是商业用途。这是因为，尽管各慈善组织竭尽全力申请基金及提高自身技能，但迄今为止，他们所开发的药物少之又少。上述的慈善组织包括如治疗囊胞性纤维症、多发性硬化症的组织，以及针对老年痴呆症和亨廷顿病的遗传性疾病协会。

8 制药公司通常将其总收入的 10%～14%用于药物研究及开发。以诺华为例，2003 年，其用于临床前及临床研究的费用分别是 16 亿美元及 34 亿美元。拜耳公司 2003 年临床前及临床研究的支出比例大致与此相同，分别是 7 亿美元及 13 亿美元。依据大公司内部费用的分配，特别是那些已经停止的项目的费用，处于不同开发阶段的多个药物候选物的整个研究计划的年费用支出在如下范围内变化：每个临床候选物每年耗资 2 亿美元，而每个上市的化合物每年耗资 10 亿美元。然而，企业之间的合并似乎倾向于减少药物研究及开发的费用。

9 这里所说的“小型生物技术公司”，当然不包括像 Amgen、Chiron 及 Genentech 这样的公司。这些公司已经发展得足够壮大，完全可以像大型医药公司一样运作。

10 其随后与 Ciba-Geigy 合并，并一起被诺华收购。

11 例如，奥克斯康定(*Oxy Contin*)是一个持久缓释的止痛剂，就像一个仓库；但如果直接鼻吸其磨碎的粉末，由于一时释放出太多剂量，就会导致药物滥用，乃至造成死亡。

第2章　正在孕育及不断增长的期望

社会对医药公司的期望

我们希望医药公司可以生产出人们可以负担得起的、治愈所有重大疾病的药物。然而，在现实中，除了细菌感染外，我们不能在真正意义上“治愈”其他任何疾病。更确切地说，医药行业只提供了针对少数疾病的治疗手段(通常只针对症状而非疾病本身)。就生理学家对治愈的定义“病人身体状况恢复到生病前的健康状况”而言，通过药物可以治愈的疾病不超过疾病总数的 8%。目前，外科医生受到人们的高度关注，这也意味着药物的作用并不是太好。外科医生非常胜任他们的工作，并且在不断地改进技术。例如，2005 年治疗许多癌症的最好方法仍然是在早期进行完整的肿瘤移除，之后再进行放疗和化疗。在大多数情况下，这种疗法可几乎等同于“治愈”疾病——无复发、无病情恶化。相比较而言，药物治疗就没有那么有效，它既不能抓住病因，也不能将其治愈。

此外，到目前为止，在治疗许多诸如早老性痴呆或骨质疏松症等重大病症和减缓疾病进程方面，医药公司也不是非常成功。也就是说，病程减缓不能算是有效地改善症状，这不应是药物治疗的最终目的。我们希望的结果是彻底治愈疾病，或是至少彻底终止疾病进程。但这并不是说，减缓病程不应该被算作是药物有效性的一种标志。在人们了解如何阻止疾病之前，减缓病程还是非常必要的。

社会需要从医药产业中得到一个更广泛的承诺。人们期望药物可以治愈更多的疾病，可以更有效地改善更多的病症。

单就美国而言，包括病人、医生、纳税人、投资者，以及政府在内，整个社会每年花费3000亿美元购买医药产品，他们希望从医药产业中得到更多。相应地医药公司也从总收入中拿出493亿[12]支持研发(R&D)。除此之外，美国社会通常花费280亿美元资助美国国立卫生研究院(NIH)的科研活动，这项投资直接让医药行业受益。

整个美国开支在药物上的3000亿美元，只占近3万亿美元的卫生保健预算之14%[13]。人们也应该期盼，随着更好的药物的出现，用于卫生保健等其他方面的花费可能会减少。

对于医药行业来说，在人们已知的400种疾病中，只有50种具有投资回报性。如果我们希望有人投资到其他350种影响成千上万人健康的疾病之药物研发中，我们就需要寻求一种方式，使其具有商业诱惑性。

此外，为了治疗一种疾病，我们必须找到与药物相互作用的分子靶点。这种靶点通常是一种与某种疾病相关的蛋白质。现如今，我们仅有大约200种得到临床验证的药物靶点，而且大部分药物正是通过这些靶点发挥作用的。为了使新药研发取得进步，我们必须要发现更多的药物靶点。新的药物靶点会使原本无法治疗的疾病得到治疗，或使现有的治疗手段变得更好。即使一种药物可被用于多种疾病的治疗，我们也不可能通过仅仅200种左右的靶点去治疗400多种的疾病。

尽管很难将其诉诸于法律形式，但社会还是期望制药公司能开发更有创造性的药物。如果你问药剂师现在一共有多少种药物，他们可能会告诉你有1万种左右。的确，在FDA 1000多页的橙皮书[14]中确实列有1万多种药物。如果你问有多少化学结构完全不同的药物分子，最普遍的回答是2000种左右。然而，如果你进一步追查，会发现2002年在售的所有药物中仅有433种不同的结构，剩余的1500多种药物大多是这433种基本分子的不同组合。例如，对乙酰氨基酚是1万多种药物分子中337种的组成成分，是一种在商业上较为成功的非专利药。

不妨想一下，每一种新药出现后，很快就会有很多的仿制药出现，因为这些仿制药通常只是在新药的原创分子上做了较为轻微的修饰，所以真正的原创药是远远少于433种的。

仔细观察药物分子的化学结构，你会发现，这433种结构是从很少的基本结构或所谓化学骨架的基础上演化出来的，经典的药理学即以此为研究对象。经过120年精心及严谨的药物化学、药理学研究，我们仅仅找到了非常少的新化学骨架用来与生物靶点相互作用。

大多数的药物化学家和药理学家可能会震惊于这些数据，但这却是一个值得我们所有人去认真思考的问题。我们花费了这么长的时间，破费了这么多的资金来进行研究，却只发现了如此少的新药。这并不是因为我们不够努力，也不是因为我们不够聪明，而是因为发现有效且安全的新药确实是一件非常困难的事情。

同样不令人乐观的是，目前使用的大多数药物是在1960年前批准的，倘若把这些药物放到今天来审核，其中大部分将不会获准。例如，如果把阿司匹林放到今天来看，它是不会被批准的，因为其使用者经常出现胃出血现象。即使我们已经找到了阿司匹林的新的适应证——如利用这一主要副作用来降低血栓形成，它依旧未必会获准上市。

我们希望医药公司能够针对那些市场回报率较低的疾病来开发药物，改变传统的一味追逐利润、致力于开发重磅炸弹式药物的做法。

科学家们也应该更富有创造性。临床试验设计失误通常是药物失败的根本原因。在经过多年临床前研究而进入临床研究的候选药物中，十有八九会在临床试验中被淘汰。我们希望选择那些可能会从治疗中受益的病人来做实验[15]，同时在临床研究中，我们也需要更好的方法来检验及评价药物的有效性[16]。通常，对于那些较复杂的疾病，我们需要进行较长时间的临床试验。这是否意味着社会期待医药公司去承受更多的风险，但是社会是否欢迎那些遭遇较大风险的医药公司？似乎不会。为了评估类似更年期综合征激素替代疗法风险及优点的长期和大范围实验，政府专门在《妇女健康法案》中加入了一个多年临床试验。2002年发现其致癌风险增加，从而导致了对雌激素疗法的重新评估。

但是，社会应该劝说医药公司减少放弃潜在有效的候选化合物。事实上，我们正在努力使失败的药物适应新的病症。

在实践中，社会需要更可靠、更清晰及更易懂的有关药物攻效的信息，特别是新药的相关信息。医生需要更多地参与到药物研发中去，也需要更好的有关药物作用的教育。医药公司，特别是销售人员，因为需要订单，常常过于热衷于强调新药的益处；但他们却很少对医生或病人提及这种药物在某些情况下的不利因素。一些信息很容易使人产生困惑，而另一些信息，如那些出现在昂贵广告中的、旨在面向潜在病人群体的信息，似乎更带有侵入性，而且显然是受利益驱使的。简单明了的标记，更有效的风险收益评价，以及其他的“标签外”的信息，都将是有益的，也是符合社会利益的[17]。因为制药公司可能会在广告宣传中夸大其优点而忽略已知的风险，FDA已多次对此发出警告。

社会上的各类专家团体都希望医药行业在卫生保健方面可以达到他们各自的预期目标。其中最显著的一个是，鼓吹病人权益的组织希望他们的特殊病人群体得到新的、更有效的治疗。

投资者希望从医药公司得到更多的回报，医药产业是经济稳健发展的一个重要部分，它的诱惑力在于持续的发展性和非周期性。在过去的几十年中，其投资回报非其他行业所能媲美。尽管医药研发需要大量的资金，但是其市盈率[18]是非常高的，到目前为止，还没有出现缺乏投资资金的问题，而且这个行业已经连续50年来以稳健的步伐不断向前发展。

医药公司需要社会做什么

如果社会希望医药产业针对更多的疾病提供更多的治疗方法，那么就必须解决该行业所遇到的问题。

以前，医药公司将其收入的18%～20%用于研发，但是随着收入的增加，这个比例现在下降到了10%～14%。这并不仅仅是因为人们对利润变得更加贪婪，缺乏经临床验证的有效靶点也是一个重要的原因。因此，将更多的资金投入到药物研发中，可能并不能带来与之相应的经济回报。

医药公司可能需要与公益基金支持的研究项目加深合作，来寻找和阐明新靶点。但是，致力于学术研究的科学家通常不会将自己发现的新靶点交给医药公司。他们通常会“保护”自己的数据，不允许医药公司接近自己推断的靶点。美国国立卫生研究院（NIH）及国际研究机构应该为医药行业提供更多的靶点；其中，作为政府对医药产业和学术研究机构最大规模的一项资助——人类基因组计划在这方面间接地做出了重大贡献。最近，NIH 推出了“21 世纪医学研究路线图计划”[19]，旨在为新药的开发提供更多直接的帮助。

随着越来越多的靶点被发现以及对它们在疾病中作用的深入了解，新的化学实体被发现、测试及进入临床试验的可能性也越来越大。

在现如今这样一个诉讼频繁的社会里，像阿司匹林一样有副反应的新药怎样才能被批准上市呢？在未对处方药采取更为严格控制的情况下，我们可以仔细挑选并在小范围病人中进行临床试验，同时可以申报那些因禁忌症而不适合广大患者但对部分病人仍然有效的药物。不是所有的药物都可适用于每个人，尽管这在经济上及在临床上可能会是比较有利的。倘若鼓励负责任的处方用药，医药公司本身就可以决定这些。在很多情况下，医药公司已经对药物间的相互作用有了一个比较详细的了解，这使得开出针对复杂疾病的安全处方变得更为容易。

医药公司不愿意冒风险，这并不奇怪。如果一个新药出现了比较严重的问题，参与开发者不仅很容易成为舆论的靶子，而且面临因诉讼而破产的危险。伴随着医药公司的合并，风险规避变得更加普遍。公司合并本身就使得诉讼中的被告方变得更大，其中有些公司的价值巨大。也有些公司因为有诉讼案件在身而被排除在外[20]。

在法律诉讼中，医药公司应该受到更好的保护。有一些药物失败的情况是由于病人不合理用药或过量服药造成的，而非药物本身无效或是在正常剂量下具有危险性。与此同时，社会也在发生改变，人们不再愿意接受太多的风险。例如，在20世纪50～60年代比较通用的疫苗，目前不能再重复使用。百日咳疫苗就是其中一种，在接受该疫苗注射的孩子中，每3000～10 000个体中就有一个产生严重的副反应。然而，绝大多数的家长和医生还是同意使用该疫苗来预防潜在的致命性细菌感染。疾病控制中心(CDC)[21] 推荐百日咳疫苗，并对其使用进行监管(关于背景资料请参看Box 2.1)。

Box 2.1 常规免疫接种项目

免疫接种可以使人体的免疫系统产生具有特异选择性的抗体。最早的免疫接种方法是将被接种者置于具有传染源的环境中，与病原体直接接触，刺激机体免疫系统产生相关的抗体。过去，人们曾将自己的孩子与另外一个患有天花的孩子关在同一间房子里，以此使其获得免疫。免疫接种包括通过挑选毒性较弱的菌株或是通过降低它们的毒性来分离低致病性的病原体，然后将其以一定剂量给予健康个体。350年前，自从瑞典军人接种疫苗以来，疫苗俨然已经成为挽救生命最有效、最便宜的方法。

虽然疫苗的作用重大，社会对其的依赖性也很大，但是曾经出现过一个减少疫苗研究及疫苗生产的浪潮。很少有药物匮乏能引起像2005年美国由于流感疫苗短缺所造成的那场政治性灾难。倘若2005年的流感流行很严重，势必会导致大量的美国人死亡。最终阻止了这场大灾难发生的，并非是政治上、经济上或是医学上的智慧，而是靠运气。然而，人们是否真正从那场事件中汲取了教训却仍是值得商榷的事。

药物与疫苗有很大的不同。药物是用来治疗疾病以及病人身上出现的症状，医生将药物给经过诊断的病人服用；而疫苗是用在健康的婴儿、儿童以及成人身上的。这些人并没有病，也没有经过医生的诊断，其中的婴儿和儿童并没有一个完善的免疫系统。然而，通过给90％～95％的婴幼儿注射疫苗可以成功地保护整整一代人。

正常疫苗接种通过注射或服用抗原，让免疫系统在几天内产生一系列的抗体。第二次及第三次抗原注射通常是用来加快抗体的生成的。患有心脏病或是肺病的一些病人不适合以正常的接种方式获得抗感染免疫。在过去的100多年里，人们从接受过疫苗的士兵的血液中分离出纯化的免疫球蛋白，以被动免疫的形式将其注射到上述病人体内。如今，我们可以在发酵罐中生产中和性抗体。在治疗蛇毒时，被动免疫是一种非常普遍的方法；当感染或注射病原体的可能性很小时，进行疫苗接种实际上是没有多大意义的。

有一部分人应该受到更深入的保护。警察、边防战士、教师、医务人员与来自其他国家的游客及移民接触较多，因此更容易接触到病原体。由于疫苗接种的成功及不断提高的生活水平，大多数发达国家已经停产肺结核疫苗的接种。因此，当苏联解体后，成千上万可能的肺结核携带者(事实上常为对普通抗体产生完全抵抗的细菌株)或参观或到西欧工作，使得普通大众毫无任何保护措施。而东欧联盟体具有大众卫生保健服务，而且非常慷慨地使用抗生素，由此产生了多抗生素耐药性的肺结核菌株。肺结核病的发生率又在全球范围内增长起来，因此迫切需要新的疫苗；然而少数的几个仍在进行疫苗生

续

Box 2.1 常规免疫接种项目

产的公司对此却不是十分积极。很多新的疫苗只被认为是发展中国家的需求(即那些可能支付不起这些疫苗费用的发展中国家)，很遗憾的是，它们无法被看作为一项具有市场价值的投入[22]。

细菌疫苗如“百白破三联疫苗”在许多国家有接近100年的使用历史。但是这些疫苗所包含的百日咳疫苗却能够引起一些比较严重的副反应。鉴于此，人们已经尝试开发新一代的细胞疫苗来替代含有细菌的疫苗。具体方法就是不再以甲醛来处理整个细菌，而是选用细菌中能够诱导人体产生保护性抗体的一种或几种蛋白作为抗原来制备疫苗。很显然，疫苗研究在当今已不是很困难了，困难的是它的实地测试。瑞典是20世纪90年代初唯一一个流行百日咳的西方国家。在此之前，由于不断有抱怨声称百日咳疫苗带来高频率的、诸如一两夜持续哭泣的神经方面的副作用，瑞典停止了该疫苗的强制性接种。但由于在一个医疗保健良好的高度发达国家，百日咳可以通过医院系统性抗生素快速补液而得以医治，所以，瑞典的政策不会增加百日咳导致的死亡率。但是在一个不发达国家，百日咳疫苗的推后接种可能会导致每年100万～150万婴幼儿的死亡。

天花疫苗是历史上第一个、毫无疑问也是最重要的一个病毒疫苗。天花的消除是人类最杰出的成就之一，同时也证明了全球的通力协作所能达到的效果。脊髓灰质炎疫苗已经具有50年的历史，它可以很好地说明当停止一个疫苗的研究时会带来什么样的后果。脊髓灰质炎疫苗是一个减毒的活病毒疫苗，它在体内仅存活一段时间，使得机体产生抵御脊髓灰质炎病毒感染的保护性抗体。正如芬兰1984—1985年爆发的那场脊髓灰质炎灾难所揭示的那样，脊髓灰质炎疫苗所存在的问题是：尽管病原体不断地在突变，人们却并没有开发出新的疫苗，而且很多情况下，由于人们以为他们已经彻底根除了这种疾病而停止了对此疫苗的接种，殊不知病原体依旧存在。当然，通过广泛进行疫苗接种会大大降低疾病流行爆发的可能性，而且人们抵抗病毒感染的能力通过疫苗接种也能得以提高。因此，不管是否满足现状或遭遇宗教异议或其他原因，保持高度的疫苗接种率符合社会的共同利益。问题在于，一个新的突变能产生一个可以抵抗已接种疫苗所产生的抗体的病毒。流感疫苗即具有这种可能性。因此我们知道，每年的流感病毒疫苗只能用当年流行的那批病毒制备，这些病毒在其出现时(通常发生在东亚)被识别，紧接着被培养、包装并最终用于接种，这通常需要大约3～4个月的时间。这就好比采摘西红柿一样，它是有季节性的。

随着HIV病毒的出现，移植医学的发展及针对类风湿性关节炎的免疫抑制剂的应用，免疫功能缺陷的人群正在扩大，之前一些利用活疫苗（如老的天花疫苗）来进行免疫的方法此时变得非常危险。鉴于此，现如今，人们对于在不干预政策下因传染病原体引起的大量死亡现象较之以保障“更大利益”名义推行积极的免疫接种策略所造成的医疗事故更为容忍。

此外，医药企业不愿从事与某些疾病有关的药物的开发，例如，败血症和中风，即使候选药只是部分无效，针对这些疾病进行临床试验的可能结果之一就是病人的死亡。医药公司通常会避免实验结果以死亡率来表示的临床试验，除“看上去不好”之外，治疗败血病及中风的药物仅仅给药 1～7 天，相比之下，一个好的抗抑郁药则要给药半年至一年，治疗类风湿性关节炎或是骨质疏松症的药物可能要给药 30 年，使得后几种药物成为大得多的买卖。这类药物的开发确实是一项大工程，然而，我们需要药物来挽救致命疾病患者的生命。因此，只要具备科学知识，并拥有足够的勇气，就有可能像用 tPA 和尿激酶来治疗心肌梗死那样极大地降低患者的死亡率。

医药行业的发展必要时需要更多的志愿者。没有临床试验中的志愿者就没有新药的诞生，但所有的实验都是有危险的。

我们需要富有同情心的、勇敢的，以及经过严格训练的临床医生来进行临床试验。不是所有的医生都愿意从事这项活动，因为这种试验有很多潜在的危险但却很少有回报，仅有的回报也只是极少数人有可能成为其医疗领域的学科带头人。

现如今很难想像，Charles Herbert Best 在 1922 年将胰岛素[23]注入到一个 14 岁男孩的体内时，需要具备多大的勇气。他在没有任何伦理委员会（20 世纪 60 年代的发明）干扰的情况下，毫不犹豫地做了这项实验。如今，与他所注射的同样形式的胰岛素仍在被广泛使用。因此，只要医生相信药物能够发生作用，而且病人也愿意接受该药物的治疗，或者两者之间达成一定的默契，那么，为病人试用新药就可能是值得的。与此同时，那个接受胰岛素注射的孩子（Leonard Thompson）的勇气也应该被人们所承认。由于他的勇气，他的生命得以延续了 13 年。他去世时为 27 岁[24]。

如果社会希望医药公司能够为各种回报率较低的疑难杂症提供治疗方法，那么在受到恰当限制和监管的条件下，社会应该允许医药公司能够更好地获取病人的信息。在不久的将来，个体化的药物值得人们的期待。这种观点非常有吸引力，但同时又是非常有争议性的，因为，这需要获得每个人的基因图谱。开发并实践个体化用药会是一件非常糟糕的事吗？遗传学可能在不久的 10～20 年里使之变为现实，但是，我们还需要许多科学以外的条件。我们必须强有力地说服病人来自愿接受基因型的检测，并使他们确信保险公司及他们的老板不会以此来对付他们。社会必须在法律上给予他们充分的保护。

必须使患者、医生和保险公司信服，这样做会给大家带来巨大地裨益。理论上，一旦这种情况发生了，人们将会被分成许多小群体，医药公司将会面向这些不同的群体生产药物。其中一种比较极端的情况是，某公司可能会为只有一个人组成的群体生产药物。那时，药物市场会变得比较小，但是减少的销售量可以由降低的营销成本及可能增加的市场渗透来弥补。但在这之前，那种只生产能够赚取数亿资金的药物的观念首先必须从医药行业及其投资者中消除。一旦所有人都经过了基因分型，那么一种药物的适应证人群将不会是成千上万人了。

药物公司会愿意见到这种情况吗？也许不会。然而，这将有另外一个好处：较小的试验规模。举个比较极端的例子，为了使实验结果在统计学上有意义，试验的规模也许应该包括患病的每一个人，这似乎是一种比较愚蠢的想法。但是，这种观点至少在欧洲比较流行。那里，政府将允许所有的治疗医师通过电子邮件进行小规模的临床试验。通过这种方式，药物副反应可以直接被告知治疗医师，而不仅是通报欧洲药物评审机构(European Medicines Evaluation Agency，EMEA)。因此，当任何一个病人出现任何未知的副作用时，这一小部分服用此药的病人就可以被立即撤出试验，或立即测试一些重要的、具有指示意义的酶的活性[25]。因此，一个小规模的、相互关联的病人和医生之群体可以很快地做出反应，从而避免死亡或其他更严重的后果发生。

为了真正实现个体化医学，所有这些基因分型鉴定、病人权益保障、小规模群体研究、不同实验设计，以及监管部门对其的认可等，都必须同时发生。无可否认，这正如中东和平进程那样复杂。整个社会为此做好准备了吗？恐怕还没有。

注　释

12　2004 年的数据，来自于 PhRMA (http://www.phrma.org/publications/publications//2005-03-17.1143.pdf)。

13　在美国 2003 年 1.3 万亿美元的卫生保健预算基础上对全球相关预算做出的估计。

14　2005 年第 25 版，http://www.fda.gov/cder/ob/default.htm。

15　人们对遗传学分析或药物基因组学寄予厚望，期望它们能为可能受益于某种药物的病人的分类做出更大贡献。

16　例如，可以使用替代标记。

17　例如，参照如下网址：http://www.ismp.org/MSAarticles/A2Q99Action.htm。

18　按下式计算：公司普通股目前的市场价格除以该公司在过去 12 个月内每股的受益。参照如下实例：http://stocks.about.com/library/bldef_pe.htm。

19　参照：http://nihroadmap.nih.gov/。

20　悬而未决的诉讼案件其实在一定程度上保护公司免受恶意收购。

21　参照：http://www.cdc.gov/。

22　参照第 20 章。

23　胰岛素于 1921 年夏天被 Frederick Grant Banting 和 Charles Herbert Best 在加拿大的多伦多大学发现。

24　参照：http://eir.library.utoronto.ca/insulin/application/about.cfm?page=patients2。

25　例如，肝脏谷胱甘肽转移酶的诱导。

第3章　历史是最好的老师

经典的药物发现

了解历史是一件很有益的事情，对于医药行业来说更是如此。许多现代化的技术在药物发现中发挥了很大的作用，如采用高通量筛选技术对候选化合物进行大规模的自动化筛选。但是既便如此，回望历史你会发现，在过去的几个世纪中，在医药行业所取得的成就之中有很多是运气所致。

16 世纪是了解药物发展史的一个很好的起点。当时，曾以发现毒性剂量依赖性现象而著称的瑞士科学家 Paracelsus 利用汞来治疗梅毒，并且将鸦片再次引入欧洲。

我们可以通过人们使用鸦片的历史对药物发现主要过程和进展进行简单的说明。在过去使用鸦片及其天然活性成分吗啡长达 5000 年的时间里，人们一直不知道鸦片起作用的主要化学成分是什么，或它是如何发挥作用的。倘若没有发现鸦片，现代药物化学家是否能提出吗啡这样的一个结构就很值得怀疑。同样地，在接下来的 1000 年里，化学家也不大可能将吗啡改造成一种镇痛剂。吗啡最初在远东地区被用作止泻剂，它的镇痛效应只是一种副作用(请参阅 Box3.1，在第 29 页)。

20 世纪晚期，人们对于吗啡的作用有了比较全面的认识。通过对吗啡作用机制的研究，人们了解到，吗啡是通过一种靶点发挥作用的，并且在人体内存在该靶点（即受体）的内源性配体。直到 1982 年，人们才找到这种内源性的“配体”——阿片样肽（亮氨酸脑啡肽和甲硫氨酸脑啡肽），并在 1992 年克隆了其受体。在过去，人们对于所使用药物的作用机制知之甚少。只要找到安全且有效的用药剂量，就可以进行临床试验。医生大多比较实际，他们关注的是治疗效益而不是药物作用的理论基础。

抗菌药的使用开始于1910年。当时，诺贝尔奖获得者 Paul Ehrlich 和 Sahachiro Hata 在其系统性探索中发现了一种含砷的化合物（撒尔佛散），这种化合物可以杀死宿主所携带的梅毒螺旋菌，而对宿主细胞却没有影响。从此以后，药物化学作为一门学科便逐渐形成了，其主要目的是借助有机化学对化合物进行改造改善它们的药理学性质。而在这之前，绝大多数的专家认为，疫苗是防止传染性疾病的唯一手段。自从 Langley 和 Ehrlich 的受体理论被大家接受以后，该理论对此后的药物开发影响深远。比如，现在我们所进行的药物设计都是在受体结构的基础上进行的。

在我们目前所使用的 433 种不同的药物分子实体之中，绝大部分是通过传统的药物发现方式找到的。它们来源于人们对毒素、草药，以及生理学和病理学的研究。随后，通过考察现有药物的副反应及它们的活性代谢产物，人们又开发出了很多新的药物。药物发现的药理学里程碑见表 3.1。

表 3.1 药物发现的药理学里程碑

1540	Paracelsu：使用化合物治疗疾病(用汞治疗梅毒)；将鸦片再次引入欧洲
1670	Wepfer：对毒药进行系统的动物学实验
1803	Serturner：分离出吗啡
1848	Merck 公司：从鸦片提取物中分离出罂粟碱[26]
1900	Schmiedeberg：研究化合物在生物体中的效应，药理学自此产生
1910	Ehrlich：系统研究了第一个抗菌药(Salvarsan，撒尔佛散)，提出了受体及化学疗法的概念
1960	发现 β-阻滞剂：第一类基于作用机制、受体亚型明确的药物
1990	HIV 蛋白酶抑制剂：第一类人为设计的药物；生物靶点的三维结构确定并被用于药物设计；重组蛋白类药物；生长激素(GH)；治疗性抗体
2000	基因组衍生的靶点及其相关药物被用于临床治疗和诊断

这些药物开发的基本思路就是：首先找到一种在动物身上呈现某种药理学作用如镇静效应的毒素、草药或是其他一些植物材料，从中分离出活性化学成分。然后确定这种成分的分子结构并寻找方法来合成该化学分子。最后，鉴定其生物活性。当然，我们随后也可以对该化学分子进行结构修饰来优化它，即在降低使

用剂量的同时提高其效果。人们就是通过这种试验流程发现吗啡的。但是，在这种药物发现的过程中，我们对于药物作用的分子或细胞靶点却知之甚少，而且这种方法有个非常大的缺陷，就是需要合成大量具有成药潜力的化合物，并且使用大量的动物来对药物进行检测。如今，人们不想再通过整体动物的测试来开发所有药物。现代化的研究方法降低了对动物实验的需求，从而也顺应了社会上对动物福利的关切态度。

壮丽的偶然发现

由于近期出现了使用一些老的抗生素如环丙沙星来治疗炭疽感染的趋势，许多药物特别是抗生素药物，尤其是盘尼西林之“壮丽的偶然发现”似乎再次变得意义重大。亚历山大•弗莱明发现，盘尼西林是种杀菌剂，它可以杀死某种特定的细菌。仅仅可以抑制细菌生长的抑菌剂是远不够好的。现在，盘尼西林仍通过与过去相同的发酵方式来生产，全世界仅一个工厂就可以生产大部分的盘尼西林粗品。顺便提一下，这个工厂位于比利时一个当初拿破仑为其马匹建造的马厩里，它隶属于发酵公司 Gist-Brocades。再顺便提一句，当然也是更重要的，盘尼西林供应商使得整个世界变得异常脆弱。抗生素的历史见表 3.2。

表 3.2　有关抗生素的历史

弗莱明于 1928 年发现盘尼西林
杀菌活性得到确定
盘尼西林的制备仍通过发酵(位于比利时的 Gist-Brocadees 是唯一的生产厂家)。1940 年在牛津进行了军事介入以确保其供应及 1943 年因美国陆军的干预扩充了其储备(这可与 2001 年发生的“环丙沙星危机”相提并论)
结构得以鉴定，从而可以进行化学合成
可以较容易地确定功效
生物学上的不足依旧没有影响到该行业
为了解决耐药性问题，出现了新的抗生素
不同作用位点的发现使得新型抗生素得以诞生
新陈代谢的确定使得新型的抗生素得以诞生
新型抗生素在临床试验中的失败仅仅是由于其安全性及溶解度，而非药效不佳所致
试验过程得以缩短：使用聚合酶链式反应(PCR)为 6～24 小时，通过血清学检测为 14 天

最近的历史就人们所想像的和实际的医疗需求是如何推动药品生产给了我们上了很好的一课。1940 年一年大约生产了 2500 单位的盘尼西林。而到了 1943 年，美国陆军极大地提高了其生产量，每天大约生产上百万剂量的盘尼西林。这是因

为他们意识到当时可能会有一场危机，而美国陆军同时又比较容易受到攻击。美国陆军能够大量生产盘尼西林是因为确定抗生素的功效很容易，即使这在当时也仅需要花费3天的时间。现在，利用一种称作聚合酶链式反应的技术(PCR)，这一过程已经缩短为6个小时。和利用显微样品来确定DNA图谱一样，通过PCR可以显示是否有新的细菌在生长。另一个可以进行如此大量生产的原因是当时盘尼西林就像酿酒一样通过发酵来制备，即使是60年后的今天，依然如此。因此，在比利时，发酵的不仅仅只有啤酒。

不幸的是，这些能引起疾病的细菌可以通过改变它们自己的分子结构从而产生耐药性。但是，耐药性的产生同时也帮助了这个行业之存活且不断前进。如果一个制药公司开发抗生素，这就确保了它们会有一个持续发展的市场。公司内的研发队伍必须先确定耐药性发生的位点，然后开发出一个全新类别且易检测其药效的药物。尽管确保药效即杀死细菌很容易，但在研究中经常遇到的技术难题却是与药物溶解度及给药方式相关，同时，新型抗生素还具有严重的安全性问题。这不足为奇，因为很难在不对宿主产生任何毒副作用的前提下来治愈一种感染。很多抗生素的候选药物就是因为安全性问题而惨遭淘汰。然而，考虑到抗生素药物研发并不是很难，并且有持续开发的需求，全世界只有三到四家大的制药公司生产抗生素的这一事实就不得不叫人深感吃惊了。这一现象使得整个世界处于易受病原体侵袭的境地，而且遗憾的是，这使得贫穷的第三世界国家更加贫穷。在没有足够卫生设施及水源的区域，感染的情况更加严重，这一事实恐怕是只有少数公司进行热带寄生虫及微生物抗菌项目研究的一个原因。

副作用的好处

很多药物是在已有药物副反应的基础上被开发出来的，治疗精神病的药物就是其中一个很好的例子。

第二次世界大战后，法国南部的精神病医院里人满为患。在那里，患有幻觉症状病人的行动通常会受到限制。由于身上长期缠有限制其活动的布条，很多病人的皮肤出现了皮疹。据说，当时有一个好心的医生非常同情这些病人的遭遇，于是尝试使用一种新发现和合成的化合物——氯丙嗪来减轻他们的痛楚。该化合物据说是由化学家Paul Charpentier和药理学家Simone Couvoisier，以及他们的同事在 Rhône-Poulenc 所合成和描述的。人们最初设计此化合物的目的是希望合成一种抗组胺药物来减轻皮疹并作为一种止痛剂起镇痛的作用。确实，该药能够延长麻醉药Propofol的作用，并且在过去一直被用于外科手术全身麻醉。因此1952年1月19日，在法国著名的军事医院Valde Grace，Henri Laborit和他的同事们让那些患有皮疹和经常产生幻觉的病人服用该抗组胺药。在全世界人口中，大约有2%的人患有精神分裂症。当时那些病人都有确定无疑的幻觉症状，服用氯丙嗪后，他们的皮疹没有什么明显的减轻，但是幻觉症状却有了很大的改善。

氯丙嗪在治疗精神疾病方面的作用是由两项德国研究确立的，即发现了该药发挥效果的剂量依赖关系。于是，在1953～1955年间，该药的抗精神病临床应用经加拿大由欧洲传播至美国，在那里由Smith Kline公司以商品名Thorazine进行销售。Laborit也因此被称为精神药理学之父。谁能想到如今已经成为巨大的学科和拥有相关工业的精神药理学当初是建立在一个疗效不怎么好的抗组胺药物上的。

在当时，人们对于氯丙嗪的分子机制及其作用靶点知之甚少。大约20年之后，即1972年，Paul Greengard的实验室才首次发现氯丙嗪的作用与多巴胺D1受体有关。这一发现立即在整个医药行业掀起了一股直接在多个临床试验中评价新型抗精神病药物的浪潮，人们期望找到比氯丙嗪更好的药物。随着对治疗精神病作用的机制的深入研究，人们发现，该药更多的是通过多巴胺D2受体，而不是之前所提到的D1受体发挥效应的。将抗精神病作用与抗多巴胺能作用相关联从此构成了抗精神研究领域今后几十年的主导方向。

发现氯丙嗪的幸运加快了新治疗方法的发展。当然，倘若没有这方面的原因，多巴胺系统与精神疾病之间的关系也一定会通过其他细心的观察而发现。

真正幸运的是，这类科学进步的取得并不仅仅依赖于某个独特的偶然发现。如前文所述，即使没有发现氯丙嗪，精神病与多巴胺之间的关系也会被揭示，这是因为那些服用多巴胺类药物来治疗帕金森疾病的病人在精神方面往往会出现很多问题，而那些服用抗精神疾病药物的病人往往会出现帕金森疾病的症状。此外，安非他明和麦角酸酰二乙胺会引起精神疾病的相关症状。因此，我们迟早会发现，安非他明的作用位点是阻断一元胺，尤其是多巴胺的重摄取，这便导致多巴胺的生理作用被扩大和增强了。

如今，虽然我们还没有完全认识到精神分裂症的病因，但是，已经可以利用相关的药物来控制精神病病人的发病症状。通过使用药物对人体的多巴胺系统进行干预，在60%～70%的病人身上取得了很好的疗效。这说明，多巴胺确实与精神病有关，当然，这并不是说多巴胺就是精神病的发病原因。虽然我们对于相关分子机制的了解还很少，但是鉴于此类抗多巴胺能、抗精神病药物显著的临床效果，它被人们广泛使用。现在，西方国家几乎所有的精神分裂症患者都要接受该类药物的治疗。同时，这类药物的价格也如此昂贵以致于2003年由政府提供和抗精神病药是美国好几个州（例如肯塔基州和内布拉斯加州）最大的单项开支。

一个药物未预料到的副反应最终却成为该药的主要功效，这种事情其实并不稀奇。一个药物或许只获准用于一种适应证，但在上市之后，却被用于治疗指证外的疾病。此外，也有一些药物的临床试验虽然失败，却被人们发现有新的用途，伟哥（西地那非）就是一个很好的例子。医药公司开发此药的最初目的是用来治疗心血管疾病，但是实验结果却非常令人失望，于是公司停止了临床试验，并召回所有实验用药，但据“野史”传闻，参加试验的男性患者不愿交出他们手中的剩余药品。事情的原委最终被揭露：而其后的故事载入了历史。

有些药注定成药

当今开发新药的一种最快捷、最保险的方式就是从那些在临床中已经得到证明的混合型药物中分离纯化有活性的代谢产物或活性对映异构体。

非那西汀(Phenacetin)是一种治疗疼痛和头痛非常有效的药物。几乎所有做染料生意的公司都销售与其结构相似的 Acetanilid。这两种化合物在治疗头痛方面的疗效都非常显著，尤其是治疗偏头痛。但是，两者却有一个共同的缺陷，那就是它们具有肾脏毒性。于是，非那西汀几乎将成为最早一批从市场上撤回的药物。为了找到更好的治疗头痛药物，医药公司必须使新药在保留镇痛效果的同时不再产生肾脏毒性。20 世纪 40 年代，Julius Axelrod 和 Bernard B.Steve Brodie 在仔细研究了非那西汀的代谢产物之后发现对乙酰基氨基酚(Acetaminophen)在治疗头痛方面与非那西汀具有相同的效果，并且其对肾脏的毒性远远小于非那西汀。于是，泰诺林（Tylenol）作为一种成功治疗头痛的药物上市了，该药没有申请专利，可能是开发者忘记或是忽略了。毕竟时代不同了。

此外，还有一条与此略微相似的药物开发渠道。如果一种药物中可能包含一对对映异构体，即化学式相同但结构互为镜面对称的两种化合物分子。通常，这两种结构之中只有一种结构具有生物活性，那么从这种药物之中分离出有活性的对映体结构，就可以申请一种新药，通常这样也延长了此药物分子结构的专利期限。通过分离有活性的对映异构体，往往可以降低药物的使用剂量，并且也可以减轻药物的副作用。服用混合型的药物，人体就必须对两种异构体同时进行代谢。而没有活性的异构体可能会产生一些在期望的药效之外的药理学作用，从而出现副作用。如此看来，经过分离纯化的药物好过未经分离的混合型药物。现在，FDA 在审批药物过程中也越来越钟爱那些有活性的对映异构体。目前，很多小型医药公司的主要业务就是从外消旋混合物中分离有活性的化学成分，Sepracore 就是一家这样的公司，其主要业务是从外消旋混合物中分离及合成“新药”。

通过病理生理学寻找药物靶点

通过研究疾病的病理生理学来发现药物，也是一种经典和成功的药物开发方法。

Oleg Hornykiewitz 在对来自 180 名帕金森氏症病人尸检材料的研究中发现，患者基底神经节[28]中的多巴胺的含量远远少于正常人。现有治疗帕金森氏症的普遍方法就是使用左旋多巴来弥补患者体内多巴胺的缺乏。左旋多巴是多巴胺的前体物质，在脑中，它可以被转化成多巴胺。此外，我们也可以通过使用多巴胺受体的激动剂，来产生与体内天然多巴胺相似的生理效应。上述两种治疗方法均得益于瑞典科学家 Arvid Carlsson 的原创工作。虽然它们可以在 15~20 年的时间里缓解病人节律性震颤及肌肉僵直等症状，但是却不能治愈或延缓病程。但这两种治疗手段在症状治疗中的作用，已经非常有价值。

大约 40 年之后，人们在阿尔茨海默病患者的脑部尸检中，发现海马体中神经递质乙酰胆碱的含量明显低于正常人脑中的含量。海马体是与记忆有关的脑区。胆碱酯酶抑制剂通过阻止乙酰胆碱的降解来达到治疗疾病的目的。此类药物是当今治疗阿尔茨海默症的唯一方法。2004 年，美金刚(Memantine)被批准作为第一个延缓中轻度阿尔茨海默病病程发展的药物进入市场。此外，人们也正在开发直接作用于乙酰胆碱受体的 M1 及 M2 毒蕈碱型乙酰胆碱样受体的激动剂。

以上提到的治疗帕金森氏症及治疗阿尔茨海默病的药物之开发，均是通过对相关病理生理学的研究来实现的。在这种药物开发模式中，我们不需要使用现代分子生物学技术来克隆受体基因，也不需要对一个含上百万个样品的化合物库进行筛选。然而，这种模式所开发的药物只能治标不能治本。通过这种模式，我们不能找到一种能够彻底治愈疾病的方法，因为它不能告诉我们帕金森氏症患者脑中的多巴胺神经元和阿尔茨海默症患者脑中的胆碱能神经元死亡的原因及过程。这些疗法甚至不能够延缓疾病的进程。

经典药理学药物开发模式的利与弊

经典药理学在新药开发过程中发挥了非常重要的作用。例如，当对一种药物进行动物实验来观察该药的效用时，我们通常能够很快地看到药物对靶器官的作用，并且能够在症状出现之始或是随后不久对其急性毒性有一个初步的了解。但是，这种方法需要事先建立一个相关疾病的动物模型，并且存在很多局限性。比如，这种方法只适用于评价少量被测样品的情况，倘若在一个开发项目中有成百上千的化合物分子需要检测，那么这种方法就变得不再适用。被测试的化合物通常是围绕一个特定的结构所衍生出来的类似分子，这就是为何目前临床应用药物的分子结构如此之少的原因。倘若进行动物实验或是离体器官灌流实验的话，对化合物量的要求就会相当的大，要好几克。传统药理学将一个完整的生命体当作是一个“黑盒子”，它只关注所选用的药物分子的具体疗效。人们只能从那些确定对动物产生某种作用的化合物里得到一些结果。我们可以观察一种药物是否具有镇静作用；一种药物是否可以让动物产生呕吐；或是可以消除呕吐等。然而，此类实验并不容易。比如，通过动物实验寻找止吐药物就是一件比较困难但很重要的事。癌症治疗目前所用到的化疗药物通常会引起病人呕吐，因此，人们一直希望能够开发出一种止吐药与化疗药联合使用。但是，开发这类止吐药物非常困难。雪貂是用于此类药物开发的最好的实验模型，因为雪貂天生存在一种通过呕吐来对外界噪声做出反应的防御机制。顺便提一句，豚鼠这个名称进入英语及其他语系，至少有部分原因是它被用作生物学实验的动物模型[29]。

药物的开发并不应该停留在这种传统的“黑盒子”式的研究模式上，我们应该对其中的具体机制进行深入了解。这一点非常重要，因为在这种开发模式下，一旦出现一些副反应及某些不良反应，医药公司往往会放弃整个研究项目去尝试与此完全不同的课题，而不是试图去做进一步的改造。这对于医药公司来说，往往是一种较大的损失，因为如果这些化合物能够到达靶器官，它们或许在结构上几乎就是可以达到期望疗效的完美分子。但是，应用这种“黑盒子”式的研究方法，我们却不能够得到这方面的信息，因此，也就无法再做进一步的改进。

并购浪潮

通常，医药公司的合并是伴随着医药产业整体经济状况的发展而进行的。关于医药产业的兴起与壮大，我们可以追溯到大约120年之前。在当时，很多以生产廉价染料为主要业务的化工公司转向制造复杂尖端的化工产品，试图让自己的产品具有更高的附加值，这便为医药产业的兴起与壮大奠定了基础。伴随着这种产业发展的不断成功，该行业越来越受到投资者的青睐，更多的资金开始注入其中。于是，医药市场在过去50年里迅速发展扩大，总市值平均每6年增加一倍。在这一点上，其他的行业的增长潜力有固有的局限。想想看，买汽车的人能多到哪里去呢？！诚然，新药开发的费用也在不断增加，但是，医药公司在多年的发展中已经学会去分散风险和积累必要的资本。起初，它们通过自然发展来达到这一目的。随后，它们又转向兼并及收购。在过去的十几年时间里，企业发展的模式以成长兼并和收购的态势共存。例如，葛兰素(Glaxo)与威康(Wellcome)合并成葛兰素威康(Glaxo-Wellcome)，史克(SmithKline)与必成(Beecham)合并成立史克必成公司(SmithKline Beecham)，然后两者合并成为现在的葛兰素史克(GSK)；瑞士的两大化学/生命科学巨头山德士公司(Sandoz)与汽巴–嘉基公司(Ciba-Geigy)合并成为现在的诺华(Novartis)；瑞典阿斯特拉公司与英国捷利康公司合并成为阿斯利康(AstraZeneca)；Rhone-poulenc-Rohrer 与赫斯特（Hoechst）合并成为安万特（Aventis），随后又被赛诺菲–圣德拉堡公司（Sanofi-Synthélabo）所收购；辉瑞(Pfizer)收购华纳兰伯特公司(Warner-Lambert)及法玛西亚公司(Pharmacia)从而成为2002年前世界上最大的医药公司。诸如此类的并购事件还有很多，对此，我们没有必要去一一牢记，因为，这样的变化时时刻刻都会发生。在这种并购浪潮中，国家之间的界限变得不再那么重要，这才是真正意义上的跨国公司。

企业并购对于企业的发展来说并不一律是件好事。过去，股票市场对于这种经济行为一致看好，但现在人们的态度却不再那么确定[30]。

问题在于企业的规模壮大及资金增多并不意味着企业就一定变得更强，内部信息交流的难度也随之增加。对医药行业来说，这种情况完全属实。一旦一个公司成为拥有 7 万～10 万员工及众多研发场所的大型机构后，它所掌握的如此庞大的知识被分散在如此多的地方，以至于这些知识不能在合适的时候被充分利用。信息管理因此成为严重的问题。因此，我们需要对企业并购对新药开发所造成的结果进行认真的评估。然而，目前还没有一种比较完善的方法来评测并购行为的好坏。

尽管，现在药物的质量已经有了很大的改善，但是，对于股市、医生、病人乃至政府增长更快的期盼来说，做得还远远不够，差距由此产生。新的药物开发技术促进了生物技术公司的产生，这些公司的主要业务除了开发生物制品外，同时也为那些大型的医药公司提供技术平台，而将药物发现中资金密集型的环节，如临床试验留给大型医药公司。不过最近，一些小公司已经开始慢慢拓展他们的业务，其中就包括临床试验，但不包括市场营销。

生物技术公司还是有成功机会的。行业内部的整合减少了针对某一些疾病或症状进行研究的公司数目。例如，目前在心血管疾病研究中比较知名的公司仅存三四家，包括默克、阿斯利康、辉瑞及诺华。此外，1991 年生产抗生素的公司有 7 家，目前只剩 3 家，且市场主要由辉瑞和雅培主导。同时医药企业间的合并通常会导致一些研发项目被终止。比如，Pharmacia 之所以与 UpJohn-Searle“合并”，很大程度上是因为看中了 UpJohn-Searle 的环氧合酶抑制剂，于是，在并购完成之后，UpJohn-Searle 很多的其他研发项目被终止。与此相同，在 Pharmacia 被辉瑞并购之后，该公司的许多研发项目也被终止。

Box 3.1　阿片药理学的发展历程（逆序）

2002 年尽管已经发现了 4000 多种阿片受体的配体，人们仍然希望得到特异性更好、可获批准的阿片类药物用以治疗疼痛

1992—1997 年确定了 μ、κ、σ、δ 四种阿片受体亚型

1992 年克隆了第一个阿片受体基因

1978 年发现了阿片受体的内源性配体——内啡肽

1976 年开发出吗啡受体拮抗剂纳洛酮(Naloxone)，提出了可能的吗啡受体的亚型

1975 年通过离体组织灌流实验，分离得到内源性吗啡类物质——甲硫氨酸脑啡肽与亮氨酸脑啡肽

1960—1970 年建立了基于吗啡受体的离体组织灌流实验系统

1910—1960 年吗啡在胃肠道、疼痛和中枢神经系统中的生物学作用得到提示

公元前 3000 年人类发现了来自于罂粟杆的鸦片及其提取物吗啡具有止泻和止痛功效

以上用倒叙方式所描述的有关吗啡的故事，恰好反映了我们如何开展经典的药理学研究，即从发现和阐明科学机理开始演化成药物开发的过程。吗啡使用的历史可以追溯到 5000 年前，人类通过咀嚼或烧煮罂粟花的荚果得到了鸦片并发现它具有很好的止泻和止痛作用。之后，人们从鸦片中分离得到吗啡，确定了其结构。依据对吗啡离体器官灌流实验结果和长期滥用的后果的分析，对吗啡的作用进行了归类。在当时，吗啡被医生及药剂师广泛误用。1975 年，Hans Kosterlitz 同 John Hughes，以及 Sol Snyder 与 Lars Terenius 分别同时找到了人体内源性的吗啡——脑啡肽。不久之后，吗啡拮抗剂纳洛酮被开发上市用于治疗吗啡成瘾。迄今为止，人们已经克隆了所有已发现的吗啡受体基因并且针对这些受体开发了许多激动剂。虽然目前已有 4000 多个吗啡配体，但是没有一个被批准上市——或者有望上市因其无法避免冗长的警告成瘾标签和艰难的处方程序，并且它们当中也没有一个疗效好过吗啡。它们之所以不能替代吗啡的原因是吗啡的药效太好了，以致引起疗效下降的副作用的微小改善不足以成为获准上市的理由。随着人们逐渐开始区分镇痛、镇静及药物依赖性各自所靶向不同的吗啡受体，新的可以将配体与特定受体（特别是 μ 亚型）进行专一性匹配的分子识别技术或许最终会帮助我们找到一个比吗啡更好的药物。

注　　释

26　罂粟碱可作为胃和小肠的松弛剂，是一种磷酸二酯酶的抑制剂。

27　不同的报道在细节及归属人等方面都存在出入：一些报道将氯丙嗪首次用于精神病人的功劳归于 Hamon、Paraire 及 Velluz；而将在医院环境下进一步测试其抗精神病临床疗效的功劳归功于 Delay、Denikes 及 Harl。

28　位于脑干，参与引发动作。

29　“几内亚猪”仍是所谓的新型 NK-1 受体类型的抗抑郁药唯一有用的模型，这是因为它们具有和人类相同的 NK-1 受体，而且当幼崽被迫与其母亲分离时发生的喊叫也正是“抑郁”的典型表现。

30　例如，2003 年第二季度，辉瑞损失了 36.7 亿美元，部分后果是它之前收购的一个子公司的子公司的子公司的一个药物所导致的。

第4章　更好的β-阻断剂所遇到的障碍

每天十五美分享受目前最畅销的β-阻断剂[31]

James Black 爵士开发的 β-阻断剂是目前降低心脏病和中风发生进而挽救成千上万生命的一种重要的药物。部分因为他于 20 世纪 60 年代早期在英国帝国化学工业集团所做的这项工作，James Black 于 1988 年被授予诺贝尔生理学和医学奖。他发现去甲肾上腺激素[32](Noradrenaline)在 β-肾上腺素能受体——一种 G 蛋白偶联受体(GPCR)上的过度作用是引起高血压的一个重要原因。此外，他还发现 β-受体阻断剂有降血压的作用。现如今，对于承受众多压力及日益老龄化的人群来说，此类药物价格低廉，无论是单独还是与其他药物联合使用效果都比较可靠稳定。当然，β-受体阻断剂也不可能完全没有副作用。如果你针对 β-阻断剂进行问卷调查，你会发现大多数人还是希望有更好的，即副作用更少的降压药物出现。

然而，很不幸的是，这种希望变得越来越不切实际。虽然不能以简单和通俗的方式进行表述，时间和资金乃是医药公司所关注的两个负面影响因素。过去是“时间太少、代价太高”，而如今则是“耗时太久、回报太低”。假如你有一个候选药物，其在实验室中表现出比目前最畅销的药片——β-阻断剂药物(心得安)具有更好的疗效，那么你需要多少病例来开展临床试验，以此证明经你改良过的心血管药物比 β-阻断剂及其他类型的抗高血压药物，如血管紧张素转化酶抑制剂[33]，更加有效呢？

对于一个新的 β-阻断剂来说，在两年(有可能延长至八年)的临床试验中，你需要 4 万人来检测你的候选新药是否改变了心肌梗死及中风发生率，相当于在一年内开展一个 40 万例病人的试验。这将是一个巨大的临床研究。如果这还不足以使一家医药公司望而却步的话，那么就请再想一想让连续 4 个对照组的人(每组 4 万例)在试验前停止服用或在试验中不准同时服用其他 β-阻断剂的情况。

如果想要证明自己开发的新药比现有药物更好，在进行评价时就不仅要有非治疗组或安慰剂组作为对照，而且还要与现有药物进行比较，即使对照药物的价格十分昂贵。如果想要成功地上市一个竞争药物，现存的药物就必须具有明显的缺陷。以上所有因素所导致的结果是：安全且价格低廉的 β-阻断剂和血管紧张素转化酶抑制剂垄断了需求量很大的降压药市场。在今后相当长的一段时期内，美国的 4000 万患者可能不会再被给予其他的新药了。

此外，普萘洛尔(心得安)也有很多有用的副作用。例如，该药对偏头痛的预防非常有效。因此，任何用于预防偏头痛的新药将必须比普萘洛尔更好、更便宜。尽管几年前上市的曲坦类治疗偏头痛新药 Triptans 获得了成功，但是该药是在发病后才起作用的。预防性药物只能作为某一种针对其他适应证的获准并上市药物之副作用而被发现。由于目前治疗偏头痛的新靶点几乎没有或很少被揭示，我们需要在基础和临床研究中有所突破。普萘洛尔同时也可用于治疗心绞痛及降低心肌梗死发生的风险，并且，再提一次，它很便宜。

尽管新药在开发过程中会遇到很多的困难，如规模庞大的临床试验和价格低廉的竞争药物等，但是，有时候巧妙的试验设计能对最终成功发挥很关键的作用。一种毒素被开发成“重磅炸弹式”药物就是一个很好的例子。通常，在实验室中毒素只被用来作为药物靶点，但是在这个例子中，毒素本身被开发成了药物。

抚平皱纹的肉毒毒素

肉毒毒素(Botulinum toxin, BT)被认为是使中美洲人口数量下降的关键原因之一，在历史上扮演了一个重要的角色。BT 是一种由肉毒梭菌产生的天然产物，作为高效致死性神经毒素可引起肌肉麻痹。当人们误食了被此细菌污染的食物时(尤其是罐装食品)，很可能会致其死亡。1983 年，BT 首次被用于治疗疼痛，但是由于当时人们对于其用量不太了解，最终使其不得不退出了市场。但 Elan 医药公司的一些热衷于创新的人才发现，BT 对于一种神经系统疾病比较有效，这种疾病不太常见，大约一两万个人中会出现一例。经过 570 例的临床试验后，BT 于 2001 年被 FDA 批准上市，主要用于治疗颈部肌肉张力障碍[34]。病人只需接受简单的颈部肌肉注射，每隔两天 1 针，连续 3 次，症状改善由病人自我感受。这种自我评价的方法被称作"视觉模拟自身评分法"。肉毒毒素被冠以商品名 Myobloc 上市后不久，由于其在除皱方面的功效而于 2002 年被开发成为一种化妆品，商品名为 Botox。Botox 作为专司眼科和皮肤科产品的 Allergan 公司之主打产品为该公司带来了巨大的利润。皱纹可能不是像疼痛那样重要的指证，但却有非常巨大的商业价值。另外，人们还发现，肉毒毒素在治疗认知能力减退及精神分裂症方面也有一定的疗效。

痛 苦 历 程

所有的临床疼痛研究目前均采用视觉模拟自我评分法。我们对疼痛治疗是如此不可想象的束手无策，以至于为加入到一项试验疼痛治疗新药的研究中，病人自我疼痛程度的打分(在 0～10 范围内)必须超过 4。其中 0 代表没有疼痛的感觉，10 代表难以忍受的疼痛。

Gabapentin(加巴喷丁，又称 Neurontin)是目前治疗疼痛最有效的药物之一，但它最初是为治疗复杂性癫痫发作而被开发的，至今仍在使用。年销售额达 20 多亿美金。在获准治疗神经性疼痛的小型临床研究和实践中，加巴喷丁使病人的自估疼痛值平均由 6.3 降到了 4.3。试验结束时，那些患者的疼痛值虽仍在 4 以上，但他们不仅促成了这一最佳镇痛药的上市，而且还有机会参加新的疼痛实验。疼痛的减轻充其量是相对的。疼痛实验很难确立终点指标，镇痛药物经常过量使用，疼痛病人也通常滥用其他药物，从而使他们失去作为临床受试对象的资格。疼痛病人的用药需求几乎从来都不会满足，也许永远不会。

诺立汀曾被用来治疗背痛。由于背痛不属于其被批准上市的适应证，FDA 开出了 2004 年最大一张高达 4.9 亿美元的罚单。虽然医生们可以不按标签说明开处方，但医药公司只能推广和营销那些针对经过成功临床验证且获得 FDA 批准的适应证的药物。

在临床试验中，通常会有很多创新的机会，牙痛试验就是一个这样的例子。具体的方法是：参试人员在被拔除一颗智齿后给予一种新药，医生允许他们根据自身需要服用此药，但是每天不能超过 4 片，这样不仅不会过量服药而且也很乐意自愿停药。而我们只需观察在短短几天试验期间受试者总共服用了多少药片，即点一下瓶子中剩下的药片数就能得出结论。倘若可以做到的话，这是一个非常理想的试验方法。但很不幸的是，在牙痛试验中，大多数事情是无法办到的，不过如果能办到，这个方法就会非常有效：盘点剩余的药片不需要医院病房及无需雇佣昂贵的医生。当然在很多的临床试验中，是医生们凭借其深厚的专业知识和尖端昂贵的仪器来观察病情的改善。例如，应用成像技术做一次磁共振扫描(MRI)将花费医药公司 1000～2000 美元不等。

非常痛苦的历程

每一个业内人士都想开发一个能够治愈疾病，或是延缓病情发展，或是至少可以减轻疾病症状的药物。

有效的药物已经能够治疗许多的病症。例如，使用 β-阻断剂、血管紧张素受体(ATR)拮抗剂以及血管紧张素转化酶抑制剂可以控制血压；使用质子泵抑制剂等药物可以控制胃酸分泌。这些药物中的大多数由于其所具有的强大治疗功效，而被批准进行人体试验而且最终成为“可独立使用的药物”上市销售。然而在临床(ACE)实践中，通常是将几种获准独立使用的药物联合应用，这样做有很多原因，其中最重要的原因是，病人往往不止患有一种疾病。

有时，我们可以通过运用辅助疗法，或补充疗法，或额外疗法来达到治疗疾病的目的。卡比多巴(Carbidopa)在帕金森病人中的使用就是一个很好的例子。帕金森病人脑中多巴胺的水平较低，使用左旋多巴(L-DOPA)可以增加脑中多巴胺的含量。但是，在左旋多巴到达大脑之前，一部分会在外周被 COMT[35] 酶转化为多巴胺。卡比多巴是 COMT 酶的抑制剂，它可以阻止左旋多巴在脑外被转化为多巴胺，从而使得更多的左旋多巴穿过血脑屏障进入脑内，在那里转化为多巴胺发挥药效。

这是一种很好的辅助疗法。左旋多巴的作用在第二个药物卡比多巴的帮助下得到了提高，并且也降低了其用药剂量。但是，如果你不得不将自己的药物与另一个药物一起使用，FDA 会要求你进行联合用药方面的试验。就像之前提到的，如果你想证明自己的药物比现有的某种药物效果更好，就必须同时购买该药(除非它是你公司的产品)并给受试病人服用，以作对照。

或许是为了让“非独立使用药物”的研究变得更加复杂，试验中还必须多加入一组病人。如果你试图治疗类风湿性关节炎(RA)这种慢性疾病，那么临床试验将会耗时 2～4 年。所有病人都必须接受并不便宜的 X 光检测以便观察药物是否延缓了关节的坏死。如果你要证明你开发的药物比一种新近获准、价格昂贵药物的作用更好，如依那西普(Enbrel，肿瘤坏死因子可溶性受体)，那么你将必须为每个受试病人每年花费 10 000 美元来购买此药。当这一耗资不菲的试验结束时，人们期待你能够展示加上你的药物比单用 Enbrel 的疗效为好。毫无疑问，没有人愿意去开发一种“附加性”药物，事实上，很多起初被开发并批准为独立使用的药物最终却变成了“附加性”药物。这类药物在医药公司看来是“不够成功”的药物。

假如你已鼓足勇气走到了这一步，并且你的新药也获得了批准，那么接下来，你可能会希望有一位勇敢的医生愿意单独使用药物而且发现只服此药病情就能改善。或者你可以为单独使用你的药物而选择开始一项新的 4 年时间的临床研究。但在这整个过程的每一个阶段都没有任何的成功保障。在一些适应证中，你的药物很难比现有的药物更加有效、更加安全。

当然，为诸如甲氨蝶呤类比较古老且相对价廉的药物开发附加性就比较便宜。顺便提一句，甲氨蝶呤并不是一种完全安全的药物，它最初被用来治疗内分泌及肿瘤方面的疾病，结果却发现其对类风湿性关节炎有很好的疗效。这又是一个通过药物找寻治疗靶点的例子，同时也提醒人们整个医药行业迄今只开发了区区“433”个新药。

垄断(独占市场)已难再现

当帝国化学工业公司(Imperial Chemical Industries，ICI)首次将 β-阻断剂投放到英国本土市场后，ICI 在之后的 11 年里获得了很好的回报。在当时，它是唯一的抗高血压药物。从那以后，就像任何制药公司所看到的那样，其产品独占市场之时间大幅减少。这是因为医药行业的规模变得越来越大，而药物靶点的数量却没有明显增加。例如，当人们发现环氧化酶 2(COX-2)是一个抗炎新靶点时，第一批新型止痛药即环氧化酶 2 抑制剂(Celebrex 塞来昔布，Vioxx 万洛)只独占了 3 个月的市场。

对于那些进入新市场的公司来说，最重要的是快速地跟上步伐。一旦专利药的专利期满，非专利药之间的竞争就会使经济回报逐步减少。因此，很多公司在药物开发过程中热衷于“化学结构创新”就毫不奇怪了，这是一种借鉴于汽车行业的商业模式。所谓的“化学结构创新”其实只是为利用临床证明有效的靶点加上的一个好听的名字。这种靶点已经通过其他公司的上市药物验证了其有效性。对你最有帮助的是，其他公司的经验可以告诉你如何开展或避免你自己的临床试验。但无论如何，针对同一(蛋白)靶点，你必须找到一个新的、可以申请到专利的化学实体。在早期，“化学结构创新”被称为“专利搜捕”。这两种不同的说法其具体过程其实是一样的。一旦听说一个比较重要的靶点被发现，针对这个靶点就应该立刻开始工作，争取开发出第一个药物。如果你不能成为第一，即有人

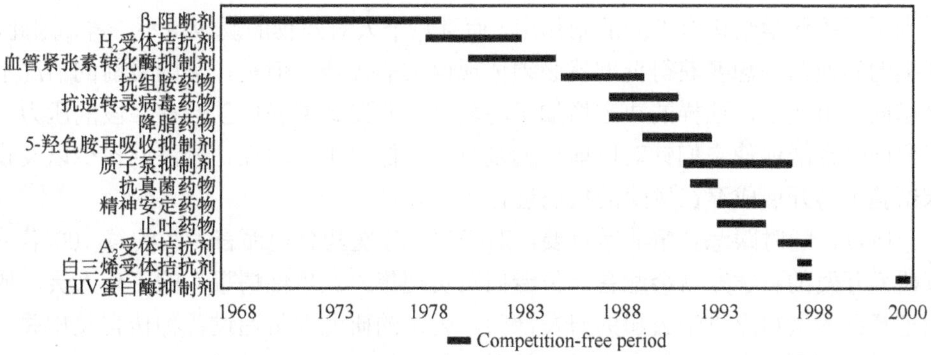

图 4.1 市场独占权的时限在缩减

注：独占权——某个新药垄断性地针对一个待定靶点的时期。

β-阻断剂没有任何竞争对手的时间超过 10 年。可现在，一个药物恐怕只能靠运气来享受 1 年的独占权。HIV 蛋白酶抑制剂、COX-2 酶抑制剂及伟哥是它们自己成功的受害者，这不仅仅体现在它们在一定程度上鼓励了竞争药物的开发。就 COX-2 酶抑制剂来说，它们的独占权仅持续了 3 个月。

在你之前已经开发出一种新药，即使他在以后十年里或更长时间里会受到专利的保护，你也要尽快找到属于自己的化学结构。由于这一靶点的生物学作用已经得到了证实，风险就变得较小。病人往往由于不同化学结构在保留主要药效的同时会携带一些不同的副作用而受益。因此，当一些病人对仿制药的副反应比原创药更具耐受性时会选择前者。

不健康的竞争

医药公司慎重对待竞争。你可能已经遇到研发方面的问题，从而不得不改变试验计划，或是格外小心。但是你后来到了 FDA 发现已有 6 家公司在你前面递交了申请，你的同类药会受到更加严格的审查，这仅仅是因为经过在诸多病人身上的试验，FDA 和医生们对此类药物已经有所认识。按理说，你只需要像第一个送来审批的制药公司那样说明药物的安全性及有效性即可，但是，在实际操作中，如果你想证明自己的药物优于其他同类药，你必须提供一份对比研究报告。此外，如果在你欲成功营销第七个降低照固醇的他汀类药物，你务必确定你的药物远远胜于所有的竞争对手。现如今，医药公司越来越看重的是开发同类中“最好的药物”，而不再贪图同类中“最早的药物”。通过比较一些重磅炸弹式药物你会发现，最好或销售最成功的药物往往不是最早被开发出来的药物，而通常是位于获准序列第二或第三的药物。开发原创新药公司的经济收益低于其“跟随者”似乎是一件很不幸的事，但是更好的药物被陆续开发出来，这对于病人来说却是一件好事。

在欧洲，对于同一类药物，政府日益倾向于仅批准 2 或 3 种不同的化学结构，因为不同的化学结构有不同的副作用，而且每个人对药物的反应也不一样。因此，同类的其他药物想要获得批准就必须体现巨大的优势，但是，美国目前的情况不尽相同。事实上，这样的决定增加了医药公司研发新型和原创治疗手段的压力，但愿同时也能促使它们针对以前认为是发病率低、难以治疗、经济回报少以及临床试验不易开展成存在风险的疾病进行药物开发。

所以，随时跟踪竞争非常重要。对任何一家医药公司而言，大约每100名从事研究开发的科学家就会配备一位专门负责搜集“竞争性情报”的工作人员。他们把找到的资料提供给公司的研发部门，公司的研究人员通过各种传言及相关文献可以了解到与自己目前正在进行的科研项目相关的一些进展。例如，正在进行临床研究的竞争药物有哪些，以及这些临床试验中出现的各种状况。所以，他们虽然不明白原因，却知道拜耳是否停止了一项试验；罗氏是否开始了一项新的试验；葛兰素史克是否有个试验暂时中断等诸如此类的事情。但是，详细情况也许只有那些在医院参加试验的临床科研人员知道。总之，人们通过在公司、临床研究组织和医院里的私人关系收集比表面上看起来更多的信息。然而，将这些通过合法途径获得的一条条信息汇总起来则需要花费很长的一段时间。目前，随着一些颇有声望和影响力的杂志，诸如美国医学协会期刊(JAMA)及新英格兰医学杂志(NEJM)等要求登记或数据库化所有临床试验结果(成功或成败的)，围绕是否公开发表的讨论再度展开。默克和葛兰素史克同意这种做法，而美国药物研究和生产商协会(PhRMA)[36]可能对此仍持反对意见。

如果你所从事的试验属于同一领域、治疗同一疾病、利用类似化合物针对同一靶点，那么之前失败的试验信息应该得到仔细认真的分析。这里存在很大的风险。如果一个临床试验出了差错，公司可能会被控告要求赔偿其全部所值而非所造成的特定伤害。因此，医药公司对于任何其正在研究或已经上市药物的信息披露非常谨慎。

如果你正在进行一项临床试验，有位医生发现试验中一个病人的情况不好，而恰好在此时你也听说另一家大公司停止了针对相同靶点一个化合物的临床研究，那么此时你的公司会怎么做呢？最倾向的做法就是停止试验，因为这样最安全。这样，这两家大公司都停止了试验。而且这两家公司都以某种形式拥有相关候选药物及其靶点的知识产权。针对这一靶点开展进一步临床研究的机会就变得非常的渺茫。即使此后发现该靶点是治疗这种疾病唯一可靠的途径，也无人胆敢问津。那么，患者将永远无法受益于这个在逻辑和科学上都非常合理的靶点。因此，流言对于临床试验、申报审批和成功应用来说是致命的。

我们希望临床研究不会因为一些微不足道的原因而被迫停止。这就是为什么除了有勇往直前的药物开发人员参与外，还需要认真且有魄力的医生们来实施临床试验。这样即使面临警示，试验仍能推进。如果临床试验由于错误的原因而被停止，一个潜在的好药就有可能与医药公司及病人永远地失之交臂。

那么试验失败有何正当及可以避免的理由吗？试验失败通常是因为其副作用，这是一个确切和可信的理由。但是有些药物失败是因为用药剂量不够，也就是说，更高的剂量可能会产生疗效。另一些药物失败则是由于没有足量的病人参加试验来证明其有效性，或是为了省钱，设计的试验时间太短。如果当初花费两倍的时间和资金，显著的疗效可能早已显现。

长期和深入的试验是药物研发过程中所必需的。比如说，为了证明一个药物在治疗抑郁症中的作用，某公司可能要进行大约 9 个III期临床试验。即使是 17 年前，百忧解(Prozac)和其他的大多数选择性 5-羟色胺再吸收抑制剂(SSR1)在获批上市前也分别开展了 7 个和 9 个III期临床试验。如今，治疗肥胖的药物[37]也需要进行多次试验，每一次都会涉及 20 000 人左右，并持续一年至一年半的时间。如果想要获得 FDA 的批准，就必须证明该药物能够在相当长的一段时期内使体重最初的减轻量维持在一个有意义的范围内。在这一点上，大型医药公司已经学会了分散风险，而小型的生物技术公司做的还不够。它们通常只关注一个药物靶点，而且没有临床经验或足够资金来进行长期、大规模的试验。所以，它们不得不与大型的医药公司联盟以降低风险及获得充足的资金支持。

某些疾病目前无法攻克

许多疾病太过复杂，利用如今的单靶点药物无法将其治愈。对于这些疾病中的很多错综复杂的因素，人们尚未深入认识，而且这些因素长期以来还不断变化着。有很多潜在的靶点仍未被发现或是太过危险，并且出现严重副反应的可能性极大。即使你能以正确的方法开发一种影响每个靶点的药物，在目前的监管条件下还不能对这种“鸡尾酒式”的药物开展临床试验，因为这需要太多的病人和医生参加。

如果一家小型的生物技术公司正在从事一种罕见疾病的治疗方法研究，其竞争对手们(大型制药公司)就可能通过召募此病的每一位患者加入即将开展的临床试验而制胜。小型生物技术公司对此束手无策。

有时候，我们可以从疾病的差异中找到机会。患有同一种疾病的人群之间存在的差异使得部分患者可获医治。如今，我们可以利用新型的诊断工具将病人分成不同的亚群。对病人进行准确的划分和选择能够提高试验的成功几率，但另一方面，这样做也使为试验挑选病人变得比较困难。大多数医药公司情愿多花钱来对病人进行划分，因为失败的试验将耗费更多的资金。有时候，发现一种得到 FDA

和制药公司认同的、可靠的诊断工具会掀起一波研究和试验的浪潮。例如，连续性骨质密度扫描被用作评价骨质疏松症药物有效性的手段，它取代了过去耗时更长的髋部骨折计数方法，促使更多的医药公司进入骨质疏松症药物的研究领域。随着人口平均年龄的升高，人们对此类药物的需求也会持久增加。

安全药物被用于缺少关注的适应证

许多药物被用于治疗不止一种的适应证，这对于社会来说似乎是个好消息，但有时候对制药行业而言却是喜忧参半。虽然这能带来即刻的经济回报，但也表明开发疾病靶点特异性药物所面临的诸多困难：很多疾病或多或少共享相同的靶点。

由此看来，大多数抗癫痫药物及一些三环类抗抑郁药物被用来镇痛或处理疼痛，甚至一些抗癫痫药物被用做双相情感障碍精神分裂症患者的情绪稳定剂也就不足为奇了。

上述药物所影响的离子通道[38]分布范围较广，因此，如果药物作用的靶点是离子通道，它就很有可能会对许多疾病具有治疗效果。但是与此同时，也很有可能会出现比较严重的副反应。抗癫痫药物的止痛作用其实很容易被发现及证明。在医药公司的实验室里，科学家利用几种疼痛模型就可以发现此类药物的镇痛效应。后者也可以通过对服药病人进行调查得以证实。比如，你可以经过开具处方药的神经科医师找到这些病人并询问“你服用此药后是否具有过疼痛减轻的经历”。有些患者会告诉你“自从我服用该药以来，再去看牙医的时候就不像以前感觉那么疼痛了”。这样的“印象求证”若仅凭一项独立的研究是很难实现的。这恐怕不是一个伟大的科学发现，但确实非常有趣。对这些数据的“荟萃分析”(Meta analysis)表明，我们对于药物及病人的了解常常比我们意识到的更多。在为提高病员生活质量的不懈努力中，许多疼痛研究学者已对一些治疗其他疾病的药物在疼痛状态方面的作用进行了“荟萃分析”。为了验证大麻具有缓解疼痛且副作用很小(如恶心)的传闻，英国医学研究委员会(MRC)于2003年8月启动了一项评价大麻术后镇痛效果的试验。

其实，医药公司能做的远远不止这些。一个现实的例子就是由公司开发的、目前正在经受临床试验、作用于中枢大脑的一种抗癫痫药物。人们发现，当高剂量使用该药时，它会产生镇痛效果。就止痛剂而言，你希望它作用于外周并且时效较短。于是，一些化学家就开始改造这个分子，在该分子上加上了两个极性基团(即使其带电)，从而展现了外周活性。由于新加上的这两个基团使得该分子的疏脂性增强(即不溶于脂)，作为直接后果，药物便不能进入脑组织[39]。这是一个非常伟大的创新。生物学家对这个经过改造的化合物进行了检测，发现它与靶点的亲和力有所改善，这意味着它在较低的剂量下即有作用。为了满足 FDA 及其他监管机构对药物选择性的要求，需要进一步检测该药与 63 个其他离子通道的相互作用。但是为了节省时间和资源，该公司决定将此研究项目以外包[40]方式进行。对于镇痛效果的验证，临床试验的设计聚集于检测该药对术后疼痛是否有效。因为术后疼痛一般只会维持 4～7 天，所以这一临床试验的耗时也较短。倘若该药在术后疼痛试验中效果显著——事实也的确如此——人们就可以接着针对更加广泛的神经痛指证设计临床试验及寻求上市批准。

这是一个通过应用思维来最大限度地发挥公司已有产品用途的很好例子。即使对于生物制品，我们也可以发现其新的用途。这种观点乍听起来似乎不可思议，毕竟蛋白质、激素和抗体等生物大分子的选择性要优于小分子药物(即由低分子质量化合物开发的药物)。然而，在不同的特定病理条件下，人们可以利用激素的多重作用。就以生长激素为例，其用于加速髋部骨折术后愈后的销量已经超过治疗起初开发指证——侏儒症的份额。此外，礼来公司还极力争取并最终带有争议性地获准了将生长激素用于正常矮小的儿童而不仅仅异常矮子的儿童(侏儒症)。事实上，据说礼来公司目前正在提议或鼓励除了侏儒症外将身材矮小也定义为一种“疾病”。

药物的社会价值评估

制药业需要销售其产品。为了创造需求，医药公司会在电视、杂志和周刊上面向大众刊登广告。如果你打开一本美国周刊你会发现，通常有 6 页左右是关于医药方面的广告。这不同于 5～10 年前。由于广告费用极其昂贵，与研发成本相比，有时甚至会高于后者。其实，医药公司并不愿意花费如此多的资金来做广告宣传，但是处在一个竞争性的市场中，他们不得不如此，因为其他公司都是这么做的。这就和核威慑一样：“如果别人有了，我就不能没有”。通常，营销花费较多的不是那些最能引起关注或治疗危及生命疾病的药物，而是诸如抗组胺(H_2治疗胃灼热或 H_1 治疗过敏)、降低胆固醇，以及治疗类风湿性关节炎的药物。每个月关于艾来锭(Allegra)的广告约有 6 次或更多，其他抗组胺药的广告也会播放 6 次。这就是竞争。与研发开支几乎相等的广告花费预算通常不是由药物的医疗需求所决定，而是由产品对公司的重要性底线来决定的。

药物的价格似乎总是被认为过于昂贵。美国药物研究和生产商协会主席 Alan F. Holmer 博士于 2002 年 4 月 24 日向联邦俱乐部致词时谈道“美国用于处方药的开支应该增加而不是减少”。他的言行是勇敢还是莽撞？他的观点对吗？

尽管高胆固醇水平不能确切地算是一种疾病，但是，降胆固醇类的他汀类药物却是一个每年拥有 60 亿美元销售额的巨大产业。每天花费不到 3 美元来服用这些降胆固醇类药物，可以帮助病人避免费用高达 75 000 美元的冠状动脉搭桥手术。每年花费 730 美元左右来购买治疗骨质疏松症的药物，可以预防髋部骨折，从而省下大约 41 000 美元的治疗费用。一个防止中风患者脑损伤的药物平均每个月可以为每位患者节省 4000 多美元。并不是所有处方药都不利于医疗保健或经济社会。此外，重大药物也有专利期限。β-阻断剂的专利早已到期，第一个他汀类药物舒降之(Zocor)的专利最近也到期了。虽然这对于制造商默克公司来说是一个很大及意料中的打击，但是，欧洲国家的政府很快将 Zocor 确定为非处方药，并且鼓励患者自费购买使用。它们之所以这么做是因为数十年的使用经验证明 Zocor 是一个安全的药物。

由于其潜在而重要的社会效益，对于制药公司来说，超越维生素和抗氧化剂的预防性药物具有极其丰厚的商业价值。一个经过验证的防癌药会产生怎样的药物经济学影响，人们愿意花费多少钱来开发这种药物？如何以及需耗时多久来评价这种药物的效果和量化其风险？

注　释

31 更精确的表述是，一个β-肾上腺素能阻断剂。关于其适应证、副作用及不良反应，请参照如下网址：http://www. rxlist.com/bblock.htm。

32 “Noradrenaline”在美国被称作“Norepinephrine”。

33 默克公司开发血管紧张肽转化酶(ACE)抑制剂的经验表明，在早期，当心得安或普萘洛尔(Propranolol)受到专利保护且其价格非常昂贵时，一个错过了开发β-阻断剂的公司仍有机会成功开发一个替代的治疗高血压的药物。目前已开发出 20 种血管紧张肽转化酶抑制剂和血管紧张肽受体-1(AT-1 或 ATR)拮抗剂。新的β-阻断剂、血管紧张肽转化酶抑制剂，以及血管紧张肽受体拮抗剂不仅是非专利药而且价格便宜许多。在欧洲，那些据称是更好的β-阻断剂已经作为常规药物使用，如 Enconcor，Seloken/Spesicor 及 Atenblock。

34 肌张力障碍(Dystonia)，粗略地翻译一下，其意思大概是正如在许多运动障碍中见到的严重功能性肌肉张力受损。颈性肌张力障碍(Cervical dystonia)，也称作痉挛性斜颈(Spasmodic torticollis)，是颈部肌肉不由自主地收缩而引起头部与颈部非正常运动的肌张力障碍(摘自 http://www.dystonia-foundation.org/ defined/cervical.asp)。

35 全称为儿茶酚-氧-甲基转移酶(Catechol-O-methyltransferases)。

36 PhRMA 为美国药物研究和生产商协会(Pharmaceutical Research and Manufactures of America)的首个字母缩写。

37 例如，西布曲明(Sibutramine)、又称诺美婷(Reductil)、Ectiva、Reduxade、Meridia、奥利司他(Orlistat)及赛尼克(Xenical)。

38 离子通道是常见的蛋白靶点之一。

39 简单地说，如果药物能溶解在细胞膜的脂层，它们就可以进入大脑。带电的分子通常是水溶性的(即亲水物质)，而无法溶解在脂层(即亲脂物质)。使某个分子带上电荷可以改变该分子在体内的运输方式。

40 大的制药公司意识到此类外包项目的价值；一个公司不可能样样事情都自己做。生物技术公司经常通过此方式来扩充自己的资源。

第5章　为何一些好药未得机会而另外一些则失败了？

诸多因素

美国可能是除西欧国家[41]之外唯一一个每年都有流感严重传播的国家。因为每年流行的流感病毒都不一样，所以必须针对当年最可能出现的毒株制备疫苗供人群在医生处自愿接种。

制造流感疫苗具有高度的季节性。当年的毒株被鉴别出来后，就要进行 2 千万至 1 亿人份、相对容易和便宜的病毒疫苗生产。但是，一旦毒株鉴别错误，就像 2003—2004 年间发生的状况一样，没有时间去做任何补救。我们只能寄希望于人体对天然病毒感染的免疫效应存在某些交叉反应。如今，随着人口平均年龄的增加，以及心脏病与呼吸系统疾病的盛行，人们越来越依赖于好的流感疫苗或药物。流感对大多数病人的危害是比较严重的，而且对于那些年事已高且受到心脏病或呼吸系统疾病困扰的病人来说，流感可能是致命性的。因此，流感不仅是重大的健康话题，也蕴藏着无限的商机。

那么，社会对一个有效治疗流感的药物会估值多少呢？医药工业公司对此期望甚高且投入甚大。事实上，2001 年有两家公司推出了 2 个抗病毒能力优异的竞争性药物，一个是达菲(Tamiflu[42])，另一个是瑞乐沙(Relenza[43])。包括它们，那年共有 9 个新药获得批准上市，同年医药产业的研发费用为 264 亿美元。显然，这两个药物代表了研发产生的总成果中很大的一部分。那么，你认为它们上市以后有多少患者使用了呢？你可能会认为至少有 100 万，或者认为有 1000 多万，但事实上恐怕到现在也只有不到 100 万的患者使用过。它们确实是“完美”的药物，效果好而且安全，分别由葛兰素史克及罗氏公司销售。这两家企业确实知道自己在做什么，但都忽略了一件简单的事情，即必须在症状出现发病前 6～12 个小时内服用药[44]。如果你不是一个正在上班的药剂师，你是没有办法那么快地得到药物的。目前，作为一种精明的举措，一些医院的心脏科病房[45]配备了这类药物，这两种药可能会给医院里的心脏病人使用，但这绝非是上述公司之前所预见的巨大市场。

这两家公司都在新药上市的最初两年内各自比预测少收入了 20 亿美元。就算抱怨当时香港没有再发生流感已无济于事。情况怎么会发展成这样？Tamiflu 和 Relenza 如今也已被批准作为一种在成年人及年过 13 岁的青少年中使用的流感预防药物。但是，仅使富裕的在校儿童少缺一天课就是这类药物足够重要的用途了吗？这绝对不是科研人员和相关公司起初所设想的。

罗氏-Gilead 和葛兰素史克的科学家开发了一种可以抑制病毒中一种关键酶——神经氨酸酶活性的药物。虽然该酶是一个明确的药物靶点，但据此研究抗病毒药物却极其困难，因为病毒躲藏在宿主细胞内受到即刻和高效的保护。

那么这些例子告诉我们什么？难道把这些药物投放市场是错误的？虽然 Tamiflu 和 Relenza 曾给这两家公司带来了沉重的经济负担，但是，拥有它们是没有坏处的，即使其用途可能永远是有限的。然而，如果医药公司在正式投放市场前就终止项目的话，那外界立刻会认为是由于某种确切和合理的原因使之选择了放弃。对于医药公司来说，他们不仅渴望开发出药效优良且安全可靠的药物，也希望药物能有巨大的利润空间。当然，自本书写毕以来，因禽流感而造成的 2005 年流感疫苗生产的崩溃及对流感大范围流行的恐慌得得治疗流感药物，尤其是 Tamiflu，以 1.5 亿剂量单位的水平被多国政府收藏以备不时之需。Tamiflu 因此成为“十亿美元的药物”。

设想一下，如果一位从事学术研究的科学家在为某医药公司探索一个靶点时发现了一个抗病毒化合物，那么他/她就会期待该公司继续这项研究直至临床试验，并且除非发生安全性问题，最终被批准上市。但是，公司可能会给出一个很好的、但非科学方面的理由来否决这个项目。在现实生活中，科学家们肯定无法赞成这一决定。他们只是对此难以理解，但是，从商业的角度来看，这可能是一个正确的决策。一个用来终止抗病毒药物研究项目非常实际的理由是基于以下合理的考量：大约 3 年后，当这种“完美”药物被推向市场时，病毒可能已经对其产生了抗药性。此刻人们就会体会到当初不开发的决定是如此之好，而且现在又有了坚实的科学依据。当然，在这个和其他例子中，这种决定对公司内外科研人员来说似乎非常武断，而且公司也往往不对其进行公开的解释。其实，这不是什么民主决定，而是由以盈利为驱动的私有企业所作的决定，它们只对股东及税务机关而不是科研人员负责。

试验中病人拒绝服药

临床试验中，有成药潜能的化合物可能会因为一些看来很普通的原因而败北。也许最难应对的问题是“病人不配合”：病人不服药或不持续服药。当药物服用情况不能得到适当的控制或监管时，这种情况就可发生。究之原因有以下几种：①药物已经发挥作用，病人感到没有必要再继续服药；②药物的副作用太大，尤其是在用药剂量不当时；③药片的口味很坏或是体积太大，病人不愿服用。实际上，成人也怕服用大药片因而他们常常倾向于儿童使用的糖浆类制剂。不幸的是，病人通常对自己的违规行为不够诚实，谎称是遵循特定的规程接受了治疗。即使是那些曾努力争取参加到实验新药临床研究中来的病人也是如此。

无论什么原因都会使药效验证变得愈发困难。试验结果必须通过统计学检验，如果试验样本中有几个不符合要求，结果就会像是药物化学家和药代学家[46]计算错了用药剂量一样，很难证明其有效性。

临床试验的另一个原则是必须设立安慰剂对照组，病人和医生都不知道受试者服用的是药物还是安慰剂(即所谓“双盲法”)。但是，如果一旦在某个病人身上出现副作用时，双盲的意义也就消失了。当然，服用安慰剂的病人也时常抱怨有副作用存在。从统计学的角度来讲，一旦出现了明显的副作用，安慰剂的影响就很难验证，例如当药物有金属味而安慰剂无味时就是这样，所以，必须周密思考所有细节确保安慰剂无法被其他方法辨认出来。在口味方面，目前用草莓味掩饰比较流行。如果对整个实施过程考虑不周，结果很可能是原本完美优异的药物在试验中失败，原本可以成功的项目被迫终止。

病人同时服用其他或替代药物

药物失败的另一个更加严重的原因是与其他药物之间的相互作用，包括其他的处方药、非处方药或者甚至是相当不易监管的草药方剂。在试验阶段，这种情况也许可以控制。我们可在试验时不接受或排除那些正在服用其他药的病人。但是，一旦药物上市，可以服用它的人数会急剧上升，到那时，虽然医药公司对该药仍具有法律责任，但它已经失去选择服药对象的控制力了。药物相互作用是撤回已经批准、上市及成功赢利药物的一个最为常见的原因。比如，2001 年 8 月 8

日，FDA 宣布拜耳公司已经从美国市场主动撤回其销售的他汀类药物拜可(Baycol)，原因是这个降胆固醇(降脂)药在肌肉组织的一种严重副作用有时会引起致死性横纹肌溶解。FDA 表示同意和支持拜耳的这个决定。Baycol 作为通常被称作“他汀”类的降胆固醇药物之一员最初于 1997 年在美国获准上市。关于 Baycol 会引起致死性横纹肌溶解的报道多数是发生在以下情况：剂量过高，用于老年患者，特别是与另一种降脂药吉非贝齐(Gemfibrozil)联合使用。在 FDA 收到的与服用 Baycol 相关的美国 31 例横纹肌溶解死亡事件中，有 12 例涉及同时应用吉非贝齐。FDA 在向公众及其医师解释时宣称：“在美国市场上仍有其他五种他汀类药物可以代替 Baycol，它们分别是洛伐他汀(Lovastatin)、普伐他汀(Pravastatin)、辛伐他汀(Simvastatin)、氟伐他汀(Fluvastatin)及阿托伐他汀(Atorvastatin)。[47]

这样的悲剧可以避免吗？可能吧。那么拜耳公司是否要对那些服用了高于推荐剂量的Baycol以及同时服用旨在取得同样治疗效果的其他药物的病人负责吗？拜耳肯定不愿意如此，但是，不管公平与否，拜耳可能会因此而受到过失“指控”。之前，拜耳已经调解了一起由 10 万名患者组成的集体诉讼案件，但是，目前还有成千上万的病人在分别进行诉讼，要求拜耳对 Baycol 给他们造成的疾病和不必要的损害作出百万美元或者更多的赔偿。

这个例子的核心涉及一个带有根本性的问题：为什么发现新靶点以及能够阐明、影响和作用于这些靶点的新化合物对整个产业是如此的重要。作用在不同靶点上的结构不同的药物之间发生相互作用的几率很小。肝脏中一种名叫细胞色素 P450 的酶(更确切地是细胞色素 P450 亚型 3A4)通常能够代谢目前市售药物中的 75%。这意味着在某些方面这些药物一定具有相似性，因为细胞色素 P450 亚型 3A4 是人体众多肝蛋白中唯一一个能将这些药物从循环系统中清除的蛋白分子，而且它并不是通过“进化”而获得处理这些特定的“外来化学物质”之能力的。以进化的尺度来衡量，150 年的药学历史只是其中极其渺小的一部分。事实上，细胞色素 P450 的主要功能是代谢及修饰许多重要的内源性分子，如类固醇激素。因此，我们不希望它被任何一个药物失活。幸运的是，它是一种可诱导酶，其分子数量能够按照需要变化消长；在接受药物治疗时其含量增加。然而，这种增加必须是可逆的，停药后即回落。

药物的相互作用是非常危险的，因为它可以显著地改变药物的有效剂量及其在体内的驻留时间。

治疗前的诊断

通过运用更好的诊断产品，之前所提到的也许能够避免。如果我们可以确保所有进入临床试验或正在服用某一获准药物的病人都符合一个特定的适应证且无任何禁忌症的话，那么试验的结果及上市药物的疗效可能会好的多。FDA 的职责也包括审批诊断试剂。这其中的一些诊断检测有可能在分类或挑选哪些患者应该和不应该服用药物方面成为非常有用的工具。一旦新的诊断标准获得通过，相关的临床试验也要改变。FDA 和医药公司通常欢迎这种为更好、更安全，因而更加成功的临床试验所进行的诊断测试及方法的改进。

这是我们实现个体化及基于基因组学治疗概念所迈出的一步。目前，已有多个实例说明在治疗前开展基因组学诊断的必要性，我们希望这种实践在未来会越来越多。

最早将基因分型作为接受治疗并期待最终治愈先决条件的一个例子就是用赫赛汀(Herceptin)治疗乳腺癌。患者在接受赫赛汀(一种针对 HER2 的单克隆抗体)之前，一定要通过检测证明体内存在靶基因产物(HER2)。如果病人的癌症不是由这个基因的突变造成的，采用这种昂贵的治疗方法毫无意义。使用基因分型技术的结果是使治疗组的疗效得到提高。

有趣的是，制造这种诊断试剂(Herceptest)、位于丹麦哥本哈根的 Dako 公司与生产赫赛汀位于美国旧金山南部 Genentech 公司之间没有任何的关系。这种做法看来是明智的，事实上 FDA 不允许同一公司独霸诊断试剂以及根据诊断结果开具处方的药物之行为。

注　　释

41　在欧洲，身体虚弱的人肯定是会给予疫苗接种的。

42　磷酸奥司他韦(Oseltamivir phosphate)；http://www.tamiflu.com/Roche 一文也推荐使用达菲(Tamiflu)治疗 1 周岁以上的病人。另外，可参照 www.fda.gov/cder/drug/infopage/tamiflu/default.htm。

43　扎那米韦(Zanamivir)；参照 www.gsk.com/products/relenza_us.htm。

44　但是，作者注意到不仅葛兰素史克和罗氏公司，就连 FDA 都指出如果在症状发作两天内服用这些药物，还是有效的。

45　考虑到重病患者被任何一位新入院病人所传染的可怕后果，心血管病房极其需要关注流行性感冒，这两个药物可以储存在病房附近的冷柜里以确保随手可得。

46　药代动力学家是指那些研究药物分布、结合及作用速率的科学家。每个药物都有其相关的动力学。

47　资料来源：http://www.fda.gov/bbs/topics/ANSWERS/2001/ANS01095.html。

第 6 章　靶点及选择临床候选药物的经济学

药物经济学第一课：一些未受重视的事实

研究治疗小规模罕见疾病与大规模常见疾病手段所需要的聪明才智和科学努力是相同的，而且，在进入 II 期临床试验之前，两者的花费也是比较相近的。针对诸如癫痫或中风这些预期销售额为 2 亿美金、相对较小适应证开发新药的开支与用于市场份额预测为 40 亿美元的重大适应证如肥胖症治疗药物的研究经费相比也许没有实质上的差别。不足为奇的是，大型的医药公司因拥有耗巨资建立的营销机器对重大适应证情有独钟，大公司掌控着 5000～10 000 人的销售代表队伍并希冀获得更大的利润空间。

相反，对于那些危及生命的疾病，尤其在缺乏可替代治疗手段的情况下，监管机构对药物副作用的要求就没有那么严格。这就是为什么很多小公司蜂拥而至进入抗肿瘤药物研究领域的原因。它们了解相关的生物机制，它们开创了新的靶点，它们因而期待顺利通过 FDA 的审批。这类小公司有可能不依赖大公司独立开展规模较小和花费较少的 II 期甚至是III期临床试验。肿瘤药物试验涉及的病人数量通常在 100 人以下，一般的小型公司都可以负担得起。而且，这类药物也不必“超级干净”(Super-clean)，即没有任何副作用，试验时间也可能只需 3～6 个月。

要知道，能使病人的生命延长3～6个月已经符合获准条件了，如果可以延长一年、三年或五年，我们将为之雀跃。

这不是什么坏的事情，它仅仅是商业经济。这里有可供大型医药公司选择的机会，小型公司则面临更多的机遇。Ⅰ期临床试验后任何时候失败的药物所造成的资源损耗是显著的，但是在Ⅲ期试验中失败的损失更大——代价极其昂贵。

药物为何在Ⅰ期临床试验后会失败

对于诸如中枢神经系统(CNS)疾病、呼吸系统疾病以及心血管疾病等适应证来说，药物失败通常是由于副作用的出现。这是所涉及的靶点在其他器官系统中发挥着别的生物效应。这些副作用来源于机体的生理学体系，具有各自的作用机制。

尽管在Ⅰ期试验中，许多药物由于剂量过高和副作用太大而宣告失败，但在Ⅱ、Ⅲ期试验中却因为剂量过低而被淘汰。如今在一些情形下，我们可以运用现代化手段来估算和判断药物的用量。比如，我们可以利用正电子发射断层显像技术(Positron emission tomography,PET)来观测药物分子在真实病人体内的结合情况，即在优化条件下通过标记配体，能够使靶点与PET标记药物的结合情况可视化。我们甚至可以对增大剂量后副作用出现的时间进行有效的估计。

有一个因素与此密切相关。现有药物对许多可被评判或动态观测指证(如血压控制)的治疗已经取得了满意的效果，而另有一些指证则很难被评估或监控。例如，充血性心力衰竭可能需要一个漫长和极具风险(病人死亡率高)的临床研究。它所涉及的心血管靶点是很难触及和进行修饰的。因此，在Ⅱ期临床试验中失败的风险无疑是较高的。Ⅲ期临床试验失败所造成的损失更大，遗憾的是这在中枢神经系统疾病(即神经和精神疾病)、内分泌和代谢性疾病及心血管疾病的试验中时有所闻。

这看起来似乎微不足道，因为失败可能仅仅是因为在关键的试验中没有募集足够数量的病人所致。试验前，人们会事先假定一个比如是20%的退出率并据此招募病人。但在试验结束时可能由于没有足够存活的服药病人来显示具有统计学意义的结果。也只有在试验结束时，你才知道当初是否已准确估算了所需的病人数量。如果你所研究的是一种进行性疾病，事情就会变得愈发困难。帕金森氏症、阿尔茨海默病，以及其他慢性病的患者除生病外还日益衰老。为了证明药物能够减缓病情的发展，你需要一个至少持续3年的实验，同时，为避免实验过程中一些病人可能由于其他原因死亡而造成影响，在实验开始之前作出至少有30%退出率的预测是明智的。

如果所面对的适应证足够大，而且你能负担得起额外的临床试验，那么你也许可以克服上述障碍。但是，由于成本的增加，潜在的投资回报会随着专利期限的减少而下降。正如之前所提到的，开发一种新的抗抑郁药物现在需要进行 5~7 个大型和昂贵的临床试验。然而，人们非常乐意就开发已经上市药物的新指证("老药新用")启动一项新的临床试验，特别是这样做可以拓展药物的"使用专利"。比如，在百忧解(Prozac)的Ⅳ期临床试验中，礼来公司拓展了该药的适应证范围，从而覆盖了好几种其他疾病，其中有些是重新描述的，有些据称则是新近发现的，如社交恐惧症。类似地，诺华公司在其精神兴奋药利他林(Ritalin)的适应证中加入了注意力缺陷多动障碍症(ADHD)，此举招致了不少批评。

失败的常见原因

更多的候选药物不是在公司外部而是在其内部就被淘汰了。这是什么原因造成的呢？最常见的原因是所谓吸收、分布、代谢及排泄(ADME)的测试数据达不到要求，这导致几乎所有抗生素及大约 40%的其他药物之失败。大约有 25%的药物因为缺乏有效性而失败；另有 20%的药物由于存在动物体内毒性或临床前安全性检测不合格而被淘汰。此外，我们也不得不承认公司内部的政治也是一些研发课题无法推进或被迫中止的一个常见原因。这可能纯粹是基于营销的考量(如竞争者已经推出了一个更好的药物、另一个不错药物的专利期已到或获准新的指证)，或者是公司里的某些利益集团希望把公司的资源投向另一个治疗领域或另一个药物。

缺乏有效性并不是如推测那样确凿的导致失败的原因。病情较轻的病人往往能够自愈，在他们身上开展药物的临床试验就很难体现优于安慰剂的疗效。该药就会因为缺乏药效而被淘汰。此外，如果剂量过低也会影响疗效进而导致失败。不幸的是，那些满腔热情、想要展示疗效的人们，即尽其所能最初将药物推向临床试验的研发团队，在此时却没有任何发言权。其他的参与者，如实施试验的临床研究组织(CRO)，对这种失败大多漠不关心。如前所说，这是因为它们是按照募集的病人人数和开展协议规定的试验获得报酬的。以上的种种因素和影响所导致的最终结果是一个倘若得到合适测试就可能显效并成功的新药开发项目在大多数情况下被不可挽回地终止了。

在有些条件下，选择轻度而非重度患者会带来困难的处境。比如，轻度中风本身就像一个矛盾体，但在很多情况下，患者能自行康复而几乎没有可以检测到的遗留缺陷或残障。再如，由细菌引起的重度败血症往往导致病人大量死亡，而轻度败血症对于那些身体比较健康的病人来说就没有太大的危害。因此，作为选择轻度病人的变通是在重度患者中进行试验。但是，很不幸的是，对以上两种疾病重度患者进行的试验是以死亡率为观察指标的，因此，无论报告写得多么谨慎，甚至死亡率也确实有了下降，把药物用于最终会死亡的病人终究不是一个好的结局。

在两个研究项目之间进行选择时，公司的资源分配这一表面上的商业问题就可能并不像它听起来的那样温和。事实上，解决这类冲突所用到的战术通常更多的是与政治相挂钩的。这种政治解决方法由来已久，称其为“蓄意破坏”也丝毫不足为过，考虑一下这种情形，从事中枢神经系统疾病研究的团队(CNS 团队)正在紧张地开发一种抗焦虑药物，而从事心血管疾病研究的团队(CVD 团队)正在平静地探索一种抗高血压新药。但公司在每个特定年内只能选择其一进行完整的临床研究。假设 CVD 团队能够接受 CNS 团队的药物并在其试验条件下显示这种抗焦虑药会引起心律失常，即使他们的用药量高于是治疗焦虑症规定剂量的 500 倍，这个结果也将被永远载入公司的档案。倘若该抗焦虑新药继续进入临床试验并在病人身上引起心律失常，公司将会遭遇麻烦。哪怕这种可能性非常遥远但也意味着这个药物“完蛋”了，而冠冕堂皇的理由则是“临床前安全性研究不合格”。事实上，CVD 团队成功地破坏了 CNS 团队的新药项目[48]。药物研发的失败很多是由公司内部一些颇为无耻的破坏行为所造成的。

很多临近退休的高级管理人员在要离开公司时，会要求将失败药物的许可转让给他们。他们通常对那些由于上述破坏行为或错误判断而被迫中止的“受害”药物感兴趣。并不完全出人意料的是，在这些复活候选药物的基础上，他们创建生物技术公司，并且仅举一例，有的时候会产生市值高达 60 亿瑞士法郎的企业。

临床试验停止的原因及失败之余波

市场竞争是终止药物临床研究一个非常有力的商业性理由，比如，其他同类药物最近被批准上市，你的新药存在不足以至于无法从其他新药或市场上现有的专利药及非专利药中脱颖而出等。过去，医药公司总是希望开发出属于新类别的第一个药物。但是现在，这种观点已经不再被推崇，尤其是当人们发现在大多数情况下第二或第三个同类药物比第一个更能赚钱的时候。

在药物开发及营销的任何阶段都可以出现不良反应，从而导致项目的终止。因此，行事谨慎的研究团队通常有一个所谓的备用化合物。由于不良反应如此普遍，医药公司甚至考虑将一个化合物推向临床开发之前就坚持要有后备。许多公司花费了多年的时间才发现一个新的靶点，接着又仅选择一个化合物进行临床研究，但最终因非机制相关的毒性而败北。其他公司却发现了对靶点作用更好的化合物。因此，即使小型医药公司也应该有备用化合物。遗憾的是，许多生物技术公司没能做到这一点，也许是因为成功开发自己的药物分子过于自信，也或许是由于没有足够的时间和资金来发展备用化合物。

另一类不良反应来源于公司员工本身，称之为恐惧因子比较准确。比如说，某公司听到别家公司新药失败的传言后联想到自己的开发项目，对其能否成功的怀疑加深。某一靶点研究失败的经历可能使之永远被阴影笼罩。因此，良好的情报收集能力就变得非常重要：其他公司可能是正巧碰到了一个不太好的化合物，也可能是由于某种莫明的原因或听到类似的谣言后变得恐慌起来，甚至只是因改变研究方向而放弃了那个项目。导致失败的合理可能性已有很多，我们应该尽量避免那些不合理的原因。历史不会仁慈地看待那些因无端错误而被淘汰的靶点。如果历史后来证明该靶点其实是治疗那种疾病的最佳选择，整整一代病人获得治疗的机会已经错过。如果另一家公司停止了临床研究，我们希望竞争对手的第一反应是认为该公司开发的药物是一个不好的分子，而不是其作用靶点存在问题。当然，如果某公司拥有一项药物靶点专利，但它只有一个很不理想的临床候选药物，那么这对其他医药公司来说将是一个很大的障碍。此外，很多大大小小的公司都希望通过申请专利的策略[49]来防止潜在竞争对手进行相同靶点的研究。

临床试验的开展需要以信心作为支撑。值得一再强调的是，应该由那些经过良好科学训练、富有同情心和勇气十足的临床医生来实施你的临床试验，因为他们的信心力量将会帮助决定试验如何进行。即便是你将试验交给 CRO 去做，最好也能建立某种与医生直接沟通的渠道。总之，你对他们了解得越多，你的成功机会就越大。

如果你在一家大型医药公司工作，且对一个候选分子有所怀疑，你很难不被卷入其中。你甚至于无法“安全地”将此化合物转让给第三方进行开发，因为资金雄厚的一方最终会被起诉，而且再多的保护性文件也无法使大型医药公司免受追究。

注 释

48 “中枢神经系统团队”现在可能需要“心血管疾病团队”的抗高血压药物来进行自我医疗。

49 例如，Neurocrine 公司拥有促肾上腺皮质激素释放因子(Corticotrophin releasing factor，CRF)受体的专利权，这意味着其他公司不能开发与之相关的候选药物。

第 7 章　基于靶点的药物发现(第一部分)

提高治疗指数[50]

在之前的章节中我们提到，新药——新化学实体(NCEs) ——的发现是非常困难的，它是一种受到最严格监督的人类活动。其实，这两者之间是有联系的。新化学实体如此难以获得的一个原因是，在过去几年里监管机构对药物有效性和安全性的要求极其不易达到，而医药公司对诉讼案件的恐惧更使其蒙上了一层阴影。如今，你可以有一个对 10 万病人有效的药物，但只要有一人由于某种基因特性，运气不好，或是摄入与药物产生相互作用的不良食品进而引起严重的副反应甚至死亡，其他 99 999 位病人也不能继续服用此药，因为这种因药物导致的严重副作用或死亡案例是无法被社会所接受的。当然，大型制药公司对其已经上市的药物竭尽保护之力。在花费所有开发和最初上市营销的开支后，把一个年销售额相当或超过 10 亿美元的药物撤下市来对生产厂家来说无疑是一个令人震惊和实在的损失。医药公司对指控的副作用和(或)死亡与药物之间的真实关系认真地进行质疑。但它们同时也不得不非常小心，一旦证实不良反应确实与药物有较强的关联，或者意识到参与过许多针对医药大公司集体诉讼案件的专家们会在法庭上如此断言，该药会被迅速撤回。

这不是一个对与错的问题——维克多·雨果[51]曾在《一个孩子的生命不足以推进宇宙的发展》一文中清晰地阐述这一道德立场，但如果10万以上的患者都因一人而无法服用对他们曾经有效的药物，撤回的行为就不那么“厚道”了。有好多折中的方法能解决这个问题。但是，这确实是一个变得越来越大的问题，而且更多的是擅长打官司的律师在不断提高他们的欲望和要求。

另一个在前面章节中经常提到的原因是，目前并没有太多的经临床验证和可“成药”的分子靶点。尽管已经合成了大约3000万个被认为具有成药潜力的化学实体，但就分子多样性而言，药物化学家和组合化学家们还没有真正发掘这个化学世界。拥有极具庞大数目的化合物分子并不表明涵盖了所有的结构可能性，把医药公司化合物库汇总起来后在分子多样性方面仍存不足。因此，我们还可以期望针对那些目前业内尚未成功找到安全有效苗头化合物的靶点筛选有望“成药”的新化合物——不论它们是合成的或是来自天然产物。新的化合物库通常会被用来筛选一些有价值的重要靶点。此外，通过人类基因组计划及疾病与遗传变异关系的研究，人们发现了一些新的靶点，从而扩展了这个领域的研究范围。好的消息是，医药行业对这些源于基因组学的靶点还有待于充分利用。在撰写本书时，尚未有基于人类基因组计划所发现靶点的新药进入任何大规模的人体试验。

目前，医药行业正在提高治疗指数即疗效与副作用之比值。这对生物制品来说是很容易的：天然存在的蛋白质分子(如β-干扰素和促红细胞生成素EPO)天生就是较好的药物。这里所指的生物制品不是类固醇或天然激素，而是那些在人类生理和疾病过程中发挥特定作用的蛋白质分子。

生物制品相对容易成药

我们这里所说的生物制品是指那些分子大小在3万～18万道尔顿之间的蛋白质，而我们通常使用的小分子药物分子大小一般为300～400道尔顿。这类生物大分子是内源性的，即在自然状况下存在于体内而非“外来物质”——具有生理功能并被有意地开发成药物。生物制品的长处在于药效显著且副作用少。但是，它们也存在一个固有的问题——给药不便。蛋白分子可被胃肠道系统所消化，所以生物制品通常只能注射给药。就其本身而言，生物制品一般安全有效、选择性强且生产成本不再昂贵，但这并不是说没有风险，因为生产时必须确保绝对纯度。如果利用价廉的细菌发酵来生产，就必须要保证不含有内毒素，即不存在天然的细菌毒素，因为后者会引起发烧和诸如炎症的不良免疫反应。此外，生物制品中也不应该含有其他的杂蛋白，因为杂蛋白会以无法预料的方式作用于人体免疫系统。其中我们最不想看到的结果是所产生的不良免疫反应妨碍了机体对正常蛋白的识别。

虽然生物制品类药物获准的适应证小而分散，但仍有一些产品创造了20亿美元的年销售额并建立了数个著名的生物技术公司，如Genentech公司的生长激素及组织型纤维蛋白溶酶原活化剂(tPA)；Amgen公司的促红细胞生成素，以及Biogen公司的β-干扰素。Genentech公司从临床文献中认识到tPA可以有效溶解血液凝块，并通过重组方法进行生产用于治疗缺血性心肌梗死。此药现在也被用来治疗非常特选的中风患者。tPA只能用于因血凝块阻断脑部血液而引起的缺血性中风。尽管这是一种比较，tPA不能用于所有类型的中风病人以及必须在发病后的3个小时内给药这个事实使它只能有效治疗大约2%～8%的中风病人。当tPA产生作用时，其效果难以置信。对于那些生活在有用tPA治疗中风设施的地区且可快速收治的特定中风患者来说，能够在发病初期用到此药，这确实是一个福音。从商业的角度来看，tPA是产品线延伸的一个极好的实例，即无需额外的基础研究花费，不论是生物还是化学药品，只要安全有用，都可以尝试新的适应证进而发现新的病人、新的疾病和新的市场、获得新的收入。当然，针对新适应证开展临床试验是需要一些相应的开发费用的。

所谓的重组技术发展得如此神速，以至于为了急于使用这项技术来生产新的生物制品(顺便提一句，似乎生物制品要比新化学实体更容易获得FDA批准)，医药行业已经建立了超出制备抗体所需的、生产极高纯度蛋白质药物的能力。但不管任何时候，只要一个新系列的生物制品被开发及批准，生产能力起初会承受一些压力，而且突然间会被限制一段时间，这是因为利用重组技术(即发酵)来生产蛋白质是一种需要高超酿酒师和昂贵发酵罐的资本密集型生意。事实上，酿酒业与医药公司都需要酵母来生产各自最好的产品。

让市场决定更好

在临床试验中确定药物的治疗指数极其困难。这一方面是统计学的问题，另一方面是受实际试验的限制。针对特定病人的实际治疗指数是在使用药物时，即当患者按医嘱服用药物时决定的。医生可以根据病人的年龄、体重、疾病状况，以及同时服用的其他药物等不同情况，来调整剂量以便取得最佳的治疗指数。这就是为什么FDA及医药公司只给出推荐剂量的原因。关爱病人的医生能够评价药物的真正疗效。当然，值得记住的是没有新药，医生们也无从评价它的好处。所以让我们再次认识使新药批准上市、让人应用所遭遇的艰辛。

医药工业是唯一一个“非市场决定性”的主要产业吗？例如，航线和航班安全及使用就没有类似的监管。医药行业几乎是在那些规定逼迫下去开发一个与现有治疗手段相当或更好的药物。从表面上看，这种做法似乎很合理且“保护”了社会的利益，但是，这却为药物开发增添了新的压力和限制，而且在大多数情况下阻止了药物价格的“自由”竞争。显而易见，这些限制本身就使得可用药物的数目减少。

社会为何应关注此事的显著理由至少有两个。第一，当市场(即医生和病人的组合)有机会选择药物时，他一定选择现有的最好药物。就此，奥美拉唑(Omeprazole)是一个很好的例子，之后我们还会对其进行详述。当它作为胃肠道疾病治疗药物进入市场时，善卫得(Zantac)及泰为美(Tagamet)等治疗胃灼热的药物已经做得非常成功，它们安全并且营销极其出色。尽管如此，这两个具有不同作用机制药物的生产商还是在一场相当负面的抵制奥美拉唑之市场反击战中砸下了估计有 10 亿美元的资金。然而，阿斯利康的奥美拉唑和与其作用机制相似的质子泵抑制剂仿制药[耐信(Nexium)、兰索拉唑(Prevacid)、潘托拉唑(Protonix)和雷财拉唑(Aciphex)]却在 2002 年创造了 130 亿美元的销售额，因为市场认定此类药物优于前面那些针对同一指证、价格较低、体现不同作用机制[52]的药物(善卫得和泰为美等)。确实，随着奥美拉唑及其他质子泵抑制剂进入市场用于治疗胃灼热[53]及消化性溃疡，医学实践发生了根本性的变化，治疗出血性溃疡的胃部手术数量迅速减少，以至于今天那些在 20 世纪 90 年代或以后接受训练的医生中很少有人目睹过这种曾经是外科手术室里最常见的手术。通过服用药片来避免做手术的风险使得奥美拉唑享受相对较高的市场定价，但在经济上仍然显现出它对社会的贡献。奥美拉唑是导致 1980 年前手术室数量过剩的最主要原因。

另外一个原因是一旦“老药”发现了新的适应证，社会就可以从更多的选择中受益。关于这一点，之前我们已经给出了一些例子。在这里再以三环类抗抑郁药为例作进一步的说明。它们最初被用来镇痛，后来却被开发成一类具有比疼痛更大市场的抗抑郁药物。毫不夸张地说，对于每一种安全的药物，医生们都愿意检验一下是否镇痛或对其他缺少关注的适应证有效。

当然，新一代抗抑郁药[选择性 5-羟色胺重摄取抑制剂(SSRIs)和 5-羟色胺-去甲肾上腺素再摄取抑制剂(SNRIs)，如百忧解]已经取代了三环类抗抑郁药物。它们的诞生主要是因为业界人士认识到，在已有药物不能对所有患者都产生足够疗效的情形下，渴望更好药物的需求持续存在。这是一种由市场驱动的现象。然而，我们仍需面对这样的问题：医药公司是否有义务冲破所有障碍来证明它们针对某一指证所开发的新药优于竞争者。FDA 负责审查药物的安全性及有效性；公司的营销人员希望能够比较和正面宣传自己药物的优势。无论只是服用更方便，抑或是根本上更加安全和益发有效。当竞争对手的同类药物已过专利期而且价格明显便宜时，拥有一个正面特征(优势)极有必要。

在这样一个规避风险的行业里，一些潜在的、安全而有用的药物很可能在其用途被展示之前就已经被束之高阁。相比之下，医药公司淘汰一个化合物远比将其推向市场并密切关注来得容易。世上没有十全十美的化合物，每次销售和使用一种药物都是一个既生产利润又制造责任的步骤。所以，你总是希望下一代药物会比现在更好，拥有更高的治疗指数。

注　释

50　FDA 对治疗指数(Therapeutic ratio)的定义非常狭窄，但在本文中，治疗指数通常泛指当给予一定剂量时，其治疗效果与副作用的比值。

51　维克多·雨果(1802—1825)有关 1870 年战争的文字。

52　它们被称作组胺-2(H_2)拮抗剂。耐信(Nexium，通用名埃索美拉唑镁)其实是洛赛克(Losec，通用名奥美拉唑)的一个异构体。

53　“胃灼热”在广告中称作“胃酸倒流疾病”。例如，在撰写此书之际，兰索拉唑的制造商在美国的电视广告中即使用了此术语。

第 8 章　需要进行的变革

讨论要点

为推动新药开发而研讨潜在和根本变革的主题范围几乎是无限的。但真要取得改进就必须专注于要点。涵盖患者至华尔街的各个利益方能够倾听各自的观点并不持有任何成见和僵化立场来到这个虚拟的谈判桌上是至关重要的。

为了找到解决办法，务必明白我们从哪里来及往何处去。这完全依赖于药物开发背后的驱动力。首先，让我们来了解几个突出的事实。第一，药物发现过程的效率低下。第二，如果社会希望医药公司在治疗和治愈特定疾病方面进行投资，那么就必须设法使这些疾病具有商业诱惑力。这不是一件简单的事情，因为药物开发仍旧是部分科学、部分艺术，科学家预测复杂反应和相互作用的能力依然相对较弱。

药物发现过程效率低下

药物发现过程效率低下。在这里，我们对 2001 年医药行业的整体情况做一个简单的回顾。当年医药企业和生物技术公司的研发开支为 264 亿美元，有 26 个生物制品获准成为新药上市，但只有9个新化学实体被批准上市。在医药公司的化学实验室里，平均每位药物化学家以每年大约100~1000个分子的速度合成了200万个左右的化合物。其中有20万个化合物在2800个专利中得到披露。说明医药公司认为有必要对所合成化合物中的10%申请专利保护。此外，专门从事合成可能具有某种药理作用新型小分子的组合化学家也合成了300～1000万个化合物。诸如Alanex，Arqule及ChemBridge这样的公司就专门为医药行业提供“化合物库”[54]。

当然，2001年上市的这9个新化学实体早在1995—1998年间就申请了专利保护。但是，与合成大约5万～1200万个化合物用于临床前研究这种规模的活动相比，在一个“典型”的年度内仅有9个新化学实体上市显然不是一个大数目。为什么会这样呢？这都是在考量临床疗效、安全性以及有关法律与法规的情形下，与药物开发的药物经济学相关联的。那么是什么曾经和正在推动药物发现呢？

1980年之前药物发现的主要动力

药物发现不仅受到严格——有时甚至是可怕的监管，而且受到许多因素的驱动，但这些驱动力正在发生变化。20世纪80年代的驱动力与今天相比是非常不同的。为了销售药物，医药公司仍须使FDA相信药物是安全有效的，然后使医生相信他们的病人需要此药，使保险公司相信它们应该支付费用，以及使病人相信他们必须服用——而且同样重要的是——持续应用此药。这些并不是什么小事。这些驱动力对想要销售药物的那些医药公司来说是非常重要的。所以，为了使药物能够针对合适的病人、具有合理的定价和市场寿命，以及成功获得双位数的经济回报，医药公司需要仔细衡量在不同群体中应该选择哪些来施加影响。

显然，医疗需求是首位及最易理解的驱动力。医生及病人必须共同认识并意识到医疗需求的存在[55]。其次列入这张重点排序单的是医药产业的谋利动机。虽然有些人不将其看作是药物发现的一个值得称颂的因素，但是那些反对谋利动机及商业成功的人应该仔细想想非资本主义体系至今为止总共产出了几个新药。实力雄厚的苏联对生产药物不感兴趣，尽管它拥有人才和技术，却无动机。苏联在绝大多数人口中极好地控制了传染病，但却只是从西方进口最好的药物和医疗技术为少数精英服务[56]。20世纪50至80年代，驱动药物发现的一个很重要的动力是社会的救世愿望。例如，当时的美国总统肯尼迪曾多次许诺要彻底根除一些疾病，好比癌症及小儿麻痹症。至今，一些疾病已能治愈，另一些尚在研究之中，还有一些至少在目前的科学条件下仍无法攻克。最后，科学发现的层出不穷也促进了药物发现，因为科学家希望把他们的成果转化为实践，为社会和病人造福。

随着时代的变迁，药物发现的驱动因素的相对重要性已经和必将继续改变。产品开发及任一特定药物的使用寿命加在一起为 27 年左右。在此期间，医药公司、联邦及州立法人员和法律、保险公司(尤其是美国健康维护组织——HMOs)，甚至疾病本身都在发生变化。

21 世纪药物发现的主要动力

目前，健康维护组织及保险公司不仅是卫生保健、同时也是药物发现的主要驱动力。下一个最重要的力量也许就是政府及相关机构。通过游说政府，病人及其亲属所支持的利益群体之影响力现在已经凌驾于制药工业的利润追求欲之上。两个最近的例子可用作说明。艾滋病以恐怖的形式给非洲带来了极其沉重的打击。产生这种后果的直接原因是该病就像疟疾一样，一直不被医药公司所重视。显然，这些都是可怕的疾病而且大多数病人支付不起医药费用。然而，通过有声有色的活动，美国一些艾滋病激进组织成功地使其成为一种具有重要政治意义且急待治愈的疾病，从而确保任何有效药物将会获得丰厚的回报。直到艾滋病传入美国，美国出现一定数量的艾滋病患者及 HIV 病毒携带者，治疗艾滋病的药物才相继出现。具有讽刺性的是，这些当初针对美国市场而开发的药物如今也在非洲分发，虽然非常少见但数量仍在增加。正因为如此，巴西和印度决定不顾专利保护进行防制的药物，宣称医疗急需可以取代专利法规。虽然美国对这类国家政策的抗议最为激烈，但如果炭疽病爆发，美国也会依据同样的逻辑：医疗急需胜于知识产权来制造目前由非美国企业——拜尔公司生产的环丙沙星。

第二个佐证上述情况的实例是：美国的缅因州和俄勒冈州在 2003 年率先通过法律反对支付处方药的费用。在持续“游说”的压力下，以发病率高、较为普遍适应证为代价把研究焦点转向相当罕见病的事例屡见不鲜。令人非常吃惊的是，这使得医疗需求沦为相对不重要药物发现驱动力。同样地，医生的作用也被边缘化了。病人对医生更加苛求，并视其为自己获得药物的一种偏向和造成不便的障碍。这样看来，社会欲成为 “救世主”和“供应者”的无私壮志似乎已经蒸发。如今，社会更看中的是个人权利而非公共利益。可以丝毫不足为过地说，科学家及科学的发现似乎遭到社会一些阶层的贬低。社会可能为通常是痛苦缓慢的科学进步而感到沮丧，但是既使出现新的技术突破，严谨的科学仍将不可避免地缓步向前发展。

药物经济学正在发挥关键的作用。新药开发是资本高度密集性的活动，甚至一些大指证如疟疾和结核病也受其影响。高成本意味着不论科学做得如何之好，一些小指证就无人问津。如果药物发现完全是一种科学行为的话，那么医药公司就应该由科学家来经营。但是，自从默克公司的 Roy Vagelos[57] 退休以后，大型医药公司都是由具有经济专业背景的人来管理，没有一家是科学家在运行的。世界卫生组织列出了 489 种需要关注的疾病。什么才能激励公司的经营者们把企业视野拓展到大约 29 种被营销团队列为具有“重磅炸弹式”成药潜质和商业诱惑力的已知疾病之外呢？

优先考虑的顺序是非常明晰的。影响公司内部选择临床候选药物先后排序的主要因素有：①市场：指证、公司产品链、近期 FDA(对同类药)的批准情况、药品标示考量和非专利药竞争。②公司内部经济状况：与具有同样替在经济回报的竞争性试验相比，完成这项临床研究所需的开支、时间和精力、生产能力、产品成本和知识产权情况。③科学、技术及法律问题：临床候选药物的质量和成为安全有效药物的可能性。药事管理和市场营销部门，然后是临床医生总是能够否决科学考量——他们负责拍板。

在目前的环境下上述一切是不可避免的。选择临床候选药物是研发过程中最难做出决策的环节。科学可能提供一个临床候选药物让公司审议和做进一步投资。但是，在这一过程中，营销战略考虑、医生对医疗需求的观点、临床试验的可行性以及药事管理和知识产权问题等都在科学之上。如果具有完全不同视角的营销专家指出某个药物没有可盈利的市场，科学研究做得多好都于事无补。当涉及花费 5000 万～3 亿美元且需耗时 2～3 年代价实在昂贵的III期临床时，公司内拥有不同才能的经营人员也持有不同份量的决策权。由于这样重要的决定是如此的破费，对企业发展的影响又是如此的微妙，因此不可能让科学家和临床医生单独作出。那些商业战略家和经济学家的意见不得不占有极大的权重，即使他们并不明白某种药效所依据的技术细节和 FDA 批准新药所依赖的具体标准。

根据需求调整态度

社会是否应该再次思考什么是更大的利益呢？要谈及社会问题就不得不牵扯到政治。在民主体制下，政府及立法者可以探求民意。在处理一些特殊事件前，必须持有前瞻和客观的态度，同时，我们也要关注成本效益。因此，为了保证正确的视角，这里特别需要说明的一点是，清洁的水、食物和疫苗是人类健康生活最关键的决定因素，确保供给所能拯救的生命比我们所说的所有这些药物要多得多。[58]

如果未来药物开发的方向是发掘基于基因组学的个体化医学之潜力，那么社会的态度将会发生很大的变化。这自然是以后的事，但就目前和不久的过去而言，人们饶有兴趣地注意到以实际花费来衡量的最赢利新型药物是治疗胃灼热的质子泵抑制剂(PPIs)。而奥美拉唑之所以超过 H_2 拮抗剂成为治疗胃灼热的首选药物，是因为医生和病人都认为奥美拉唑的效果更好(即具有更高的治疗指数)，因此，即便它价格更贵，以及阿斯利康的竞争对手咄咄逼人的市场攻势，奥美拉唑还是更受欢迎。

从商业的角度来看，这也是一个非凡的成就。我们在前面曾提到制药公司为其产品增添的价值。例如，商品名为 Prilosec 的奥美拉唑的价格大约为每磅 20 万美元(约合每公斤 44 万美元)，但其原材料的价格却与花生(当然是比较贵的花生)相当。作为比较，F-18 大黄蜂战斗机也仅折合每磅 400 美元(约合每公斤 880 美元)！

目前，奥美拉唑的累计销售额经合理估计已接近 400 亿美元。但是，通过服用该药，社会节省了 850 亿美元的医疗开支，因为需要手术治疗的胃溃疡病人大幅度地减少了 75%。考虑到这类手术，正如我们先前讲到的那样，曾经在美国占用了 80%的手术室资源，这确定是极其重要的贡献。此外，这同时也节省了涉及手术并发症的治疗费用。

然而，我们也应该明白，所有这些投入都是为了治疗在许多患者身上都是由自我因素引起的胃灼热。减轻压力和深夜进食可能会产生与质子泵抑制剂及胃部手术相同的效果。

让 FDA 响应需求

FDA 及国际机构的官员是怎样看待自己的角色的呢？他们又是如何裁决那些提交给他们以期获准的特定药物的呢？由于不同的公司试图针对同一适应证和同一类型开发自己的药物， FDA 所面临的一个显著问题是收审太多的“我也是”类药物(即仿制药)。通过建立新的市场份额，医药公司不仅视“仿制药”为一种盈利模式，而且这也是把新药推向市场的一种安全举措。开发同类药中第一个产品的公司已经在临床上证明了靶点的有效性。另外，它已开拓了市场，而且通常还犯了点错误。这些错误使得第 2 及第 3 个进入市场的药物赚取更高的利润。但是，这些同一类别的新药既不代表真正的改进，也不满足真正的医疗需求。当然，医生及病人在选用一种完全不同类别的抗抑郁药前，能多尝试几种选择性 5-羟色胺重摄取抑制剂(SSRIs)还是非常好的。但是需要尝试 7 种 SSRIs 吗？不容否认，由于不同的 SSRIs 都有其相应的专利，它们在化学结构上也存在着细微差别，相对于其他 6 种 SSRIs 来说，一些病人或许能更好地忍受第七种 SSRIs 的副作用，但是，明显的是，所有的 SSRIs 都作用于相同的靶点、具有相同的药理机制。30%的抑郁症患者是无法治疗的，他们未曾从服用第 2 个到第 7 个 SSRIs 中得到丝毫好转，就像第 1 个 SSRIs 对他们毫无作用一样。但是，大家只关心市场份额，没人替病人着想。这部分 30%的病人需要一种全新的药物，但是，对一个制药公司来讲，研究这个新药的风险要比开发第 4 个、第 5 个、第 6 个乃至第 7 个可受专利保护的 SSRIs 大得多。

FDA 所关注的是药物的治疗潜力，寻找的是能以一定方式真正促进医学发展的药物。达到这个目标需要使药物大幅度地提高疗效，或者是消除现有治疗手段及药物所存在的非常严重的副作用，或兼而有之。对这类药物，如那些送审的治疗艾滋病的抗病毒药物，FDA 会给予“优先审查”，而且在极其紧急的情况下，一些证明其药效甚至安全性的标准也可能会有所放宽。然而，对大多数送审的药物来说，由于它们和市场上已有的药物具有相似的治疗效果，FDA 会按照标准程序进行审核。

怎样来完善 FDA 的使命呢？FDA 对规范药物治疗、新药审批、药品标示及市场营销负责，但不管行医——即医生针对何种适应证处方、何种获准药物、使用多少剂量及病人应在何种监督和观察方式下服药。FDA 同时也负责诊断测试及医疗器械的审批。作为一个非盈利性的政府机构，FDA 的目标旨在将公众作为病人来保护，而不是发明新药，更不是指明这样的可能性。它仅是依据我们现有的科学知识来判断那些送审的治疗手段是否有效，其存在的风险是否可以接受。

在医疗保健中，不完全受到 FDA 控制的是外科。与医疗护理相比，外科更多的是由各种代表外科医生的学术团体及组织来支配的。他们决定可接受的手术程序，并同保险公司及政府的医保部门协商支付问题。[59]只有当外科手术的费用与医疗护理、药方及其他药物由相同的预算支付时，它才能对药物发现产生严重影响。

为什么外科需要监管部门更为密切的观察呢？以下两个实例或许可以解释。据报道，一个被称作“肺减容手术”的新程序能帮助具有严重呼吸及行动困难的肺气肿病人。这个新程序连同住院费用使每位病人每年的开支比传统疗法(每年 1.3 万美元)增加了约 7 万美元。保险公司及医保机构应该承担这部分费用吗？情理上，答案应该是肯定的。事实上，据报道，发明这项技术并显然察觉到手术所带来的裨益的外科医生承认曾鼓励其病人在保险公司等有任何拒付的迹象时即提出诉讼。[60]结果是病人赢了官司。但是，是否应该实施这种手术成了非常有争议的问题。很少有证据表明这项手术真的有益。严格的数据分析表明，仅有一部分病人——即那些患有上肺叶气肿并行动困难的病人——受益于该手术，他们的生命得以延长且能更多地活动。但与此相对应的是，手术本身及由创伤导致的死亡率是 17%。应该通过更多的试验来决定谁可能会从中受益吗？肯定的答案或许是一个贤明的观点。但是，据称外科大夫对参与任何一个仅为验证手术是否有益的新试验没有多大的热情。因为在这类试验中，他们必须将一些病人划入“对照组”而不能对其实施手术。外科医生是不愿意拒绝可能对病人有益的手术的。

这一点或许可以从一个非常重要的长期试验中看得更加清楚。此试验的目的在于对比一种治疗某些中风的称作“颈动脉搭桥”的外科手术——也叫作“动脉内膜切除术”——和一种称为“服用阿司匹林”的医疗措施。由于阿司匹林的抗血栓作用，它具有潜在的保护功能。医学问题是“外科手术是否能比预防性阿司匹林更好地保护病人免受第二次中风？”加拿大安大略省伦敦市的 Henry Barnett 博士领导进行了这个多中心试验。如果一个病人患有中风并且可以进行动脉内膜切除术，医院会给其一个(临床研究)中心号码，并被随机分到动脉内膜切除术治疗组或阿司匹林治疗组。随着许多中心连同内部那些选择给每位病人实施手术的外科大夫们先后撤出这项试验，为了获得足够的数据以体现统计学上的显著性，该试验不得不持续扩大到越来越多的单位乃至国外(如日本等)。结果如何呢？廉价的阿司匹林起到了和昂贵的外科手术一样的作用。贬低动脉内膜切除术的人声称，外科医生太过于热衷实施那些不很危险、病人能够从中得到康复及改善的、而他们也因此可以索取高价的手术。批评者同时也注意到了那些未接受任何手术干预的中风患者也能康复的事实。而那些不愿这项技术被人怀疑或变得无法报销的外科大夫则组织了一些发誓此法有效的名人组成游说团体。

如果 FDA 允许制药公司在没有数据支持它们的要求之前提下依旧进行如此激烈的争辩的话，那么将会有一个合法和强烈的抗议运动出现。但是，公众需要明白的是，面向同一群体，如上述实例中的老年人，那些可能计划花在昂贵的外科手术上的费用要远远超过处方药物的开支。

按照需求制定法律

立法者们应该明白，无论是病人权益保护组织或是医药公司所进行的游说活动并不总是对公众有益。他们同时也必须接受这样一个事实并从中做出抉择，即哪些药物和手术应该得到政府机构的支持，特别是涉及医保时。如果有人因正常衰老或自我伤残(如抽烟或缺乏饮食控制)需要就医时，谁会被授权做出选择呢？

能够改变和提高医疗保健状况的最重要的立法是改革医保制度和修订医疗保险覆盖法案。这部分内容不在本书的讨论范围之内，但是在这里，我们试图建议应该多鼓励保险公司更加积极地看待预防的重要性。比如说，降胆固醇药物被用于预防心血管疾病的发生或至少降低其风险，此类药物 2002 年的销售额为 80 亿美元，且相关开支已被各类保险所涵盖。这是因为默克公司和辉瑞公司之前在几年内通过长期的试验已经确切地证明了此类药物在预防方面的裨益以及由此而节省的费用。此外，如果个体化医疗即将来临，那么保险公司及 FDA 必须改变，病人的权利和隐私必须得到保护。同时，政客们是否也应该把保持水源清法和疫苗放在心上呢？

注　释

54　化合物库系指客户(如制药公司)用来检测是否具有任何生物活性的化学实体之集成。化合物库由各种来源的分子组成，包括用现代组合及平行方法合成的化学实体。

55　但事实却并非总是如此。伟哥引发了一种在其问世前尚未被意识到的医疗需求。制药公司试图促使病人及医生认识一些截然不同的疾病，如肠易激综合征(Irritable bowel syndrome)、社交恐惧症(Social phobia)及注意力缺陷多动障碍(Attention deficit hyperactivity disorder，ADHD)。

56　第一个不是基于染料生产的医药公司其实属于匈牙利。基甸・里希特(Gideon Richter)至今仍以生产类固醇类药物而闻名于世。另一家公司 Chinoin 是赛诺菲(Sanofi)公司的一部分。苏联的“Jonas Salk”——Ilya Sabin 同时生产 Sabin 滴剂及 Salk 的脊髓灰质炎疫苗。而芬兰等国家更倾向于使用 Sabin 滴剂，而不是 Salk 的注射液。

57　P. Roy Vagelos，已退休的原默克公司董事会主席及首席执行官。Vagelos 博士于 1985 年 7 月至 1994 年 6 月担任默克公司的首席执行官，任期 9 年。

58　现代科学有时会带来新的困境。如果科学家们确实研发出 HIV 的疫苗，将会造成一个非常困难的局面：在早期的疫苗接种计划中，不可能立即大范围施种此疫苗。如今，疫苗接种计划只能是自愿的。如像预防甲肝(Hepatitis-A)的疫苗一样它们价格不菲而且是自愿选择的。由于是预防性的，因此，这类疫苗通常不在医疗保险的支付范围内。

59　FDA 的确参与分析包含外科手术的试验数据。当然，我们都知道，外科医生在施行他们和病人都认为是常规的手术时，会不止一次地遇到一些意想不到的问题，而我们全然依赖他们的能力和经验来帮助他们自己和我们摆脱困难。完全由监管门决定意味着他们该做的事情可能是没有结果和蕴藏潜在危险的。我们不想要自动化的外科大夫来实施手术。但 FDA 对麻醉师所用药物的种类及其推荐剂量等都有明确的规定，而且这些还随着手术中的实际需要加以调整。

60　参见 2003 年 8 月 17 日《纽约时报》的报道。

第 2 部分　从基础到临床

第9章 基于靶点的药物发现(第二部分)

学术界和产业界之间的鸿沟正在形成

无论身处清高不骛的学术界，还是就业于工业界，科学家是能够一起工作的。既然许多研究生都对在医药公司或生物科技公司供职有所期待，那么对这些科学家——学生和他们的导师们来说，了解学术界和产业界的区别就很重要。只有了解了这些区别，才能洞察合作开展药物发现的成功之道。

科研人员受产业界吸引的主要原因之一是，他们发现，以前的同行和同事拿着更高的薪水，在设备先进、资金充足的环境下工作。比起在学界时常为实验场地、研究经费和继续受雇而不断竞争的压抑环境，进入产业界简直就像得救了一般。但是，事情并没有想像中那么简单美好。

学术界和产业界有很大的不同，但人们为了开展合作，往往会着眼于彼此的相似点，而不是强调彼此的差别。诚然，学术界和产业界的科学家曾接受过同样和正规的学术培养，他们常常是同班同学。但各奔前程后只需 3 年他们之间就会存在巨大的差别，而这些差别往往却不被人们所重视。如果某位科学家没有看到这些差别，就离开“修道院”式的学术生涯，兴冲冲地奔向“美丽新世界”，他或她一定会错愕万分。那么学术界和产业界的差别到底在哪里呢？

学术界以科学为纲：当推荐或赞扬某人是说句“这是好科学”就足够了。研究项目聚焦于一个问题，资源科学家或课题主管负责其实施。动机是从事发现和区别不同现象的可能解释或生物学机理的科学研究[61]。在学术环境中，研究者有可能而且倾向于成为非常擅长于某个基因或某种基因产物方面的专家，无论是某种酶、某一受体或其他一种蛋白。不可小觑这些研究的价值，这一特定的研究对象也许在某种疾病中起着关键作用。若不是这样，产业界对这种分子和相关的科学家[62]就不会有多少兴趣了。但在学术界，它仍可能成为一种“著名的”蛋白：也许因为它的结构具有独特的复杂性，或者因为它迅速降解等；它的性质越极端、神秘，它对科学生涯和科学家本人越有裨益。

学术界和产业界的科学家在选择课题时表现出很大的区别。产业界归根结底是利益驱动，并以市场为导向的。在制药公司里，博士级别的科学家们是在条线管理模式下工作的。打个比方，一个科学家可能被雇来从事“所有”受体试验，而不是专做组胺受体工作。事实上，如果你只会研究组胺受体，当你的公司从组胺受体转向时(因为时下这类研究太多了，且公司对过敏和胃酸过多已经失去兴趣)，你的饭碗就很危险了。

医药公司，尤其是大型医药公司，同时开展许多项目，而科学家的任务往往不是专注于某一基因或基因产物，而是针对某一治疗领域。每一天，每个项目都会被拿来与公司内的每一其他项目和其他公司开展的全部项目进行比较，这可能会给科学家个人带来很大的压力。你的项目可能是从外面“转让”来的，也可能会与其他项目进行交换，或者在公司收购或合并竞争对手时，被对方的项目所取代。当你的公司被“合并”时，你心爱的项目或许也得拱手交给别人，而且公司似乎总爱隔一段时间就调整一下内部各项目的优先性，你的项目可能会因此突然失去支持。在学术界就可没有这样的事。医院可能会合并，但哈佛与伯克利合并是不可想像的。即便是科研基金审批委员会也只需对同一领域的少数项目进行比较。

医药公司的股东们并不关心其所得的红利是来自皮肤病药物还是心血管药物。但如果他们持股的公司在竞争中输给对手，他们就会大失所望。更糟的是，如果计算机产业的利润高于医药产业，他们会十分在意，认为医药公司未能高效运转(即药企没有及时停止难赚钱和没前途的项目以便减少支出，并集中精力开发更可能成药的项目)。

学界人士虽有可能但从不讲“机会成本”，而产业界对此却时不离口。如果把进展缓慢的项目停掉，新的项目也许就会进展得更快、更顺利，但如果你是一位虫类专家，你大概不会去想把研究对象换成鸵鸟是否更好[63]。

科研工作者因其对科学的贡献而留名于世，不管他(她)的发现是在何时或何地进行的。通常，某项研究完成，结果发表并被广泛接受和应用了许多年后才有可能得到诺贝尔奖(如果能达到如此高的水平)。相比之下，公司的经营者很少会因为在其任内研发和上市的新药而闻名，或由于任内失败的药物而受责备。新药开发长达 8～14 年，周期远远超过大多数经营者的任期。所以，现任经营人不会仅仅因为其到目前为止的工作得到责备或赞赏。事实上，这正是该行业的一大问题，即薪酬制度未与实际业绩直接挂钩。业绩是以股价、销售和利润、兼并及收购来衡量的。因此，如今再也没有由科学家来经营的大型医药公司了。其他行业的产品开发不会需要 14 年，职业经理人的平均任职期也只有 4 年左右。考虑到任期短和研发周期长等因素，医药公司研发部门管理人员的业绩评价取决于临床候选化合物的数量，而非市场上的药物数目。

投资分析师们研究医药公司的研发储备，计算临床试验成功的几率，以此给出他们的投资建议。投资者们能等待的时间远比药企经营者和科学家提供的来得短。投资者对药物研发决策方向的影响是不可低估的，而且其影响并不总是积极的。

学术界–产业界有时存在对话困难

身在医药公司和学术界的科学家也许在工作第一年时都具有相似的经历和教育背景，但这之后，他们说话的用词、观点、工作文化和价值观都会出现很大的分歧。全世界有160万人在医药公司工作，其中只有10%的人拥有博士学位，因此，在这个高科技行业中重要的不只是科学。临床开发、生产、物流和营销部门的规模远比以科学为主导的临床前研究部门要大。然而，同时也应注意到，医药公司所雇用的具有博士学位的化学家和生物学家的人数大约是加州大学伯克利分校的100倍，因此，药企的智慧火力加上其资本实力使其在世界研究科研舞台上扮演一种极其重大的角色。在生命科学领域，医药公司投入的资金至少是政府和私立大学的4倍，当美国政府决定让国立卫生研究院(NIH)在药物开发上一展身手时——该院现在正做出这样的尝试——它准备投入的经费比十强的医药公司中的任何一家都要少。

医药公司常常从学术界寻求咨询并引进专长。专家学者就具体问题给予专业指导，但不涉及对公司某项目的投资决策给出任何意见。或许是对学术权威的尊重，也或许只是出于保护商业机密，专家们被排斥在决策之外，尤其是涉及终止专家基于科学考量曾经鼓动或反对过的课题之决策。专家们的意见在决策中无足轻重。这对临床前研究专家，即化学家和生物学家来说，确实如此。而受邀而来的临床“权威”所说的话更有些分量。他们会解释临床医生将如何使用药物，推测指标和副作用会引起FDA和临床医生极其热烈的讨论。由于他们是这一领域的“观点制造者”，市场开发者会洗耳恭听他们的意见。如果他们对某个潜在产品颇有微词，这可能导致该项目的终止以免惹上官司。但是，即使是这些具有很大影响力的临床专家也无法决定立项，或决定怎样开发产品，以及药物上市的时间和地点。医药公司需要权衡各种因素，如变幻的市场、竞争者的新产品、FDA评价和衡量某疾病如多发性硬化症的改善的新标准，或者更糟糕的是，FDA衡量疾病改善的标准迟迟未定。后一种情形会使每家开发多发性硬化症药物的公司进退两难。公司有充分的理由把项目终止掉，但依赖于项目的延续性的科学家可能认为这样做完全没有道理。多数项目在进入临床前或早期临床阶段就中止了。由于临床前研究比临床研究开销少得多，因此在这个产业中，各大医药公司项目进出的比例大体相近，公司的预算也是以此认识为基础制定的。换句话说，关闭课题和项目是发生在期望之内、预算之中、计划之下的。没人会觉得有必要向公司内外的科学家解释“程度化项目损耗”是什么意思。

基于靶点的药物发现或学术环境中临床候选化合物的发现及后继研究

科学家们不必进入产业界，也能为药物发现做贡献，学术界本身就是一片沃土。实际上，人们可能会发现在学术界发展药物发现职业更为安全。进入产业界更像是一个不可逆的过程，很少有人会再回到学术界来(图 9.1)。但是，如果想对药物研发做出有效的贡献，应该选择一家具有很强化学传统的研究机构，

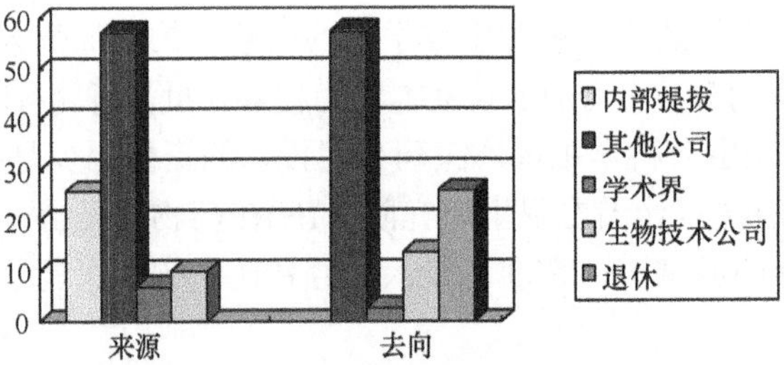

图 9.1　药企研究决策者们的动向：很少有科学家返回学术界

注：这些数据表明了 100 名最高级的决策者——排名前 10 位的公司的 CEO、研发部主管、销售负责人来自哪里和去向何方：① 内部提拔；② 来自竞争对手的公司(十分普遍)；③ 少量来自学术界，公司以后可能会为此后悔；④ 少量来自生物技术公司，有些是出自本意，有些是收购该公司后临时安置的职位。退职后的去向：这 100 位高人到哪里去了？大部分人进入其他公司(为了得到升职或更大的权限)，一些人成立自己的生物技术公司，极少数回到学术界，其余的人选择退休。

而非只有生物学。那些只强调生物学而忽视化学的医学院校在这个时代是没有机会的。它们接受临床试验的委托，收取报酬，但绝对不会发现新药。

如今，部分由于治愈疾病的社会压力，许多学术研究都与疾病机理有关。美国国立卫生研究院(NIH)及所属研究所，如国家癌症研究所(NCI)和国家精神健康研究所(NIMH)的数十亿美元所外研究基金预算(约为医药公司在同样课题中投入的20%～30%)，是学术界主要的资金来源。另外，近年来医药公司也在学术机构中赞助实验室，特别是那些擅长药物化学的单位。美国登记在册的2000所高等教育组织中，只有寥寥几所大学开设了药物化学系[64]。药物发现的学术研究专注于临床前阶段，因为一家学术机构根本负担不起临床试验的费用和承受相关责任[65]。在此之上、不可否认的是，如果进入临床试验阶段，医学院的临床医生希望按照医药公司的标准而不是大学的标准收取报酬。

现代药物的发现是“基于靶点”的。没有什么研究计划会比作为起始的蛋白靶点来得更好。研究者需要发现、描述并详细鉴定一个分子靶点的特征，为它寻找特异性、选择及亲和性尽可能高的配体[66]。这一配体就成为临床候选化合物——“临床前研究的果实”，将用于“人体内(entry into man，EIM)”试验。所有这些可以最初在一个体外(*in vitro*, 即试管中而非整体动物系统中)进行研究；其后才考察化合物在体内(*in vivo*, 整体动物或人体)的有效性。这与以往药物的开发过程有很大的不同。过去的候选化合物是直接通过动物(即在动物模型上)实验发现的。

如果你在药理学基础研究中发现了一个潜在的关键靶点，或更好的，一个临床候选化合物，或治疗某种疾病的化合物，你可能会采取的行动是：①将成果出售给大型药企；②寻找在大型药企里继续研究的机会；③成立自己的生物技术公司；④发表成果，使学术界和产业界的研究者们都能免费使用它。如果你选择①或②，不管那些渴望于进入这个领域的公司给你什么样的承诺，一定要选择一家曾经开发出用于同一适应证药物的公司进行合作。理由很简单：在该领域最有经验的公司拥有进行相关临床开发的最好的资历、市场营销能力和专长，最适合研究你发现的设施和资源。他们也许只给你5%的红利，而那些通过你的帮助才能进入这一治疗领域的公司也许会给你10%的红利，但5%的“有”总比10%的“没有”要好得多。在进入新的治疗领域时，甚至许多大型药企在临床方面也是生手。如果你选择③或④，考虑的东西就更多了。许多生物技术公司都是在发现一个新靶点或临床候选化合物的基础上成立的。针对新靶点开发新的重量级药物所具有的利益潜力可以吸引投资，能给生物技术公司注入大量的资金[67]。选择③的风险很高，但潜在的回报非常丰厚，以至于近几年来有成百家生物技术公司在没有真正可行的商业运营模式的情况下就挂牌成立。风险投资家逐渐认识到药物研发项目存活率低的严峻事实，进而在对新概念进行投资前强烈要求提供一些支持性的实验证据。这极大地抬高了学术界研究人员获取投资的门槛。他或她在得到最初的一笔小额投资前就必须与那些能帮助自己获得一些体内实验依据的人开展合作。这与20世纪80年代晚期流行的通过分子生物学发现获取投资的做法相比，已改变了很多。

选择④——发表成果并允许自由使用，这对开发新药的帮助也许是最小的。如果研究者选择这个途径发表成果，他或她绝对应该先申请专利，因为研究成果是可重复的。如果没有专利权的保护，就不会有人愿意投资，也就没有开发成新药的可能了(图 9.2)。医药公司的研发团队现在比较乐意在学术期刊上发表他们的成果，但发表前都会申请专利以保护公司的权益。以前医药公司似乎遵循着旧式竞争法则，悄无声息地研发新药。如今更多人认识到，如果你的公司真的在某一治疗领域的药物研发过程中有了重大发现，把它发表出来能起到很好的宣传效果。竞争对手看到你已领先，也许会变通而走向非竞争的路径。这种策略也能促进公司和研究机构开展目标互补性合作。在讨论是否要将成果发表出来时，经常被强调的一点是：发表成果可以为公司吸引和留住更多有才能的科学家。更重要的是如今的投资者更加精明，如前所述，投资分析师会对医药公司“研究阶段的药物储备”进行比较，来判断公司的潜在价值。如果不想股价下挫，公司就应该公告研究进展、预期目标、何时进入临床、需耗时多久、FDA的看法怎样等。化合物的实际结构在批准成药之前是不会公布的，所有其他的信息则会被好好包装起来让分析师留下良好的印象。你不可能一边对他们保密一边又要他们信任你。分析师有理学或医学博士学位，而不再仅仅是银行家了，这主要是因为制药工业的资金常以亿万美元计。当默克公司开发的一类被称为NK-1拮抗剂的新型抗抑郁药II期临床试验失败时，公司的市值下跌了约50亿美元。但他们并没有失去任何收入，因为这一候选药物离产生收入还有4年之隔。默克公司6个月后开始了新一轮II期临床试验，但它的股票市值却未因此回升。又一年后，它终止了这个项目。同时，随着礼来公司的百忧解(Prozac, 盐酸氟西汀的商品名)失去专利保护，最受欢迎的抗抑郁药氟西汀(Fluoxetion)也成了非专利药，这使得新型抗抑郁药物更难打入市场。股票市值对研发的失败非常敏感，每个人都对失败的消息深信不疑。成功对药企股价的影响要慢一些，炒作比成功更能有效地刺激股市。

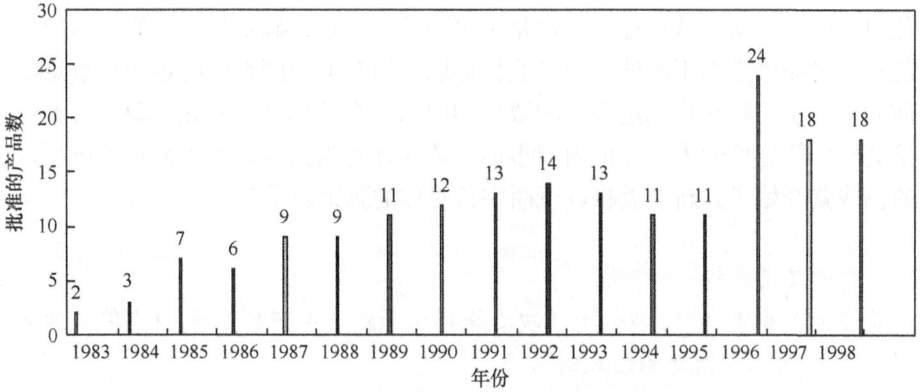

图 9.2 FDA 于 1983—1998 年间批准的罕用药

注：如果你忘记申请专利，或者你发现了一个很难申请专利的最佳药物，比如锂试剂，罕用药资格批准(Orphan drug status)可以使药企得以帮助患者。

学术真理和产业价值的调和：假如我在产业界

由于医药工业的财务体制对利润的重视超过了科学，学术界的科学家对制药产业抱有一种主观批判的态度。但是，即使我们常常从批判的视点来观察医药产业，本书的写作意图并不是为这类观点提供弹药。另外，指出“世事总有不完美之处”并不是在攻击产业界。客观上，科学家应该是对医药产业心怀崇敬的，因为它开发的药物减轻了患者的痛苦。事实一再证明，非资本主义方式运作的系统开发药物的能力要差得多。铁幕下的前苏联精英人士可以得到西方的尖端药品，以疫苗接种为基础的前苏联卫生体系在许多方面与西方相比也处于同一或更高水平，但其普通药品、设备和资源是较差的。例如，患癫痫的儿童只有一种抗癫痫药可用，那是一种有强镇静作用的巴比妥盐，它可以基本控制癫痫发作，但同时也会引起学习障碍。但是，在铁幕后面无人胆敢顾忌这一副作用。资本主义与生俱来、广受诟病的竞争性，和在此基础上医药产业一年 3000 亿美金的市场营销额，是新药诞生的必要条件。如果科学家受邀与产业界合作或加入产业界，这应该被当作是积极的一步，因为产业界将受惠于这些训练有素、富有创造力的科学家。事实上，越来越多的人已经认同，科学家可以同时站在学术界和产业界的立场上。大多数公司都为自己的科学家设立奖项，并以他们能与学术界最好的科学家同台演讲为荣。尽管如此，如果作为产业界科学家，你“做成药物”，即你参与了一项最终开发出新药的项目，你的药企研究者地位无疑会比应邀到著名学术会议上来做主旨演讲来得重要。

如果你是学术界的资深科学家，并被招募加入医药公司，你可能会真的按捺不住而采取了行动。这种行动常常是不可逆的，但也许确实是值得的，尽管它会激起那些对在“学术不纯洁”的产业界谋职皱眉头的前同事们的嫉妒和敌意。这些前同事们也将是在你刚进公司的数星期内第一批请你提供研究资源、咨询业务和参会资助等好处的人。你的前同事们应该对你更为同情，因为蜜月期过后，现实的挑战就开始了。新老板将以下面字条对你的到来表示欢迎：

亲爱的某某教授：

欢迎加入健康公司，我们为您决心来到位于欧洲中部某荒野上(或偏远的新泽西州)的本公司工作而感到由衷的高兴。

您的首要任务(包括在我们先前忘记详举的 1001 条行政任务中)是挑选出可以致胜的药物靶点。

没有好的靶点，公司就不会成功。您的薪资计划使您成为本公司成功发展的一名有价值参与者。

请不要在不切实际的靶点上浪费宝贵的筛选力量和药物化学资源。

请不要拿股东的钱和同事的薪水冒险；您需要开发出突破性的药物。

因此，您必须有一个平衡的靶点组合。

业绩考核时再见。您忠实和可信赖的

潘博雪，MBA，董事长兼 CEO 谨具

靶点是药物发现的关键。什么是已验证的靶点？它的价值何在？

经过所有临床前阶段的努力，候选化合物和靶点必须在人体内进行验证。医药公司向 FDA 申请一个新药试验(Inverstigaional New Drug, IND)许可，以便在“人体内”开展研究。每个候选化合物都必须经体内实验进行“原理验证(Proof of Principle, PoP)”。在过去的 5 年间，大型医药公司实施的临床试验有 30%以上是原理验证性质的[68]。医药公司大多需要在人体原理验证实验上花费 1000 万～3000 万美元，通常是“并不完美”但安全无害、显然不会成药的化合物。这也许只是由给药不便原因所致，但如果这些化合物足够安全并对靶点有高度的选择性，就能提供大量的信息：预想中的作用真的有益吗？效果够强吗？这一分子靶点存在固有的副作用吗？比如，即便我们制备上千个新的更好的小分子与它作用，基于靶点的毒性依然如故吗？因此，原理验证实验是工作得以继续的关键一步。在实验中，最初的候选化合物可能以频繁(比如一天 4 次)和不方便(如难以下咽的大药片或皮下注射)的方式给药，也可能只能短时间存放，甚至没进药房就变质了。但是，如果实验证明候选化合物击中了正确的靶点，并且与这一靶点作用后会产生预期的治疗效果，那么相关的原理就得到了证明，或者至少是有了依据。当然，如果实验得出的结论不明确或者是否定的，该靶点可能就没有开发的价值了，至多，候选化合物从此不会再出现于研发计划中了。

成功进行原理验证实验和证实靶点的治疗用途，总是依赖于药物化学 (近来的确在少量例子中发现治疗性抗体可以证实靶点的作用，甚至可能成药——但这仍为罕见，不是药物研发的主流)。导致候选化合物(即设计与合成)的药物化学参与这类实验通常是靶点验证的先决条件。换句话说，药物化学家制备的配体是验证靶点在将来在药学上用途的最好方法。现代基因组学和蛋白组学的兴起使配体的需求量倍增，因为它们为潜在的配体提供了新的靶点。

既然原理验证实验成功了，你这位新上任的研发部主管，会得到如下评价，当然这种评价只论结果，对工作的辛劳和创造性只字不提：

亲爱的某某教授：

感谢您今年为本公司所做出的贡献(我们当然知道，今年新药的成功上市其实归功于 4 年前跳槽到竞争对手那里的您之前任，但我们不能给他发放一笔奖金，这您也应该非常理解)。

既然如此，我们对您的工作表示感谢，并奖励您一笔奖金。这笔奖金的数额是应得总额的一半，因为您未能从生物技术公司那里引进足够多的好靶点……虽然您引进的靶点都是昂贵和附带红利的，然而……。我们借此机会提醒您，靶点从哪里来并不重要，我们只关心它们是否是针对广泛适应证和能够成药的好靶点。

祝您节日愉快！

伍仁卿，MBA，副董事长兼 COO 谨具

另：我们期待着考察您在选择临床候选化合物方面的判断力，它们是所有临床前研究宝贵成果。您对这一原则的理解程度将在下一次奖金发放时得到体现。

公司将要评判你挑选候选化合物的能力，因为它们是你直接负责的所有临床前研究的产品。

注　　释

61　科学：science 这个词来自古法语词汇 ***science***，拉丁语中表示“知识、科学”的词汇 ***scientia*** 和拉丁语动词“去了解” ***scire***。后者最初的意义更可能是“区分不同的两件事物，辨别”。science 还与法语“切割、分割、断开” ***sciendere*** 以及古英语的“分割、分开” ***sceandan*** 有关(来自 Klein 氏英语语源词典)。

62　科学家：scientist 是由英国哲学家 William Whewell(1794—1866)揉合拉丁语 ***scientia*** 和希腊语中的后缀 ***-ist*** 创造的词汇。

63 同样值得一提的是，从一种蠕虫(秀丽隐杆线虫)中取得了对细胞发育和细胞命运研究的重大进展的 2003 年诺贝尔奖得主西德尼·布伦纳(Sydney Brenner)，曾经恳求研究斑马鱼的团体转而研究河豚鱼，因为河豚鱼的基因组看上去奇妙地缺少了很多非活性区域。他的观点是研究进程将因此加快，但斑马鱼比河豚鱼更容易养殖。

64 比如斯克利普斯研究院(the Scripps Research Institute, TSRI)、堪萨斯大学和梅奥医学中心，和国际上的伦敦学院大学研究院。

65 但是，在 FDA 允许下，大学可能会按研究人员主导的新药试验(IND)程序开展规模很小的探索性研究。

66 配体，ligand，来自拉丁语 ***ligandum***，它是动词“与……结合” ***ligare*** 的动名词。配体是指任何能与靶点(常常是细胞内的体积较大的蛋白分子)形成复合物、产生作用，或能与靶点结合的分子。它作为通称，泛指能与受体相互作用，增强(此时该配体属于激动剂)或减弱(此时该配体属于拮抗剂)靶点受体信号转导的分子。例如，著名的 β-阻断药是一种用于治疗高血压的受体拮抗剂。它是 β-肾上腺素受体——“靶点”——的配体。这一配体占据靶点，阻碍其天然配体去甲肾上腺素和肾上腺素与之结合，抑制了“靶点受体引发的信号”，因此，它是拮抗剂。B-受体的信号使心跳加快、心脏收缩性增强。因此，β-阻断药可以用来降低血压。

67 历史已经对这样做的明智性提出了疑问，对科学家来说，也许更好的办法是结成一个资源共享的生物技术公司联盟，类似于好莱坞电影加工厂的医药产业版。

68 1997—2002 年。

第10章 “可成药的”靶点

基因组学与药物发现

基因组学——研究某一生物的全部基因及其功能的学科和蛋白组学——研究基因产物(蛋白)及其功能的学科——到底能为药物开发带来了什么样的希望呢？

基因组学与“可成药的”靶点

科学家是基于这样的假设来工作的：人类基因组计划带来的新知识可以帮助他们找到高质量和经得起验证的靶点。有些疾病与基因变异、突变，或所谓的多态现象[69]有明显关联，可以通过家系连锁分析法来检测，沿着患者的家族谱系可以找到相同疾病的病例。其他遗传性疾病的继承和表现则没有这样明显，举例来说，某些基因的缺陷不一定会被检测到，或表现为疾病。但随着逐代传递这些缺陷可能就会渐渐凸显出来[70]。它们也许还需要特定环境的激发，如在关键时期遭受病毒或细菌感染、发生过敏反应等，进而致病。在缺少激发条件的情况下，症状也许永远不会显现，相关基因缺陷或弱点也就继续“沉默”下去，但却会以某种方式遗传下去[71]。药物开发过程见图10.1。

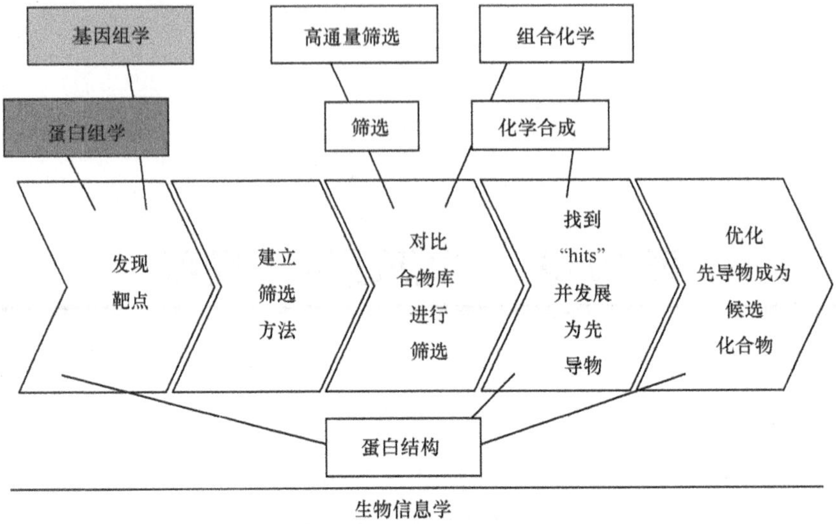

图 10.1 基因组学和蛋白组学有助于开发进程

注：图中显示了药物开发过程的各个阶段。基因组学有助于靶点的发现，但对活性筛选、建立化合物库、寻找“hit”和将它们优化成先导物无益。将来，基因组学可能有助于进行“患者分层”，即它能回答患者是否具有这个靶点，其水平是否异常，或者在某些情况下患者是否存在其他状态——另一个靶点——而使药物对其不适用，即存在“分子禁忌”。毒理基因组学会对先导物的优化产生影响。

在一些复杂疾病中，一个或几个基因的突变引起基因产物形式、形状和化学性质的轻微改变，通常会使蛋白的生物功效降低，如与天然配体的作用减弱。这些突变引起“功能丧失”，另一些突变则引起“功能获得”。这两种突变都对健康有害，因为细胞对这些非正常的，或者是破坏性水平的功能毫无准备，也许疾病会就此而显现出来，如囊胞性纤维症(Cystic fibrosis, CF)的起因只是发生在一个基因上的微小突变，可它却导致细胞中间接控制水分子转运的某种蛋白发生了灾难性的变化，导致肺部严重充血，最终致命。多基因疾病机制的探索最为困难，因为必须有 2～3 个基因同时突变才会引起明显的症状。大多数科学进展来自对单个不良基因引起疾病的研究上，如亨廷顿病 [72] 和囊胞性纤维症。事实上，科学家可能会为在复杂疾病中寻找单一遗传改变(突变)而受责备。多基因疾病的名单上包括了很多种精神卫生疾病，如精神分裂症，用简单的遗传法则和受体功能理论是不足以从分子水平上来阐明这一疾病的。

2002 年人类基因组测序全部完成后，作为信息资源科学家就能找出变异基因与疾病状态的关系，而受损基因的产物就成为供选择的靶点。此外，发现和鉴别一个潜在靶点后，同一家族的蛋白也可以推测为可能的靶点。而相关的已知配体就可以作为“原理验证”试验的出发点。

理论上，各大医药公司都有开发出水平相当的先导物之能力。然而，在研发实践过程中从不同化合物样品库开始的许多微小差异已经为各公司的成败埋下了伏笔。能在化合物库里找到一个“hit”来展开药物化学研究吗？找到一个或几个具有中等亲和力化合物作为起步的可能性有多大？

基于高通量筛选(High-throughput screening, HTS)进行药物发现的公司最担心的事情是从它的化合物库筛选不到针对新靶点的“hit”。一旦找到一个结合甚至非常弱(即亲和性低)，但对靶点选择性高的化合物，这很可能是“可成药的靶点”，条件是公司要给由6～12人组成的化学家团队以足够的时间和资源，如12～18个月。多数情况下，即使是一个活性弱的苗头化合物，药物化学家也能改善它的亲和力及选择性从而得到候选药物。如果公司在自己的化合物库里找不到“hit”，科学家可能会以其他公司已发表的“hit”——甚至是已批准的药物——为先导进行优化，开发出自己的化合物。

但是应该想到，竞争对手那儿出色的化学家围绕针对这个靶点开发的药物分子，也许已经将他们可以想像到的每一个类似化合物及其中间体申请了专利。如果正在寻找方向的那家公司的化学家最后得到的先导物已经被对手申请了专利，即使相关专利尚未公开(18 个月)，所有的工作都会付诸东流，因为侵权化学专利的界定明确，是绝不允许的。

以下两种情况下此类事件时有发生。第一，这个生物靶标的“位点”或“口袋”的区域非常有限，以致只有一类分子能够嵌入。申请专利时可以发挥的余地和空间也就不大了。因此，化学家找到的分子与竞争者相似的现象并不那么少见。第二，许多药物化学家都出自为数不多的几所名校，他们也许共享某些解决问题的方法。如果他们的研究途径出现重叠，研究结果就会构成侵权。如果你等 18 个月在专利授权和公开后才着手研究，你永远无法知道还有多少人同样盯着这个受专利保护的化合物以及它们已经开始多久了。显然，向前推进的最好办法是拥有自己的“hit”，甚或更好更多的“hits”，也就是要真正拥有一个结构多样和数目庞大的化合物库，涵盖数百万种结构多样和独特(即非微小差别)的化合物，还要拥有针对靶点对其进行快速筛选从而发现“hit”的能力。一个客观地检验公司化合物库结构多样性的好办法，就是观察在这个库中找到针对新靶点的“hit”之几率有多大，这对药企在华尔街的股值影响巨大，正如任何其他行业的股值受其拥有任何关键技术的影响一样。由此可见，基于基因组学的药物发现的前景是开发出针对基于基因组学新型靶点临床候选药物，前提是化学家们能够面对由基因组学拓展而来的大量靶点，找出相应的先导化合物(图 10.2，图 10.3)。

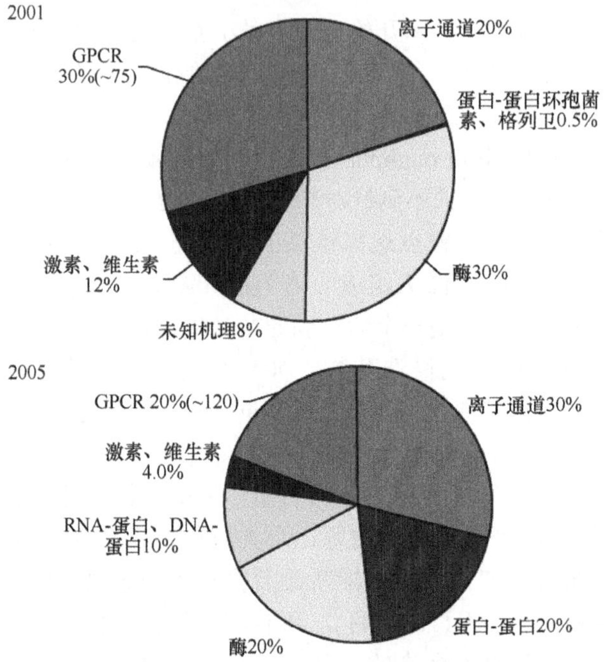

图10.2 分类的药物靶点数，2001—2005年

注：预计靶点数将继续增长，靶点多样性也将得到改善。从2001年到2005年，靶点数从原来的250个增加到了600个。可以合理地预测，通过对这些靶点的研究，到2010年将有围绕1200种NCEs开发出来的15 000种新药上市。

整个医药产业对其所付出的巨大努力能见多大成效持“谨慎的乐观态度”。一个合理的预测是，到2010年将有600个或更多靶点的“原理验证”研究完成。其中约有100～150个靶点被证实有效，并预期产生1200个新化学实体(New chemical entities, NCEs)和约15 000种“药物”。药物靶点数目增加的来源有两方面：其一，对人类基因组的研究导致新基因被定义，其编码的蛋白质在疾病中的作用被验证确立；其二，疾病进程的分子通路被揭示，它在分子水平将一连串的级联反应与所有参与的蛋白元件联系起来。如果这个“分子级联反应”链中的一个蛋白与某种疾病过程有关，经验表明干预该蛋白的“上游”和“下游”机制可以产生治疗作用。从本质上来说，参与该级联反应的所有蛋白都成了经验证的药物靶点，从而使潜在靶点数目增加至原来的4～10倍。这种可观的扩充是基于许多考量的：社会对新药的持续需求和支付；研发这些药物的资金来源；基因分型引领药物开发及后期医师对药物的选择。它同时也需要FDA和其他药事管理部门的注册审批程序跟上发展的进度。

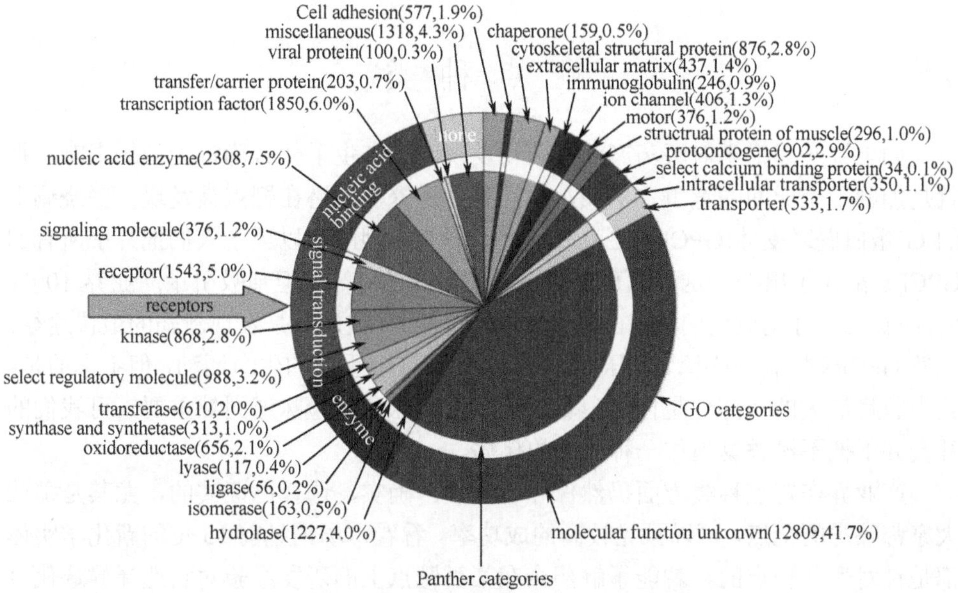

图 10.3 人类基因产物的功能提示着靶点种类的数量

注：靶点种类的复杂性形象地说明了现代药物发现过程的复杂性。

不是所有新发现的靶点都会被应用的根本原因是：①它们可能位于细胞内，或深藏于细胞器(Organelle)如线粒体中，药物难以到达；②它们不能激发商业兴趣；③它所关联的一种或多种疾病已经有了更好的治疗靶点。靶点种类的分布也可能会有改进。G 蛋白偶联受体(G-protein coupled receptors, GPCRs)是在业内很受欢迎的靶点，其种类可能会从 75 种增加到约 120 种，但它在药物靶点中所占的比例却可能会从 30%下降到 20%，因为业界希望针对一些新种类靶点来开发药物，如 RNA-蛋白、DNA-蛋白和蛋白-蛋白相互作用。这些相互作用在基础研究中越来越受重视，它们在细胞修复、自愈、癌变及免疫调控和过敏反应中，对细胞分裂的调控起着至关重要的作用。试验证据来自于对参与相互作用的蛋白与抗体的分析，或对转基因动物的研究，后者的蛋白结构和产量都发生了改变。然而，我们在寻找能影响这种相互作用的小分子——新化学结构药物方面仍不成功，虽然经验显示只要找到几个突破性的化学结构就可能引起产业的拓展。最近一次这样的突破源于 nutlin 的发现，它能控制 p53(癌细胞增殖中的主要调节因子)的蛋白-蛋白相互作用。由于医药企业没有或很少涉足这类的早期课题，它们的化合物库也就无法提供所需的“hits”。而一些来自天然产物的好药，比如一些抗菌素，是通过干预 RNA-蛋白相互作用发挥作用的。

靶 点 种 类

如果说基因组学对医药产业和药物发现已经产生了什么确定无疑的影响，那就是加剧了企业间的竞争。例如，虽然有种样繁多的潜在靶点被发现，围绕剩下的G蛋白偶联受体(GPCRs)之竞争也许是最为激烈的，以至于人们把几乎所有的GPCRs都找了出来。这虽然可能只占基因组织的3%，但却吸引了产业界100%的注意力。由于对它们的特征已经了解得比较透彻，被认为是发现新药的最快途径。虽然GPCRs控制着心律、血压、胃酸分泌，和许多重要的生命活动，但不幸的是，其中数目最大的一部分是控制嗅觉的。感觉气味和体验味道固然重要，可我们的社会并不把不辨香臭当作一种严重的疾病。

产业界在靶点种类方面仍然保守而谨慎。确实，选择已证实的，尤其是那些大家都熟悉的靶点，可以预见较高的成功率。看看市场销量前15位的新化学实体都是针对哪些靶点的，就能了解药企在某类靶点上的研发经验对它选择候选化合物和将其开发成新药方面有着多么巨大的影响。只有3种目前[73]销售最好的新化学实体药物是“原创药”；其余12种则是“追随药(Followers)”或“仿制药(Me-toos)”。从靶点种类来看，15种药中有5种针对GPCRs，4种针对酶，4种针对跨膜运输分子即“转运蛋白”，1种为“生物制剂”，剩下1种针对细胞核内的雌激素受体。医药公司扎根于以往的经验是可以理解的。从以前开始它们就既发明药物也仿制药物——尤其是开发选择性5-羟色胺重摄取抑制剂(Selective serotonin reuptake inhibitors, SSRIs)时更是如此——照搬别人的临床试验，使用别人已证实的靶点，至于是GPCR，酶或5-羟色胺重摄取转运蛋白，则看情况而定。虽然整个医药产业界总体来说是富有创造性的，单个企业却不一定渴望创新。想想那些试图开发抗精神病新药的数千家企业，最终有几家做成了呢？

最大的6家医药公司直接影响其新药开发战略的靶点选择标准以及相关因素在决策过程中的权重，可以归纳为以下几点：经过充分验证的靶点(40%)，已知蛋白种类，即可能在化合物库中找到“hits”的(30%)，高通量筛选方法相对容易(10%)，确切的结构信息——与配体结合状态下靶点晶体的X射线衍射(10%)，最后，还应该位于细胞外或细胞表面，药物容易到达(10%)。

炎症的生物学研究导致大量靶点的发现

要使靶点的财富和新思路都涌现出来，光有基因组学和蛋白组学是不够的，还要有对生物学系统更深的理解。“通路发现的生物化学”曾经流行一时，炎症研究是其中一个很好的例子，它导致了大量新靶点的发现。这个经验很重要，因为几乎每个人都发生过炎症，后者在袭击、受伤和疾病中十分常见，并在割伤、挫伤或罹患类风湿性关节炎时伴有疼痛。

当与产生炎症反应的全部生化通路都被揭示后，医药公司就试图阻断炎症过程的每一个步骤，包括起始信号、接受和转导信号的受体、细胞内的酶对信号的分程传递、引起炎症和疼痛等次级反应的化学物质的合成。炎症是一个自然和有益的过程，但当它失控时就可能给人造成长期的损伤。需要注意的是，在干预炎症进程的同时也冒着干扰正常功能细胞的自然活动的风险。

图 10.4 以漫画形式展示了一些炎症发生的过程。图中描述的是具有关节炎易感性的关节中的巨噬细胞[74]膜上的受体被其天然存在的化学配体白细胞介素-1(Interleukin-1, IL-1)和细菌脂多糖(Lipopolysaccharide, LPS)结合而活化。这些配体与在分子构象上变得适于识别和接受它们的受体【IL-1R 及 LPS 结合蛋白(LPS binding protein, LBP) 】结合并相互作用。这一最初信号引起前列腺素的产生和释放，最终引起炎症。举个例子，炎症反应最终的生化通路之一会引起环氧化酶2(Cyclo-oxygenase 2, COX-2)合成的增加。COX-2 就是止痛药西乐葆、万络和其他一些新型环氧化酶 2 抑制剂的靶点。其他潜在的抗炎靶点或位点大致有：天冬氨酸特异性半胱氨酸蛋白酶(如白介素转变酶，Interleukin converting enzyme, ICE)抑

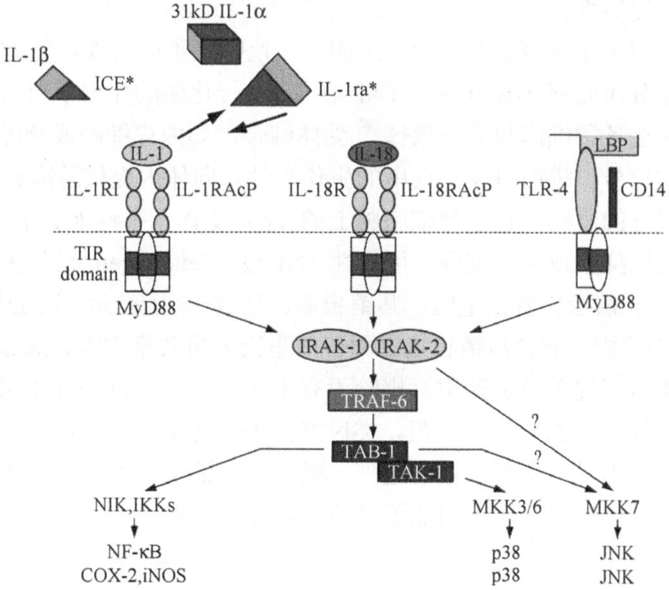

图 10.4 抗炎药物的靶点

注：炎症生化途径中的靶点简图。参见正文中的文字说明。

制剂；白介素受体拮抗剂，如 kinneret 以及正在进行临床试验的白介素-1/2/4 受体相关激酶(IRAK-1, IRAK-2 和 IRAK-4)的抑制剂。同样，你也可以通过阻断天然的抑制过程来产生抗炎效果。比如，现在有 5 个抑制促分裂原活化蛋白激酶(Mitogen-actived protein kinase, MARK[75]p38)的化合物正在进行临床试验，所针对的疾病分别为类风湿性关节炎(Rheumatoid arthritis, RA)、银屑病和慢性阻塞性肺病(Chronic obstructive pulmonary disease, COPD)，还有两种 Jun 氨基末端激酶(c-Jun N-terminal kinase, JNK)抑制剂正进行中风的临床试验。复杂吗？这还只是故事的一半。

关于靶点的警示录

炎症治疗领域中还有更多的例子说明医药产业是怎样基于对生物学理解来开发新药的，而是这一过程又怎样如此容易地变得复杂。它也开始揭示出药企是如何思考、行动和作为的。发现的方向并不总是由科学来驱动的。

最近有一个相对新颖、非常成功的治疗类风湿性关节炎的生物制品上市。它是一个小公司 Immunex 的唯一产品，即**可溶解肿瘤坏死因子受体**。肿瘤坏死因子(Tumor necrosis factor, TNF)是被称为细胞因子[76]的重要分子中的一员，具有促进炎症反应的高度活性。

肿瘤坏死因子在免疫系统的游走细胞——巨噬细胞中合成后作为 ProTNF 复合物的组成部分而储存 (图 10.5)。TNF 在 TNF 转化酶的作用下释放后以游离形式随血循环到达各种细胞与其三聚体[77]受体结合，如内皮细胞或神经元，产生炎症反应最初的信号，进而引发一连串的生化事件。向体内提供游离和可溶性 TNF 受体是一种很好的思路：它们与细胞膜上的 TNF 受体无害性地竞争结合 TNF 可使炎症信号受到抑制或至少减弱。可溶性 TNF 受体(etanercept)已作为药物依那西普(Enbrel)上市，截至作者执笔时，其销售额已超过 15 亿美元。这正是 Amgen 买下 Immunex 的原因，前者与销售依那西普的惠氏公司共享收入。依那西普对另一种常用的抗类风湿性关节炎药甲氨蝶呤没有干扰，二者可以联合使用。从任何标准来衡量，依那西普都是一个好药。类风湿性关节炎是一种侵蚀机体的疾病，而依那西普的发现则是一个突破性的进展。唯一不足的是，作为一个蛋白类生物制品，它必须通过注射给药，这增加了给药的难度和成本[78]。

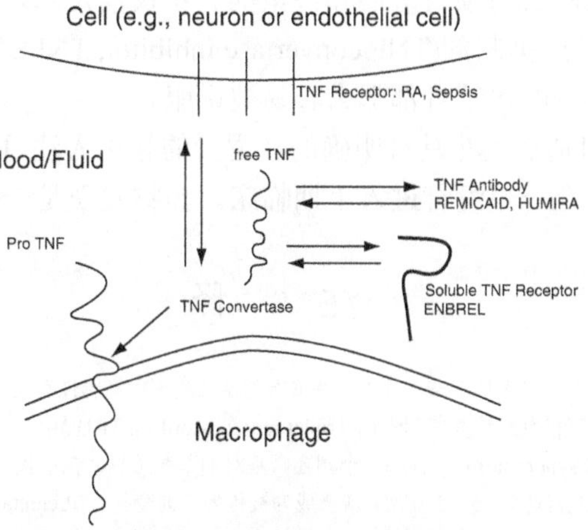

图 10.5 TNF 转换酶抑制剂的原理验证

注：影响炎症反应的方法有很多种。图中上方为一种“普通”细胞，如神经元或内皮细胞，下方为巨噬细胞。参见正文中的文字说明。

依那西普的疗效证明游离 TNF 确实扮演着有害的角色。其他公司的聪明人想到，抑制“TNF 转化酶”——TNF 释放所需要的酶应该也能达到同样的效果，而酶的抑制剂可以是能口服给药的小分子。

在意识到以 TNF 的来源和游离 TNF 为靶点都可以减轻炎症的同时，公司也意识到这一反应不仅在类风湿性关节炎中，而且在败血症(Sepsis)中也起重要作用。这一点为何重要？为什么对败血症会有兴趣？因为针对败血症的临床试验耗时短，治疗无效者大多会在 16 小时内不幸地死去。如果治疗只是部分有效，患者仍会有严重的菌血症(Bactoremia)；如果治疗完全有效，患者将彻底痊愈。这种临床试验的结果很快可以获知，而类风湿性关节炎的临床试验需要许多患者，耗时数年。你的公司也许永远也不想销售败血症药物，但一次成功的败血症临床试验可以提供对类风湿性关节炎的原理验证。何乐而不为呢？

所有干扰 TNF 及其作用的临床候选药物的适应证都是相同的。其中最重要的适应证(即与 TNF 应答过剩相关的治疗领域中，市场最大、潜在销售额最高和患者痛苦最大的)就是风湿性关节炎，其次是炎症，第三位是银屑病和败血症，另外 TNF 还与肌肉萎缩和癌症有关。

原理验证试验的结果是容易观察的，因为几乎只要观察到血液中的游离 TNF 减少就可以了。另外，礼来公司在 2002 年 3 月获得批准的一个抗败血症药物是通过降低细胞因子白介素-1(IL-1)和 TNF-α 的水平来起作用的，这使开展原理验证的主张又得到了增强。

但是，主宰医药公司项目进展和决策的并不仅仅是原理验证。在这里我们说明了推进TNF转换酶抑制剂(TNF convertase inhibitor, TNFCI)的明显理由，但不幸的是，并非每个药企的决策者都那么容易被说服。

TNF转换酶抑制剂虽然具有明确的、逻辑的和引人注目的学术背景以及出自“科学”谱系，却至今也没有进入Ⅰ期临床。药物发现是一项艰难的工作。

注　释

69 一个基因在种群中存在多种形态，其中一些形态与疾病或疾病易感性有关。

70 比如，在所谓的三核苷酸重复序列失调(Triplet repeat disorders, TRDs)中，由于某些未知原因，如在脆弱X染色体症候群(Fragile-X syndrome)中，CGG 3个相连碱基对的不断重复，在世代间呈扩大趋势。这种重复在一般种群中约为5～50次，但若达到45～200次，就会成为被称为“前变异”(Premutation)的基因触媒。如果在男性后代中重复大于230次至数千次，他在婴儿期后期就会出现明显的精神发育迟滞。

71 在之后的章节中将会看到，这是将基因测试加入到健康保险计划中一个重要但未充分讨论的课题。因为有些可测试出的基因变异在接触到已知或未知的环境因素前是没有风险的，医生、保险公司、雇主和社会在宣布某人因存在基因异常而“较不适合投保”时应该持非常谨慎的态度。通过基因分型技术很容易发现突变，但在没有可检测到的疾病征兆时，社会应该保护个人基因数据的完整性和隐私性。基因信息意在为患者提供帮助，医生不应该用其使患者处于不利的地位。

72 过去的名称为“亨廷顿氏舞蹈病”(Huntington’s Chorea)，来自长岛的神经科医生乔治·亨廷顿(George Huntington)在1872年对这一疾病的描述(参考资料：Koehler, Bruyn & Pearce: *Neurological Eponyms*)。现在的趋势是省略所有格后面的词语，在此被省去的是对患者缺乏尊重的“chorea”——这个词来自拉丁语的“舞蹈”，因为患者会出现不可控制的颤搐。它也属于三核苷酸重复序列疾病(Triplet repeat disease, TRD)，当CAG序列重复36次以上时才会表现为疾病。

73 2004年中期。

74 巨噬细胞被激发时会产生炎症反应。它平时固定于血管壁上，但在创伤等引起的反应下，它游离出来并释放出化学物质，通常情况下这些化学物质会攻击外来异物。

75 也叫微管相关蛋白激酶(Microtubule-associated protein kinases)和早期反应激酶(Early response kinases, ERKs)。更多信息和更复杂的功能描述见 http://www.brenda-enzymes.info/。

76 “Cytokine”的字面意思是“使细胞运动”的分子，实际上是起细胞之间介质作用的酶。

77 指包括3个不同的蛋白亚基。

78 附带提一下，一个新的竞争药品Remicaid只能由医生注射，因此，可能为医生提供了额外的收入来源。公司的市场部门应该不会忽略这一事实。但一个更新的药物，TNF抗体Humira，可以由患者自己进行皮下注射，和胰岛素的给药方式一样。

第 11 章　大量药物的结构相似

结构决定一切

有一句值得经常重复：“药物化学家永远是每个临床前开发步骤的关键所在。”他们是谁，他们迄今为止开发出了什么可以成药的化合物？产业界可能还没有充分发掘出化学家们的想象力和创造力。这本身为将来带来了希望，但眼下，我们所拥有的差别较大的结构类型实在太少了，我们应该对其进行挖掘。

虽然在未来确实有望发现更多的化学结构，但长久以来，药物结构缺乏本质上的多样性，其负面影响至今仍困扰着通常是保守的医药产业。

业内的药物化学家年复一年地围绕基本化学骨架(Scaffold)做着相对较小的改动，临床候选药物及其后备化合物常常都出自同一骨架类型。为了得到根本上全新的骨架，人们曾经极大的依赖于天然产物。20 世纪初发现的 8～10 种骨架频频使用，并代表了所有主要药企的“历史”化合物库中大部分化合物的基本结构(Box 11.1)。化学实体究竟有多少？这一问题的答案因不同的定义而异，但目前市面上几乎所有的化学药物都可以追溯到这几种骨架。

Box 11.1 2000 年以前使用率最高的十种骨架 [79]

乙内酰脲骨架，见于已有 50 年以上历史但仍被广泛使用的抗癫痫药苯妥英。

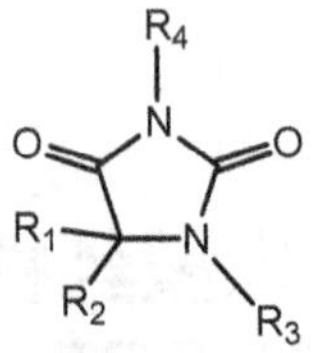

吲哚骨架，见于解热或抗炎药吲哚美辛和依托度酸(R_3和 R_4也形成一个环)。

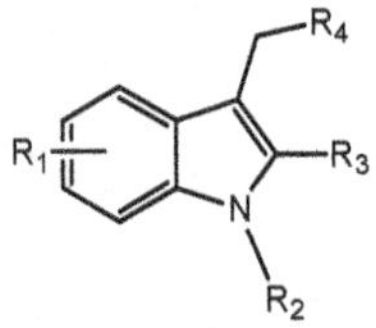

β-内酰胺骨架，它是抗生素青霉素和头孢菌素的结构基础。

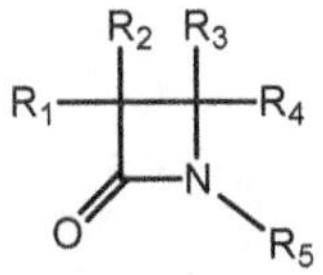

苯并呋喃骨架，它是抗心律不齐药胺碘酮的核心部分。

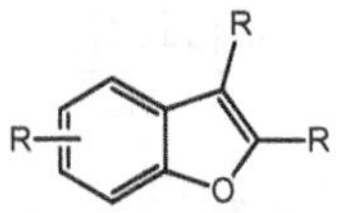

喹啉骨架，见于抗菌药萘啶酸和环丙沙星。

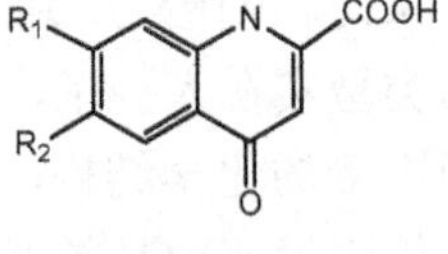

异喹啉骨架，见于驱肠虫药 [80] 吡喹酮和平滑肌松弛药罂粟碱和屈他维林(诺仕帕)。

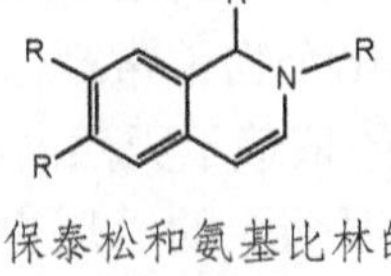

吡唑啉酮骨架，它是消炎镇痛药保泰松和氨基比林的结构基础。

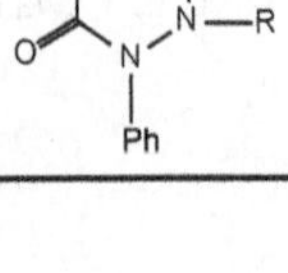

续

Box 11.1　2000 年以前使用率最高的十种骨架 [79]

嘧啶骨架，见于抗病毒药齐多呋啶、司他呋啶(抗 HIV)和索立呋啶(抗疱疹)。

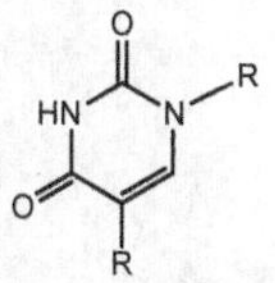

其他抗病毒药和抗寄生虫药以嘌呤骨架为结构基础。它们包括巯嘌呤(驱肠虫)、阿昔洛韦(抗病毒)、去羟肌苷(抗 HIV)和阿糖腺苷(抗疱疹)。

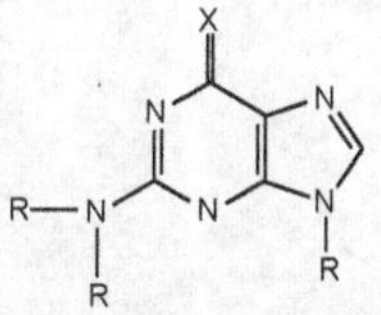

最后还有，最有名的一类药物所属的骨架：苯二氮䓬类，例如地西泮(待捷盼)及其他镇静、安眠、抗惊厥药氟硝西泮、咪达唑仑和劳拉西泮等。

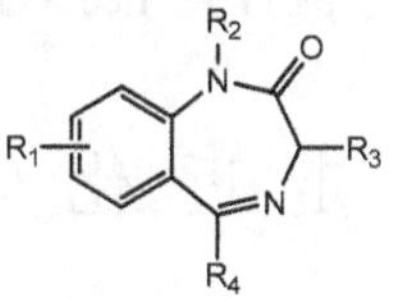

“重磅炸弹”

著名现代药物发现奠基人之一 Leo Sternbach(图 11.1)发现并开发了地西泮(Diazepam)，商品名待捷盼(Valium)，它成为了历史上第一个年销售额超过 10 亿美元的“重磅炸弹”药。同时它也被指责使充满焦虑的美国主流社会以半娱乐心态服用药物的文化获得松绑。问题的主要原因不是药物本身，而是它与酒精一同使用时会因相互作用引起和加重耐药性(Tolerance)和依赖性(Dependence)。

虽然有副作用，但地西泮仍然是抗焦虑活性的“黄金标准”。Sternbach 博士原创的这个化合物非常优秀，是疗效最好和起效最快的抗焦虑药。另外，最近 40 年来围绕它开展了许多的工作旨在提高其治疗指数，在保持疗效的同时减轻副作用。苯二氮䓬类的许多化合物已形成了抗焦虑药的主流。安全性更高的现代抗抑郁药(百忧解、帕罗西汀等)虽然也表现出抗焦虑的作用，但效果不如地西泮。

尽管没有高通量筛选手段的帮助，Leo Sternbach 也是 100 个专利化合物的发现者。也许他最大的贡献是，他的重磅炸弹药点燃了所有医药公司的梦想。它们想要开发出几个易于销售的产品，然后大卖特卖。

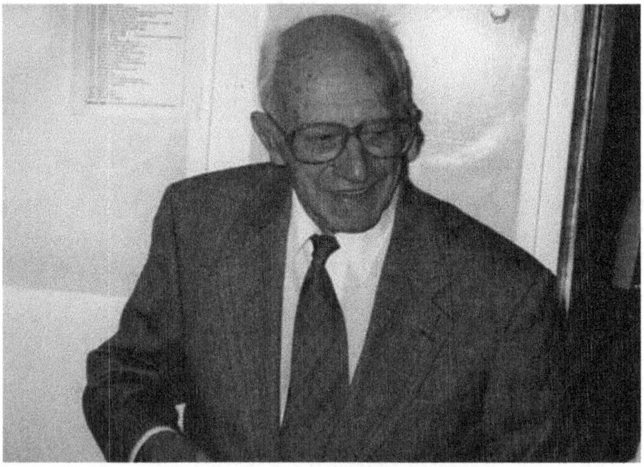

图 11.1　Leo Sternbach

走 近 化 学

大型药企的化学实验室里的人在做什么呢？化学实验室分为许多部分，其核心的部分是历史化合物库，储存着医药企业从染料开始在过去 100 多年来制备的化合物。多数化合物反映出在一些特定治疗领域中曾经取得的成功，比如心血管药物、镇痛药及抗真菌化合物等。其余的化合物则是由组合化学家在必要时按需提供的。他们在已有的分子基础上，用合成方法系统地取代一些原子或官能团，对原结构进行修饰。例如，他们可以在原结构或模块上的任一个氢的位置，引入甲基(CH_3)、乙基(C_2H_5)抑或是$(CH_2)_7$这样的开链的“脂肪性”取代基。如果不用甲基，他们也可以使用三氟硅烷基(SiF_3)。某些类型的取代不大可能引起生物活性的改善(如把碳换成钴)，这样的取代是要避免的。使用少数几种结构模块，以数千种不同组合方式进行拼接，就可以完成对已知结构的系统性扩展，产生大量的化合物，构建出一个有 10 万～100 万个化合物的组合化学库。

公司出现超出上述的需求时，会与组合化学公司订立合同，制备新的组合化学库。他们可能会要求对方通过对“构造模块”进行组合来建库。选择一个大的模块集合，比如每个都有数十种不同取代基的 5～6 个不同的模块集合，把 5～8 个这种复杂的构造模块以不同方式拼接起来就得到了最终的化合物。如果起始的构造模块足够复杂，通常就会存在足够多的拼接方式使合成出的分子各不相同，也就是说，如果挑选或选择它作为药物，就很有可能是能申请专利的。显然，不同的化学公司也有可能会对不同的供应商提出相同的合成任务，而这些公司最终会合成出同样的分子。如果这是有效的临床候选药物，最先申请专利的公司就是赢者。这种情况其实经常发生，因为不同公司的药物化学家都曾在相同的或相似的学术环境里接受训练，他们会选择相似的战略来优化一个分子，使之与靶蛋白分子内一个非常狭小且非常明确的空间相作用。

技术的进步能使化合物库大大扩展。如今已经不需要对大批化合物进行检测了。通过虚拟(*in silico*)筛选技术，科学家可以应用三维结构的计算机模型从理论上模拟化合物与靶点的结合状况。不幸的是，产业界钟爱的许多靶点(GPCRs、离子通道等)的结构目前仍未阐明。优秀的计算机程序可以对数百万个推测的药物结构进行分析，这些结构有的只存在于计算化学家的脑海中，换句话说，它们尚未被合成出来。如果一个分子结构在计算机模拟中表现良好，它就会被合成出来，同时合成的还有围绕它的一个完整的小化合物库。化合物的合成量可以很小，因为活性检测的需量已从毫升(10^{-3}升)级下降到纳升(10^{-9}升)级，有些情况下甚至是皮升(10^{-12}升)级。通过生物技术，我们可以在细菌或酵母里表达并大量生产靶点蛋白，就像制造蛋白药物等大部分生物制剂的方法那样。有了自动化技术，我们能够合成数百万的化合物并以每天100万个的速度对其进行针对特定靶点的筛选。

那么在这过程中人类扮演何种角色呢？一旦发现苗头化合物(hit)，就需要检测该分子的稳定性、急性毒性，可能还有与常用药物的相互作用。接着各种结构改造的任务将由药企的约1000名药物化学家来完成。为了推进临床候选化合物，还需测定药代动力学和毒理学性质。另外，一个周全的计划应该包括后备化合物的同步开发。

拥有特殊技能的药物化学家是药物发现过程的关键组成。有个现象可以说明这个事实：最好的药物化学家有很多受训于相对少数的几个导师和来自于更少数几个的实验室，如苏黎世的瑞士联邦工学院(ETH)、英国牛津大学、哥伦比亚大学、纽约的斯隆-凯德琳(Sloan-Kettering)研究中心、哈佛大学和匹兹堡大学。医药产业的经济活动规模巨大，而训练药物化学家的学校却屈指可数。相反地，每一所设立了理工科和化学系的大学都能培养有机合成化学家。

注　释

79　这些药物中大多数的描述可以从许多在线词典中找到，如 http: // www. online-medical-dictionary. org / 或 http: // www.nlm.nih.gov/ medlineplus/druginformation.html。

80　一种能够驱除小肠寄生虫的药物。

第 12 章　怎样寻找候选药物

临床试验候选化合物的选择

一旦医药公司选择好了临床候选化合物，就要进行大规模制备——需要的量达数百公斤，这本身不是一件小事，而是进入临床试验前的必要准备工作。了解临床试验各个阶段的顺序很重要，这些阶段是：

第Ⅰ期，药物安全性试验阶段，在 20～40 名健康志愿者中进行。费用约 100 万美元。

第Ⅱ期(A & B)，药物有效性试验阶段，在 100～300 名患者中进行。费用 2000 万～1 亿美元。

第Ⅲ期，药物安全性和有效性的大规模验证阶段，在多至 2 万名患者中进行。费用 2 亿～3 亿美元。

第Ⅳ期，为后期开展的非必须的试验阶段，主要针对获准药物为扩展处方标签所进行的新适应证试验。

对于生物技术公司和小型制药公司来说，药物开发的基本准则就是不论一个临床候选化合物背后蕴藏了多么伟大的科学思想，如果你无法将它带入Ⅱ期临床试验，那么你在发现这个候选物上的实际花费远比将其卖给一家大药企所能获得的报酬多得多。能够开展早期(Ⅱ期 A) 临床试验的小公司在当今的药物开发市场上对其投资至多是打平。小公司应该冒Ⅰ期临床失败的风险吗？如果它想要证明自己研究的价值，那么可以，但是应该准备一个以上的Ⅰ期临床候选化合物。

为什么刚起步的公司或小公司里的科学家想把候选化合物卖掉？原因是进一步的研究需要太多的资金。迈入大规模的有效性试验(III期)后，视要验证的长期功效而不同，受试人群可能多至两万人，历时2～5年等，所费不菲。

值得重申的是，选择一个候选化合物不仅仅是一个纯粹通过估计药物对人体疗效的科学决策，也要考虑到怎样去证明药效、几乎绝对的安全性以及成本可控。医药企业中有许多聪明人都会参与决策。决策者不光是研发部门的那些提出靶点设想、验证靶点、制备合适的候选化合物、在疾病动物模型进行检测的科学家们，还包括影响力更强的临床试验人员和市场推广和营销者。不幸的是，如果对候选化合物或它是否可以赚钱存有疑问，就会有争论发生，在把所有资源都集中于大家一致同意的项目这一点上，怀疑者能够取胜。有趣的是，公司最宝贵的资源之一就是药物化学家。他们始终是每一项临床前研究的关键点和瓶颈，这只在占少数的生物制品、治疗性抗体及重组蛋白(Recombinant antibody)药物的开发中是例外。现实中的证据就是，公司合并后最安全的岗位就是药物化学家。从事临床前研究的生物学家对决策的影响最小。

对公司来说理想的临床候选化合物

药企平均每10个被选入临床Ⅰ期或人体试验(Entry into man, EIM)的候选化合物中，只有1个能成为被批准上市的药物。这些候选化合物中有些在花费较低的早期就失败了，有些则会让公司在花掉3亿美元后才知道是吃了苦头。

“最好的临床候选化合物是已经上市了的化合物”。这就是说，医药公司会为已成功上市的药物寻找新的适应证。“我们已经在一百万人中进行了试验，它是安全的，它属于我们。”举例来说，他们开发出一种吸收更快的膏剂，而且如果这一新剂型能够获得专利，该药物的寿命就大大延长了。如今，由于药企开始“倾向于保险”，对已有药物的“生命周期管理”(Life-cycle management)变成比开发新药更重要的事情。因为风险最小，它是最完美的临床候选化合物。如果公司要将其作为新适应证药物上市，安全性常常是已知的，有效性则需临床试验证明。但公司对确立有效性通常很有信心，因为整个努力往往是在发现和报道“非标签”使用该药治疗“新”适应证的临床观察后而启动的。

没有药品上市历史的公司对临床候选化合物有一连串的要求(表12.1)。表12.1中的内容是公司判断是否要花上3千万～3亿美元和等待4～5年的时间进行临床

表 12.1 临床候选化合物最好能拥有的特征

临床候选化合物最好拥有所有以下属性或特征：
● 在临床已验证的靶点上起作用
● 在相关动物模型上有效
● 无遗传毒性
● 无急性和慢性毒性
● 剂量和剂型具有良好的药代动力学特征
● 原料易于获得，合成成本合理低廉
● 无药物交叉反应，且最好不被细胞色素 P450 3A4 所代谢
● 有一个合适的“后备”化合物
● 成为全科医生而非专科医生的处方备选
● 有竞争优势，最好是同类药中的第一个，并进入 FDA 的快速审查
● 专利保护严密，寿命期长
● 直接竞争最小：针对同一靶点的药物少
● 间接竞争最小：具有同一效果的药物少

研究的重要指标。最好是有证据表明该化合物临床有效，或者至少在合适的疾病动物模型上体现可靠的药效。当然这只能在存在这样的动物模型时才行。传染病、肿瘤和内分泌的动物模型相比另一些疾病如精神病要好得多。事实上，幻觉症状就没有可信赖的大鼠模型。

候选化合物必须是毒理学上“清白”的；最初给药(急性)和长期给药(慢性)的一般毒性和遗传毒性都是不能接受的[81]。它应该有比较好的药物特性，起效剂量小且给药方便。也就是说，每日或每周一片的片剂要比一天两次的注射要好，前者销量更好。另外，它应该由较易得的原料低廉合理地制备。它也应该不易与其他药物发生交叉反应。要保证无交叉反应，最可靠的方法是使它不会被最普通的药物代谢酶——混合功能氧化酶(细胞色素 P450 3A4)所代谢。

为什么这一点很重要？因为 1998—2002 年间撤回的每一个药物都是通过该酶代谢的，其中有七种每年的总销售额达 110 亿美元，它们的失败是由于与现在市场上 70%的药物有生物学上的竞争作用。如果你的新药也是通过这一生化途径代谢的，那么就会遇到同样的竞争问题。由于不能保证所有服药患者都没有同时使用上述其他药物，因此所有关于相关剂量等的假设都要建立在药物相互作用的前提上[82]。如果发现有药物相互作用，FDA 很可能不会批准这一新的候选药物，因为其他药物的疗效和安全性已得到验证，在市场上卖得很好，凭什么你的竞争对手会同意把他们的药物撤换下来呢？另外，我们需要记住健康人或患者个体之间对某一药物的代谢率有时会相差十倍之多，这使对药物交叉反应的预测更加复杂。

当然，无论如何被代谢，药物的代谢终产物应该是无活性的，最好是易于排泄或分泌到体外的。

在进入昂贵和按序推进的临床试验之前，比较谨慎的公司会要求化学家准备一个后备化合物。这对一些以创新为主旨、活跃在学术界、生物技术公司和大型药企的科学家来说难以接受。学界人士会发现新靶点，开发出针对该靶点的候选药物，并把结果发表在诸如《科学》(*Science*)和《自然》(*Natrue*)之类的杂志上。之后在医药公司在进行临床试验却发现该候选药有问题——可能它的作用太弱，副作用太强，或有未预期的药物相互作用——这个探索就此终止。而到此时，另有三家公司利用你发表的成果已经找到了针对该靶点的更好的化合物，它们由此对你心存感激。开发出新药的公司都是拥有后备化合物的，没有后备的化合物的公司很难开发出新药。简单地说，如果你对自己的靶点有信心，你就应该开发一个以上的活性化合物。有时有好几种适应证与某一特定靶点相关，这有可能使“一线”和“后备”化合物作为不同指证的药物一起上市销售——如果它们都通过了临床试验的话。

要使一个药物被广泛应用，它最好是由全科医生(General practitioner, GPs)而不仅是专科医生(Specialists)开具处方。这意味着该药可能会与很多未曾严格测试过相互作用的其他药物同时使用。但是让更多医生为你的药开出处方所带来的经济利益是很有吸引力的。例如，抗抑郁药的主要市场来自全科医生的处方，而不是精神科医生的处方。特别是，如果你能证明这种抗抑郁药还具有抗焦虑作用——就像选择性 5-羟色胺重摄取抑制剂(Selective serotonin reuptake inhibitors, SSRIs)那样，就会有更多的全科医生使用它。当然，对全科医生进行推销的开发要高于专科医生。如神经科医生[83]的数目在英国[84]这样的国家里只有 350 位。实际上，药企所希望的是在由全科医生使用的非处方药(Over-the-counter, OTC)和专科医生开出的处方药的销售之间有一个平衡的“分布”。

选择临床候选化合物之谜的另有一个关键因素是要考虑该药与已有的治疗方法相比具有什么竞争优势，或者潜在性地更好，是否是“一类新药的首个”。显而易见，成为首创新药并率先进入市场常常(虽然并不一定)是有利的；此外大多数从医学院毕业了几十年、操劳过度的医生们对每种适应证的同类药物通常只记住其中的三种左右，他们也不必记住太多。如果某类药品中的前三种没效，那么其后的三四种也很可能无效，或者会在他们的病人中产生不可接受的副作用。既然如此，当 30%的抑郁症病例对 SSRIs 出现抗药性，并在等待基于不同机理或针对不同靶点的新药上市时，世界上是否真的需要 7 种作用机理相同的 SSRIs 来治疗抑郁症就很值得怀疑了。但作为“安全屏障”，对于一个体量硕大、营销能力强劲的公司来说，开发第 7 种 SSRI 或第 5 种 COX-2 拮抗剂要比研究一个全新药物要更为保险、更有吸引力。

近年来，成为“首创”的价值已经远不如前了。首创药的竞争优势被大大高估了。确实，作为首创药的好处是它仍能获得 FDA 的快速审查(Accelerated review)。但从 1985—2000 年间 20 种销量最大的药物里只有 4 种在审查时被认为与已有治疗方法相比具有“重大改进”。其余都是“与其他药物差不多”的所谓仿制药物。正如我们之前提到的，有些成功的化学创造并不具有很重要的科学意义，因为它们是衍生物，或是对“首先发现结构”的“复制”，只是存在足够多的不同使其能获得专利。当然，属于同一种类药物的销售寿命取决于其首创药的专利权期限。一旦到期，非专利处方药，有时连非处方(OTC)药都可以参与所有该类药物的市场竞争。

最近有个很好、并具有潜在历史意义的例子就是万艾可(Viagra)、艾力达(Levitra)和犀利士(Cialis)的故事。作为第一个不需注射即可成功治疗许多患者的勃起功能障碍(Erectile dysfunction)的药物，万艾可通过抓住一种以前很少公开(即在医生治疗室外)或承认，即使在医院也很少提及[85]的医学需求建立了自己的市场。艾力达和犀利士的化学结构与万艾可非常相似[86]，它们紧随万艾可的脚步迅速进入市场，并且在这个由原创药所开拓出来的市场中甚至拥有更具潜力的销售前景。虽然对于是否有必要依靠“医学治疗”来解决长期伴侣之间缺乏持久兴趣的问题(即需要干预的功能失调)，医生们的意见存在很大的分歧，但现在万艾可、艾力达，还有最近上市的犀利士也被推销用于治疗“女性性无能”(Female impotence)，正确的说法应该是“女性性功能障碍”(female sexual dysfunction)。当然，这些药物如今都在市场上销售，女士们会自己判断它们是否能改善健康质量和生活体验。这些医药公司，辉瑞、礼来/ICOS 以及拜耳/葛兰素史克诚然可以赞助研究，引发辩论和展开讨论，但它们没有真实数据就不能说其产品能“缓解女性性无能”。

在选择要研究的临床候选化合物时，公司一定会考虑传统意义上的竞争即那些会造成市场争夺并使潜在利润减少的竞争对手。一些药物从开发计划上被放弃了，因为预期它们无法与已有药物竞争，尤其是当竞争对手在该治疗领域有更强的销售力量时。

应该担心的不光是会以相似方式挑战同一靶点的直接竞争者。如果你在攻克某个肿瘤特异性靶点，竞争就将是间接的。肿瘤需要有自己的血液供应才能生长，整个肿瘤组织的血管生成过程被称为血管发生(Angiogenesis)。没有这一新的血液供应，肿瘤就不会生长，如果竞争者开发出了一种非常好的血管发生抑制剂来阻止肿瘤生长，你的肿瘤细胞特异性抑制剂就会失去市场。这种“间接竞争”特别重要，但几乎总是被低估。每家生物技术公司都在大吹特吹他们发现的药物靶点蛋白如何奇妙，如何特异。这也许是真的，但它可能并不是达到同一治疗效果的唯一途径。很多时候一个新药会与它在治疗该疾病的间接竞争类药物组成一种“鸡尾酒疗法”。医生和患者付钱是想获得更好的治疗效果或更方便的给药方式，例如，片剂优于注射剂，后者胜于静脉滴注。他们想买的不是新的机理，他们对此不屑一顾。每一个销售商都会告诉你这一点！

原 理 验 证

对现有药物作用的新评价方法导致了药物设计的革新。早期抗抑郁药三环抗抑郁剂的副作用(Box 12.1)至少应该部分归咎于它们对乙酰胆碱(Acetylcholine, ACh)传递的普遍抑制作用。这并不令人惊奇，因为根据流行的假说，抗抑郁剂的作用部分来自它们对 ACh 的拮抗效应。

虽然大部分人相信脑中的乙酰胆碱能作用是 5-羟色胺和去甲肾上腺素重摄取抑制剂产生抗抑郁疗效的部分原因，开发 5-羟色胺重摄取抑制剂却是为了消除像口腔干燥[87]这样的抗乙酰胆碱副作用。怎样才能否定这种想法呢？首先可以合成一个没有抗乙酰胆碱作用的化合物并测试它。这类新药仍然拥有抗抑郁效果吗？答案的确是有效的，而且它们的副作用极小，并在有些情况下，治疗效果也更好。销量最高、医疗中最成功的一类药物 SSRIs 由此诞生了。

这就是齐美利定(Zimelidine)的一个原理验证试验。齐美利定作为该类药物中的首创，在上市并被 3 万人使用后撤回了。它被获巨大成功的仿制药氟西汀(百忧解)所取代。齐美利定的临床试验表明它仅仅抑制 5-羟色胺重摄取而不抑制去甲肾上腺素重摄取[88]，没有或不足以引起抗胆碱能作用，但具有强抗抑郁效果。

故事并未到此结束。之后的Ⅳ期临床试验表明 SSRIs 能有效治疗社交恐惧症(Social phobia)和更年期综合症(Postmenopausal symptoms)，这使得其用途远远扩展到起先试图取代的三环抗抑郁剂之应用范围之外。三环类药物曾经是，现在也仍然是优秀、安全和有效的药物，但它们具有口腔干燥的副作用。这个副作用并不危险，但令人很不舒服。

医药公司需要在临床前研究和开发中投入大约 2000 万美元来制备一个足够安全、可以用于足量人群进行试验的化合物以期发现哪些药理作用是关键的。40%的人类临床试验属于原理验证试验，制药公司投入 2000 到 4000 万美元仅仅为了知道他们是否踏上正途。生物技术公司则不用考虑这一点，因为它们只专注于它们的分子。大型医药公司通常知道它们正在测试的某个分子或化合物不会成为上市药物，但在人体试验中所显示的足够疗效和高选择性却可以告诉它们该化合物所涉及的机理和靶点值得追踪。

Box 12.1　抗抑郁药的代表性结构种类

以下结构中的前 4 个化合物都被用于抗抑郁药。它们都确实有效，但也有不足。异丙烟肼(Iproniazid)是一个单胺氧化酶(Monoamine oxidase, MAO)抑制剂，长期使用会产生过强的毒性。与其他所有 MAO 抑制剂一样，异丙烟肼存在必须控制饮食的问题(忌红酒或奶酪)。下一类革新性的抗抑郁药是三环类。丙咪嗪(Imipramine)则因为有引起口腔干燥的副作用，停药者占了 30%。这对制药公司来说是个机会。一个药物如果疗效很好，但却由于副作用太严重而影响了它的使用，机会就出现了。比如被广泛接受和应用的 SSRI 类药物氟西汀(百忧解)需要 14～20 天才能起效(与三环类一样)，而且它对许多患者会造成性欲抑制，引起一定程度的兴趣缺失[89]。这对抗抑郁药来讲是不利的。因此，混合型 5-羟色胺和去甲肾上腺素[90]重摄取抑制剂(SNRIs)如文拉法辛(Venlafaxine)便应运而生。不过，文拉法辛也需要 14 天才能起效，虽然它有更强大的抗抑郁效果，但寻找具有快速起效机理药物的竞争已经开始。想想如果药物能减少抑郁症患者的自杀率，那会是一个多大的优势。之后对单胺类抗抑郁作用的原理验证研究发现，自杀者大脑中单胺类 5-羟色胺(和 5-HIAA)的水平较低。科学家们正在寻找类似和明显的抑郁症生物标志。考虑到自杀风险的存在，如果能够产生快速抗抑郁效应，不使用起效最快的药物几乎是不道德的。像利血平这样的天然产物实际上是通过减少 5-羟色胺和去甲肾上腺素的储备而引起抑郁症状。这一发现对三环类、SSRIs 和 SNRIs 的开发来说起到了进一步的原理验证作用 (详见正文内容)。

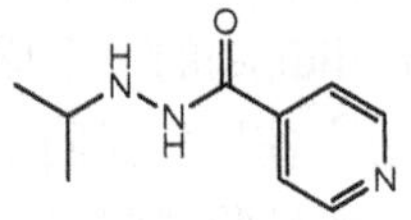

异丙烟肼(MAO 抑制剂)

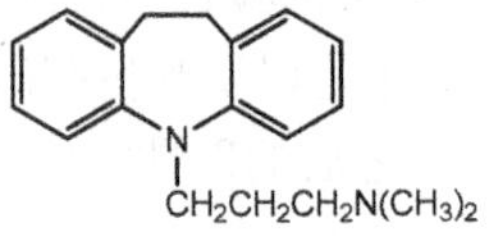

丙咪嗪(三环抗抑郁剂)

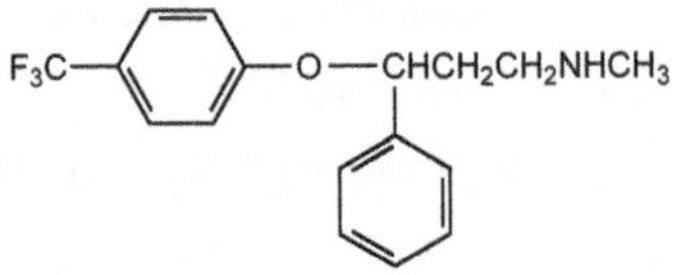

氟西汀(SSRI)

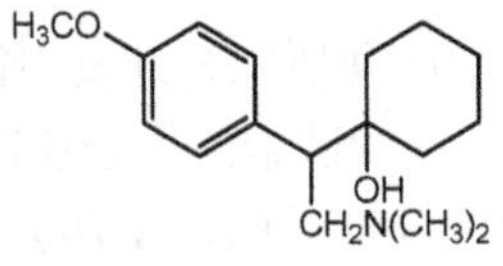

文拉法辛(SNRI)

利血平——天然产物，可引起类似抑郁的症状。

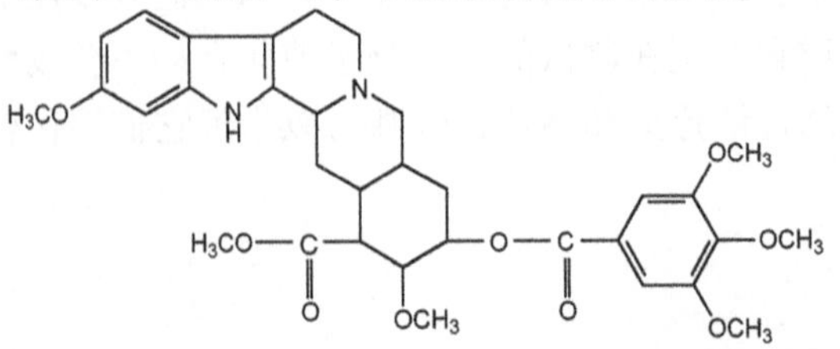

选择正确的临床试验指标：替代终点或标志

按照临床医生和生物统计学家的观点，原理验证是最重要的，同时也是困难的。人们必须预测有效剂量，而且没有多少犯错误的机会。个体之间的代谢速率可能相差10倍，这更增加了工作的难度。所以医生经常会调整剂量。这是一个很显著的问题，许多试验药物的失败或是因为剂量太低而无法显效，或是由于剂量过高而受制于毒副作用。化学家们对此并不陌生[91]。

对于某些进程缓慢的疾病，比如骨质疏松症、类风湿性关节炎和阿尔茨海默病，需要很长的一段时间来进行观察：经过数年的治疗是否达到和保持了预期的治疗效果，或药物是否使病程变缓或者理想地停止了。正因为如此，临床试验的设计者一直在寻求“替代终点”(Surrogate endpoints)，即寻找间接表明治疗效果的指标。制药公司没有时间来等待真正的治疗效果自身显现出来。如果药物无效，最好能在Ⅰ期或Ⅱ期临床试验的早期就被发现。什么是一种好的替代疗效？例如，如果你有一个治疗类风湿性关节炎(RA)的药物，抗炎试验将历时6个月～2年。但已知前列腺素是一个促炎性物质(Proinflammatory substance)，在炎症反应时血液中的前列腺素水平会上升。如果你的抗炎药能在炎症将要发生前降低前列腺素水平，即减少前列腺素的合成，那你就能够在6小时后获得原理验证。此外，对志愿者使用替代标志能帮助你直接为RA治疗药物的长期试验确定剂量水平。

唯一用不上替代标志的情况是抗菌和抗病毒药的研发，因为PCR数小时内就可以使细菌或病毒的核酸倍增，直接检测出抗菌或抗病毒药是否有效：要么它杀灭微生物或使它们停止分裂，要么该药就是无效的。因此抗生素从来不因有效性而失败，但各种恶劣的副作用仍会使它们无法使用，或会给剂量带来限制。所以，它们可能会因剂量达不到杀灭微生物的要求而表现为无效。

理想情况下，研究者会希望能单独对药物进行安慰剂对照试验。如果所针对的疾病是严重或威胁生命的，且存在所有诊断为该病的患者都在接受的现有治疗方法，那么让受试者停止服用原有的药物而寄希望于也许有效或疗效更佳的新药是不道德的。一个典型的例子是抗癫痫药物治疗，神经科医生会踌躇该不该冒着患者发作的风险[92]而停用服之有效的现有药物。又如在抗帕金森氏病药物治疗中，患者停用现有药物会引起更多的颤栗和全身僵直等症状。有时，FDA和其他监管机构会要求你的药物优于或至少相当于现有的治疗方法。公司必须直接证明这一点。

有时只要等待新诊断的患者来使用受试药物，对有效性进行仔细观察，就可以独立完成相关试验。如果受试新药无效，就给予患者拯救剂量的已证实有效的老药。有时研究者会进行“交叉设计”的试验，患者在前一周使用老药而在下一周应用新药，因此疗效可以在同一患者身上进行比较，重要的是，采用这种方法不会有患者得不到治疗。无论患者还是医生都不该知道患者在任一时间内服用的是新药还是老药，这就是所谓 “双盲研究”之实例。

有时你的药物不能单独用来治病，它是为提高或补充另一药物的疗效而设计的。没有医药公司真的会首先选择设计这类药物，但这样的情况时有出现，因为单一药物通常不能改善某种复杂疾病的全部症状。典型的帕金森氏病患者随着病程发展会服用两到三种药物。

举个例子，如果你在开发一种治疗多发性硬化症(Multiple sclerosis, MS)的药物，对这个病程缓慢、反复发作的疾病正好有一个已被批准的疗法——β-干扰素，于是你就必须将自己的药物与 β-干扰素合用并进行对照。如果你是一家大型医药公司，并且你的产品作为 β-干扰素的辅助药物进入市场，你现在只能依赖 Biogen 或先灵公司的销售力量了。你或者把药物交给 Biogen 代销，或者买下这家公司。从长期来看，买下它可能是比较好的解决方式，因为成本较低。事实上，Biogen 在 2003 年被还不是大药企的 IDEC 制药公司并购了，而 β-干扰素成了医药公司在副作用和价格上进行竞争的一个范例。规模大得多的先灵葆雅(Schering-Plough)和安万特(Aventis)公司已经成功夺取了 Biogen 的市场份额，而后者卖给 IDEC 只是对此做出的适当防卫性反应。

在你的储备中寻找临床候选化合物

如果药物化学家成功的话，他们的化合物在所选的剂量下只会与一个靶点结合。但是作用最单纯、选择性最高的候选化合物或药物也会出现不希望产生的副作用。药物缺乏选择性的原因是其靶点不只在一个部位存在。这一缺陷可以转化成优点，使它不只对一个症状有效。

临床候选化合物可以来自于仔细观察、意外发现或运气，或所有这三种可能。一个真实的例子来自对新技术结果的谨慎观察。基于基因组新技术的生物芯片(Microarray)在药物发现领域的前程远大。简单说就是把所有基因或它们的初级产物以可重现的方式排列在拥有 6 万个以上微孔阵列的芯片上。这些微孔阵列可以从商业渠道买到，也可以由公司的实验室自行制造。通过以特殊的活检方法采样来制备组织样品，将其与微阵列进行交叉反应并与标准样品做比较，可以检测出样品中的哪些基因是激活的——上调的(Upregulated)，或非激活动的——下调的(Down regulated)。科学家们希望用这种方法找出在众多的疾病状态下哪些基因的活性过高或活性不足。

打个比方，大型医药公司里有位科学家注意到一个疼痛动物模型的脊髓样品里有一种新的钠离子通道发生上调。她分离出这种钠离子通道，并用一种叫做转染(Transfection)的方法制备出一个表达该离子通道的细胞系。接着她更深入地研究了这一通道的特征，发现它会被公司生产的一两种药物所阻断。这也许并不让人惊奇，因为大部分钠离子通道与神经细胞的兴奋性相关，能阻断它的是一种抗癫痫药——阻断神经细胞兴奋的药物。之后还发现同一钠离子通道阻断剂在双相情感障碍[躁狂抑郁症(Manic-depressive)]患者中具有优异的抗抑郁作用。

这一发现并不令从事药物发现的科学家们感到特别意外。他们由此提出假说，认为由于这种离子通道只特异性地出现在与疼痛感受相关的组织内，这一抗癫痫药也许会对疼痛有效。发现这个靶点和或许是临床候选化合物之后最棒的就是不用做一个新的临床试验来进行原理验证也能知道这个药物是否具有镇痛效果。趋势分析可能也不用做了。由于这一药物已经被神经科的病人所使用，你要做的只是让神经科医生对患者进行调查：“你服用了这个药物后有疼痛缓解的感觉吗？”如果部分患者说：“回忆起来，我去牙医那里时觉得不那么痛了”，你就有了在人体内的原理验证结果。这也许不是科学上最伟大的发现，但它实在是非常有趣。在多数情况下，这类难以核实的证据会使得公司直接进行该药的临床试验，以获得新适应证的正式批准。这能延长一个安全的药物的生命周期，并在新的指证下缓解病情。许多时候这也是我们为缺乏治疗手段的适应证寻找新药的唯一途径。当然，怎样为“新”适应证制定药价和剂量会在公司内引发一场大讨论。

现在化学家在该药物上加入了两个极性基团，使它不会进入大脑引起镇静效应，但仍能在外周发挥镇痛作用。公司随后将它送到外单位进行检测，结果表明相对于其他 63 种离子通道，它对这种特定的钠离子通道具有选择性，于是公司开展了一项针对术后疼痛、耗时仅 4 天[93]的临床试验。如果它对术后疼痛有效，公司就会向 FDA 申请批准其作为镇痛药[94]使用。

幸运的是，这个被稍微修饰过的化合物没有毒性，而且也容易制备，合成步骤只有六步。这个衍生结构和其他几个当初研究抗癫痫药时的后备结构都涵盖在最初的专利申请之中(即公司已经拥有这个新化学实体)，但疼痛没有被列入它的适应证。这意味着公司现在可以为这一化学创新申请一个用途专利(Use patent)。靶点是旧的，药是老的，但药品标示却是新的。这是从汽车行业借鉴来的手法。

乐观论者的靶点

药物发现的参与者们对靶点的理解是不同的。临床医生判断靶点的方式可能简单而极端。以糖尿病为例，胰岛素控制血糖水平，当胰岛素水平调节不良或失控时，糖尿病的严重问题就会出现。因此有人也许会说，胰岛素和血中胰岛素的水平就是真正的、已验证的临床靶点，所谓治疗就是要控制它。

分子生物学家可能会说胰岛素并不是唯一的靶点，胰岛素通过胰岛素受体来发挥生物效应，后者才是真正的靶点。而持相反意见者却认为，除非你真正知道其生物化学[95]，否则该受体是否是确切的靶点始终值得怀疑；尽管有争议，胰岛素水平仍然是真实的靶点和衡量这一疾病是否得到控制的最易见的标志。患者自己就能判断。

无畏的分子生物学家们成立了许多生物技术公司，他们会告诉你，一旦发现某基因的转录或编码产物在人体内或疾病模型上有特异表达，并且在疾病发生时检测到了这一基因产物水平或活性的变化，它就是一个很好及可信的药物靶点。

事实其实介于这两种观点之间，当医药公司对不能超越像胰岛素这样的生理学意义上的靶点之说教感到厌倦时，它们就会拥抱分子生物学家的观点。但在这种“纯分子生物学”的靶点上吃过几次亏以后，它们又会回心转意。摇摆之间，有些公司成功了，有些则破产了。

追随历史适宜的模式

如果你问医药公司的资深人员他们想要达到的目标是什么，他们可能会说他们希望“再现成功”。因此在每一个医药公司里了解成功项目的历史是非常重要的。他们历史的主要部分就蕴藏在他们的化合物库里。

一家公司的化合物库凝聚了它研究过的所有项目以及为此制备用来击中这些项目靶点的所有化合物的真实和可触摸的历史。因此如果你在发明了地西泮和其他许多苯二氮䓬类药物的罗氏公司工作，那么苯二氮䓬类样品在其化合物库里所占的比例就会比其他公司如雅培(Abbott)大得多。作为中枢神经系统(Central nerve system，CNS)的研究者，你几乎总能在罗氏类型的化合物库里找到“活性化合物”(hits)，因为罗氏对CNS靶点的研究已有很长的历史了。但如果你研究抗病毒药，你能找到的“hits”就少得多，因为罗氏虽然是最早开发抗HIV药物的公司之一，但其研究抗病毒药的时间却很短。从商业角度出发，如果要进入一个新的治疗领域，公司应该意识或注意到，获得一个更大和更多样化的化合物库才能支撑其战略行动。公司间的合并并非始于销售力量的统合，第一个真实的后果是化合物库的立即整合，这会早于许多涉及临床候选化合物和开发计划问题标准评价程序的统合，更远远早于公司战略和文化的融合，后两者在下一次合并之前也许永远都不会发生！

医药公司同样有心理学的历史。曾实际开发出新药和经历过成功项目的人员在公司中的地位显赫并受到同事极大的尊敬，这些同事虽然天分、资历和付诸的努力都十分相当，但他们中的大部分却从未成功地发现和上市过自己的药物。

注意规避风险的经营者们相信的另一件事是，针对已知靶点的"追随型"和"仿制型"药物的成功率显然更高。有人(在极端的例子中甚至是公司自己)找到了一个临床有效的分子，公司就试图开发一个更好的。当然，如果你的努力都集中在非创新性项目上，所谓更好也只是自圆其说。产业界只拥有少数，并且经常失败的"开拓者"。

对于靶点类型的记忆就更为集中了。从业内自身和两三家主要咨询机构(埃森哲[96]和麦肯锡)收集和分析的数据来看，成功药物所涉及的靶点按降序排列为：G蛋白偶联受体(GPCRs)、酶、离子通道、核受体及其他 (详见图 12.1)。

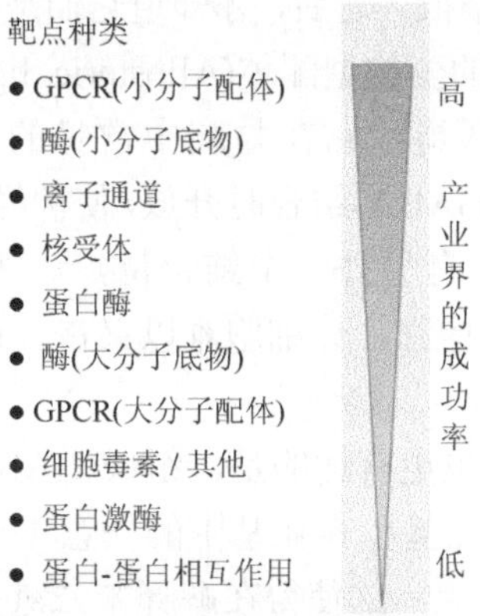

图 12.1 前基因组学和后基因组学时代药物发现的成功途径

注：产业界通常有对曾经带来丰厚回报的靶点类型进行持续研究的倾向。

总有一天产业界会将功能合适的 GPCRs 开发殆尽，现在发掘甚少、包括蛋白-蛋白相互作用在内的靶点类型所带来的成功一定会增加。2003 年，"Nutlin"曾被罗氏描述为靶向蛋白-蛋白相互作用非常成功的例子。突然间药物化学家就不再认为干预这类靶点是不可行的了。驱动这种发展的将是基因组时代的新发现会促进新靶点的提示，无论是受体或是其他分子。

在不远的将来——就在本书写作时，如果一位从事生物芯片研究的科学家在炎症组织中找到一些可信的靶点，比如说，包括 1 种 GPCR、15 种蛋白激酶与 20 种核受体，医药公司几乎一定会选择 GPCR 作为攻关对象。但要创造一个具有选择性、不会与其他相似 GPCRs 相作用而引起副作用的临床候选化合物是很困难的。不过从化合物库中筛选到"hits"的可能性较高，于是药物化学家就有出发点了。如果没有"hits"，药物开发项目就无法启动，或许只能从计算机模建的生物大分子结构上艰难而行。

但是在这个风险大、资本密集的行业里，从战略角度出发，很难说一个不起眼的上升要比急剧的下滑为好。

临床作用广泛——或肮脏——药物的靶点

这里指的是尝试从一个非常有效但有多种作用的药物开发出更好的药物。通过解剖临床有效药物的多种作用可以实现这一点。不幸的是，如不持续引用相当技术性的概念是无法解释清楚的。

例如，苯二氮革类是疗效明确的抗焦虑药，但有镇静作用，与酒精存在交叉反应，会引起依赖性和产生耐药性。这类药物不是在分子生物学年代里被发现的，因此，直到最近，在开发出来很久之后，才知道它们是抑制性离子通道受体——异五聚体 $GABA_A$ 受体的所谓的变构型配体(Allosteric ligands)。$GABA_A$ 受体是由 5 个亚基形成的一种氯离子通道，它在与脑中常见的神经传导递质 γ-氨基丁酸(Gamma-amino-butyric acid, GABA)结合时开放，使神经兴奋性下降。它对苯二氮革类药物等非天然存在的分子有另外一个结合位点。苯二氮革类仅仅提高受体对 GABA 的亲和性，使其效用增强，让细胞难以兴奋。这是安定药的一种常见的机理或作用方式。

使事情变得更复杂同时也更有趣的是，组成 $GABA_A$ 受体的 5 个亚基可以来自 6 个 α-亚基、β-亚基、γ-亚基和 δ-亚基中的任意 1 个。这一受体有很多种可能的结构，而且它们很难分离[97]。这使得在解释苯二氮革类的不同效果和副作用对应哪种特定的构象时颇为困难。只是在最近五年左右，利用高通量筛选技术(HTS)，默克和一些其他公司才把这些结构和相关作用对应了起来。很明显地，通过克隆和表达不同的亚基组合，受体亚型正在被整理出来。在自然存在的受体类型中，一些与苯二氮革类的镇静效应有关，而另一些会起抗焦虑作用。最好这两类受体并不相同，使开发具有地西泮那样明确抗焦虑疗效而无镇静等副作用的亚型特异性药物成为可能。事实上，现在有数家公司正以 $GABA_{A\text{-}\alpha2}$ 为靶点开发无镇静作用的纯抗焦虑药。

事实上，之前被非亚型特异性药物同步作用所掩盖的新疗效也能通过这种方式来发现，$GABA_{\alpha\text{-}5}$ 受体拮抗剂现在正在进行改善认知的临床试验。因此对作用广泛药物的研究可能会带来新靶点的发现。Box 12.2 介绍了三类抗高血压药物。图 12.2 是一些 ACE 抑制剂和 AT-1 受体拮抗剂的结构。

Box 12.2 药物发现的途径：β-阻断剂、ACE 抑制剂和 AT1 受体拮抗剂——三类抗高血压药物

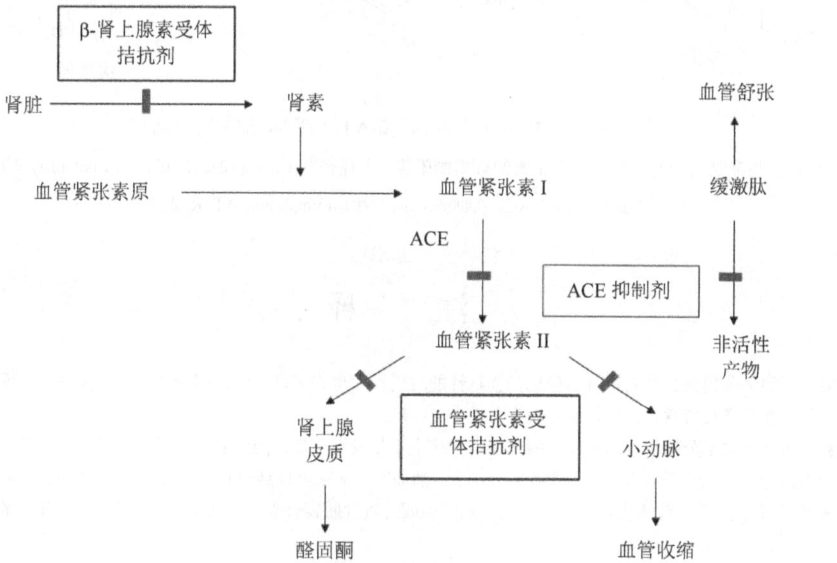

上图显示了参与血压控制的生物通路。从药物发现的角度来说，这一通路已被各种药物的疗效所证实。血管紧张素受体(AT1R)拮抗剂已经由 ACE 抑制剂的成功应用得到了临床证实。相关研究表明，血管紧张素Ⅱ浓度下降、血管紧张素受体活化减少将导致血压下降。这两种药物都会降低具有生物活性的血管紧张素Ⅱ(AT1R-ATⅡ复合物)之浓度，因此 AT1R 拮抗剂能够减少血管收缩、降低血压。酶(血管紧张素转化酶，ACE)抑制剂和受体(AT1R)拮抗剂药物之间没有什么实际区别，因为制药公司制造的药物其实均是影响血管紧张素通路的。然而，ACE 抑制剂和 AT1R 拮抗剂的化学结构非常不同，它们可以分别申请专利。由于它们的代谢和某些副作用可能不同，一些医生和患者也许会偏爱使用其中一种，然而它们的机理都是通过 AT1R 来降低血压。因为通过一种生理机理所能达到的最大疗效有限，许多高血压患者同时使用好几种药物。血压是由几种机理同时控制的，所以在设计抗高血压药物时应该注意到患者有出现药物相互作用的可能。最近许多引人瞩目的失败都是因为没有关注这一点而造成的。

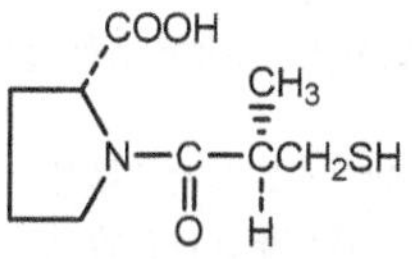

卡托普利

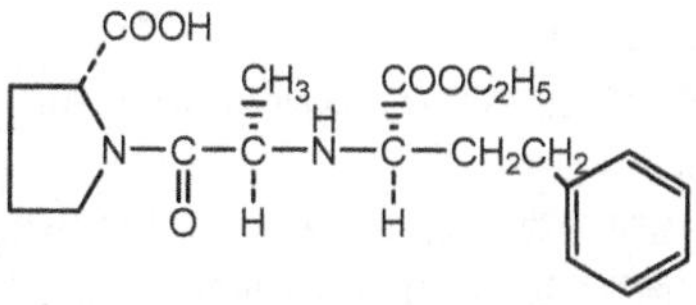

依那普利

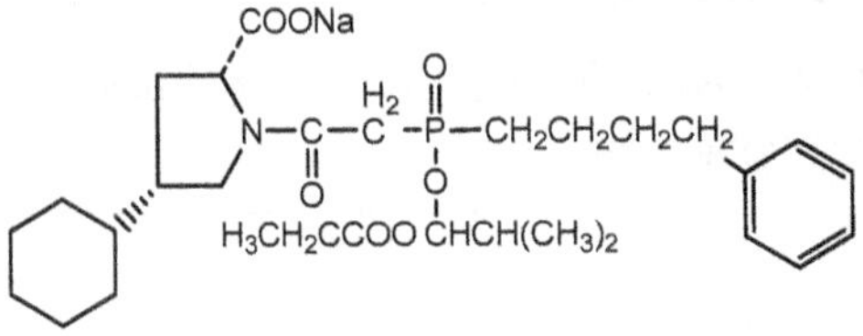

福辛普利

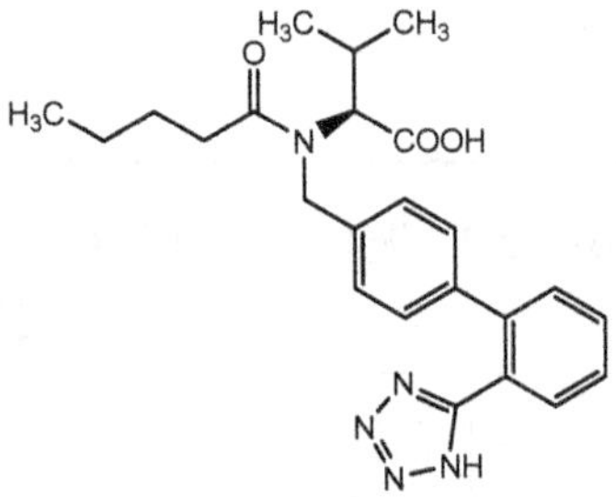

缬沙坦

图 12.2　一些 ACE 抑制剂和 AT-1 受体拮抗剂的结构

注：这些都是成功的抑制血管紧张素的抗高血压药。卡托普利(Captopril)、依那普利(Enalapril)和福辛普利(Fosinopril)是 ACE 抑制剂，而缬沙坦(Valsartan) AT1R 拮抗剂。

注　释

81　正如之前提到的，对抗肿瘤候选药物毒性的耐受程度也许可以大些，因为该病的危害严重、预后极差，也因为药物本身常被特意设计为对癌细胞有毒性。

82　很奇怪大部分药物都由该路径酶代谢，但这也不是没有道理，因为实际上所有亲脂性足以穿过细胞膜、能与细胞内靶点结合的物质都会与 P450 3A4 结合。然而，化学家可以通过许多其他途径来避免这一缺陷。P450 还有另外 12 种同工酶，药物也可以通过与葡萄糖醛酸或合胱甘肽轭合来进行代谢；避免药物相互作用的方法就太多了！

83　这是一个很小的数字——对于一个人口约 6000 万的国家来说这个比例相当于 177 000 人中只有 1 人。法国的 6000 万居民中，大约每 39 000 人中有一名神经科医生。美国的人口是其 5 倍，那里有 18 000 位美国神经科学院的(即 1 / 17 000)。

84　在不久以前，医药公司还可以招待医生和他们的配偶，以吸引其对任何新产品的注意，现在对其控制得很严格，尤其在美国。

85　万艾可(伟哥)是一个 5 型磷酸二酯酶抑制剂(Phosphodiesterase-5 enzyme inhibitor)。它在研制时不是用来治疗阳痿的——那是一个副作用，差点没有被发现，因为 II 期临床的男性受试者不想谈论在他们不希望的情况下出现的勃起。

86　万艾可的专利如果更加严格一些，可能会使艾力达无法上市。

87　哺乳动物的唾液腺是受 ACh 控制的，这一药物影响大脑中的 ACh，因此几乎肯定会影响唾液分泌，使口腔干燥。如果患者产生焦虑症状，口干会使他或她非常难受。对这些患者来说口干并不是一个无所谓的副作用。

88　在美国和其他国家，肾上腺素 Adrenaline 又称 Epinephrine，去甲肾上腺素 Noradrenaline 又称 Norepinephrine。

89　无法从正常情况下愉快的经历中获得快感。这一概念起源于 19 世纪 90 年代，之后被忽视，直到 20 世纪 80 年代才被认为是抑郁症和其他疾病的主要症状。现在已有兴趣缺失的动物模型报道了（见 http://www.biopsychiatry.com/anhedonia.html)。

90　在美国更常用的名称为 Norepinephrine 和血清素，在欧洲对同样的分子较常用的名称为 Noradrenaline 和 5-羟色胺(5-HT)。

91　无法确定正确的剂量会使新药失败。大型医药公司的项目经常有 10%～20%的预算用于将药物制成可以采用阳离子放射断层摄影法(PET)或其他成像技术进行人体内观测的剂型，以便观察在特定的剂量下该药到达了哪些可能的作用位点。生物技术公司从来没有这样的资源，它们也不会引进这种技术或委托他人代为检测。

92 癫痫发作会引起大脑损伤，使情况恶化，并有额外的风险，即它因为可在任何时间、任何地点发生，往往会给患者带来人身危险。如果某种药物不能充分控制发作，或副作用(如体重增加、注意力减退)过于严重或不为特定患者所接受，比如希望怀孕的患者，神经科医生也许会改变其治疗方式。某些癫痫是难以控制和顽固的(Refractory)。

93 碰巧的是，生物技术公司因为缺乏经验和资金有限，常常忘记选一些项目进行外包，总是试着自己解决一切。当最终决定外包时，该候选药物已经消耗了大量资源，单凭选择性不高的数据却难下继续推进的决心。大型医药公司在早期就利用外包进行这类检测，它们在放弃候选药物方面的效率要比生物技术公司高。

94 当然，实践起来可能没有这么简单。这个候选化合物在以正常剂量的50倍给药时会在心电图(Electrocardiogram, EKG)上引起的所谓的QT波延迟。因此FDA要求对一个主要引起QT波延迟的特定钾离子通道——[HERG K^+]离子通道进行测试。QT波延迟带来的问题是它会掩盖潜伏性心律失常，因此可能会引起非常严重的心血管副作用。同样，大型医药公司早早就已进行这一测试，即使它很昂贵而且是低通量的。

95 即当我们用胰岛素作为单纯的替代疗法(Simple replacement therapy)时，有多少种受体、受体亚型会被结合，它们的解剖学分布，以及其中有多少会产生期望的治疗效果?

96 在进行调研时，其名字还是Andersen Consulting。

97 对不同的五聚体展开试验是一场“噩梦”，因为科学家并不十分擅长对有多种可能性的五聚体离子通道进行化学计算。如果只考察α-1或α-5亚基还好，但要考察α、β、γ和δ亚基的组合，还要模拟在脑中不同部位发挥不同作用的不同亚基之组合方式，那就会非常艰难了。

第 13 章　实际问题：大药企的篮框和障碍

选择临床候选化合物为何如此困难？

选择临床候选化合物为什么是这么大的一个难题呢？项目伊始，大家坐下来谈论："能治愈阿尔茨海默病，何乐而不为？" 而每个人都会说："对啊！那太棒了！让我们来治愈它吧！它是一种如此可恶的神经退行性疾病，而且患者众多，人数还在增长。"然后公司会对目标药物所需的特性达成一致：它应该延缓病程，甚至更好即停止病情发展；如果它能使神经元开始再生就好上加好了；而且，它最好在短期内就产生安全的疗效。说来很容易，但化合物开发出来时，它往往达不到或不能完全达到这些要求。

从来没有候选化合物能够从有效性、安全性及给药方便性上满足科学家、临床医生和营销人员最初议定的药物——靶点特性之要求。公司面对的现实是它已经花了一大笔钱。它很乐意参与到阿尔茨海默病的药物市场中；并且，如果它想要成为大公司就必须进入中枢神经系统(Central nervous system, CNS)的药物市场[98]。但是，开发出来的药物并不是它确实想要的，于是公司陷入了困境。它没有得到那种显然是会"自卖"的药物。那么它的药物离"医生的要求"相差多远才能接受？公司该做些什么？是什么使所有的决策变得困难？让营销人员宽心的是，竞争对手们也没能开发出完美的药物，如果说有，也没有人会相信。记住，从最初形成治疗方向和如何治疗的意见到选择临床候选化合物，其间历时数年，临床情况和市场竞争势态都在发生变化。此外，在药物开发的过程中，营销人员也可能已经换了两拨了。

我们之前讨论过很多使药物发现项目中止的原因。临床研究的开支比临床前研究高 5～20 倍。临床研究和药物销售所要承担的责任也很大。更重要的是，临床研究的责任人在预算中已经为一定数量的临床候选化合物和试验新药(Investigational new drug, IND)的失败做好了准备。但即使候选化合物并不完美，继续向前推进的理由仍是很充分的。

研 发 储 备

从实际出发，公司必须准备具备能稳定地推出新产品的能力，也就是说能稳定地推出用于临床试验的候选化合物。外包研究机构(contract research organization, CRO)的容量使“新产品流”趋于平稳。如果公司没有药物进入临床，投资人的信心就会下降而且会据此调整他们的投资对象。研发储备的前景和公司的目前销售状况一样都对股价产生巨大影响。

上市新药是很有吸引力的。有人从根本不值钱的化合物出发，开发出了均价相当于等重黄金 24 倍的药物。制药产业是附加值的化身。有时候选化合物看起来非常不错，因此需要合成公斤级的量用于临床试验。大规模合成时，生产方法经常需要做改变，因为原工艺中有危险步骤，或原料太贵，或根本找不到大量原料。如果你的研发团队需要的原料是某种天然产物，其全球年产量仅 8 公斤，提取自饲养大熊猫的竹子，那么你的产品生产就成问题了。只有靠化学家找到不同的合成方法，才能解决这个问题。杰出的天然产物化学家为此提供咨询服务，可以收获很高的酬劳。不过，开价高是重要的，因为有这样一句格言：“酬金给得少，意见听得少。”[99]。每个咨询机构都知道这一点，但做学问的教授们却很少有人认同。

销 售 力 量

每当有公司想宣布将上市一个新药时，它不会谈到它的研究。它要宣传的是它已经新招了数千名销售代表去拜访医生。公司一旦有了这样的“销售机器”，就一定会使用它。如果公司在心血管药物方面推进大项目，就像辉瑞以前那样，它就不能没有一个像立普妥(Lipitor)那样的降胆固醇药。它的销售队伍必须提供心血管科医生所需要的所有药物。如果一个公司无法自主开发出疗效好、有竞争力的药物，它可以从销售力量较弱的公司那里购买药物许可权。或者，如果此路不通，销售能力强的公司会把生产其所需的药物的那家公司买下来。法玛西亚公司(Pharmacia-Upjohn-Searle, 或 Pharmacia)让辉瑞销售它的 COX-2 抑制剂塞来昔布是因为辉瑞比默克公司的万洛在市场竞争中更有优势。法玛西亚公司最后被辉瑞收购了。此前，辉瑞在其销售代表提供给心血管专科和全科医生的药品名录上没有降胆固醇药，所以它引进了立普妥，接着又收购了 Warner-Lambert 公司。这一模式在塞来昔布上再次应用：共同推销一个药物，然后收购其生产厂家。

鉴于所有这些投资，药企对来自研发团队的新候选化合物并不排斥。只要研发团队尽其职守，提交的化合物合情合理，公司是会接受的。这个化合物必须高度有效，选择性强，副作用少且不严重，当它在医院和药房货柜上存放时，必须是安全和稳定的。团队中的临床医生将生物统计学家请到规划会上，也许会成为科学家们最大的梦魇，因为他将决定你需招募多少病人进行试验才能证明药物有效。生物统计学家有夸大估计这一数字的倾向："4 万名患者应该够了！"一个差劲的生物统计学家就像无能的毒理学家那样会成为公司的心病，因为有一半的机会他们会在筹划阶段就把临床试验设置成一种无法逾越的障碍，使得潜在药物再无上市之可能。尽管如此，如果参与试验的患者人数过少，则会使试验缺乏说服力从而从两方面增加成本。如果你运气不佳而且进行的是老年人群的长期试验，许多患者可能会因其他原因而死去，所以当研究终了，比如启动 24 个月之后，你会拿不到足够的数据用于分析而必须重新试验。时间和专利寿命的损失是巨大的——可能是在两年间每年有 10 亿美元的收入无可挽回地损失掉了，并且你进入市场的顺序也会靠后，比如，从同类药物中的第一变成第三，这将使销售变成一场代价更为昂贵的高地攻艰战。有时招募过少的患者会带来更严重的后果。假设，就像几个大药原先遭遇过的那样，药物治疗组出现的癌症病例数高于安慰剂组。药企相信这并非是由其药物作用引起的；它只是巧合，因为试验人数从统计学上来说太少。然而，他们如果不愿仅仅是因为治疗组患癌人数比安慰剂组多而从 FDA 那儿得到一张"本药可能致癌"的标签，就得在足够大的人群中重新试验，以便使癌症的出现几率在两组间均匀分布。现在你损失了一到两年的时间，还要负担第二次更大规模试验的费用，真是悔不当初。明白这些之后就不会有人与生物统计学家去争论了。

大药企的临床候选化合物选择委员会一瞥

大药企的决策会议是什么样的？每个治疗领域的负责人都已进行了大约 6 个月的准备工作。科学家的奖金与他或她的候选药物之开发直接挂钩。

对于我们在之前几章讨论过的真正的候选化合物，他们会做怎样的决定呢？不管是在新泽西、瑞士还是英国，会议的情景都是相似的。基本原则十分清楚："不能派代表出席，不能携带局外专家，不论他或她得过多少次诺贝尔奖，所有文件必须至少提前 14 天进行传阅。"在最后一分钟给议事日程或通知材料加入此类条文："昨天，×医生来电说使用了我们的候选药物后取得了'奇迹般的效果'"是不允许的。这并不意味着上述情况都不会发生，它只说明这些情况不应该发生。必须认识到，鉴于有限的开发预算和与之相关的竞争，公司内部的同事是任何候选化合物最可怕的敌人。即使如此，从某方面来看，最有希望的候选化合物进入临床是每个人之利益所在，而对其的遴选会在公司内部引起激烈的竞争。但是，只要药物能给公司带来利润，无论是 CEO 或是股市都不会在乎它们可能是由退休已久、被解雇或被遗忘的人所开发的[100]。

虽然上述原则的每一条都是不可动摇的，现实中药物开发过程的所有要素也许仍是每每出现妥协的。作为临床候选药物的完美分子是不存在的。另外人们都企盼下一代的药物会变得更好，但都无法知道它们能否上市。

表 13.1 中的哪一项最重要？它是："如果不知道如何针对你的候选化合物开展临床试验，就等于你没有候选化合物。" 无论是生物学家或是化学家，理解这一点确实是最重要的。世界上有两种公司。不幸的是在大多数公司里人们是如此忙着成为化学家、毒理学家、生化学家，或检测人，以至于他们从来没有花气力去对临床试验，或事实上，对他们的化合物能够或将要经历的、所有可能的临床试验进行了解。在另一种遗憾地说来是少得可怜的公司是，每个人，就连刚被要

表 13.1　位于新泽西州新城、瑞士巴舍伐或英国艾塞克斯的某个假想的临床候选化合物(Clinical candidate, CC)选择委员会

基本原则

- 不得委派代表出席，不得携带局外专家
- 所有文档必须提前 14 天开始传阅
- 不得临时追加议题

来自董事会的指导原则

- 如果你不知道如何对你的 CC 进行临床试验，即不知道所针对的患者群、试验规模、历时多久，以怎样的剂量和途径给药，就等于没有 CC
- 如果你没有生物标志和替代指标，以及无法估计剂量，就等于没有 CC
- 如果你没有美国营销组织的支持，就等于没有 CC
- 如果专利寿命只剩不到 10 年，就等于没有 CC
- 如果你没有后备化合物，就等于没有 CC

需要回答的问题

它与现有的治疗方法相比是否具有显著优点？

能否提出令 FDA 满意的申请，取得批准，将其上市并进行分销，卖出一个好价格？

求合成一种结构的化学家——“我们需要这个结构的纯手性产物，不要消旋[101]的混合物，而且下个月就要”也了解临床试验是怎么回事。他们知道这个化合物将用于什么适应证，试验实际上会怎样进行，竞争者的药物作用如何，以及可以怎样将它改良。如果团队里有任何人不了解课题的大背景，他们将无助于其他人。美国国家航空航天局(NASA)的女清洁工也知道她是为“把人类送上月球”而工作的，所以 NASA 做得到。

间接治疗和替代指标

就像我们经常解释的那样，在许多(但当然不是大多数)情况下所使用的开发花招是，作为临床试验对象和药物获准上市的适应证，并不是其成功后最具市场容量的适应证。有时挑选某个适应证是为了对某种具有新作用机理的化合物进行初步测试。一个较小、耗时短(也更便宜)的临床试验可以让公司自己确信该化合物是安全的，能到达靶点，所以将其推向一项大规模、长期 (两到三年)和十分昂贵的(2 亿～3 亿美元)针对某种大指证的临床试验是合理和最终将会带来利润的。一年内在这类临床试验中出两三次差错会在几年里拖垮最大的医药公司，所以谨慎是可以理解的。显示你药物安全有效有好几种途径，而关键是“安全的药物总会找到其用途的”。但这并不总是一种可预测的、按照人为设计发展的途径。施瓦茨先生在街上被他的医生叫住，医生问道：“施瓦茨先生，你服用了我开给你的抗小便失禁药后的感觉如何？它有效吗？真高兴在街上碰见你。你以前说你不敢走出家门。” 施瓦茨先生转过身来说：“你的同事给我开了一种抗焦虑药，所以我现在不怕出门了。”达到疗效的方式有很多种。如果你参与了药物发现，不管是作为顾问还是因为你自己经营着一家公司，你应该坚持让研发团队向你说明他们准备怎样在临床上测试他们的化合物。如果他们没有头绪，公司就没有新药。永远也不会有，想都别想！如果等化合物准备好了才请人来决定怎样设计和实施临床试验，常常导致昂贵和失败的试验。但大多数生物技术公司仍计划在研究开始了 3～4 年，烧钱烧掉 3000 万～5000 万美元后，再与临床医生和药事管理专家取得联系。

临床试验设计的关键因素都是一样的。你必须对有效剂量有一个非常准确的估计。科学家知道要在组织中有效抑制酶活性所需要的药物浓度，如 10μmol。但需要多少剂量和采用何种途径给药才能达到这一浓度？你不可能通过组织活检来测试浓度。如果你做的是抗抑郁试验，你不能等上好几个月才来判断过去应该给予的剂量。如果你做的是肥胖症试验，你必须证明最初的体重减轻现象将会保持下去，这需要 12～18 个月，但你在试验开始不久就该知道使用的剂量是否得当。有时剂量是很难确定的，如治疗疼痛时。到目前为止，没有一项成功的镇痛药临床试验是采用固定剂量的，而相反，人们在安全范围内，于不超出最高剂量的前提下寻找镇痛效果最好的剂量。有名的镇痛黄金标准加巴喷丁和其他所有主要镇痛药的有效性都是通过这种剂量调节方法得以证明的。

虽然疼痛患者知道自己所受的痛楚并能调节剂量，癫痫病人却不会知道自己因为近三天来的药物剂量不足，已经快要发作了，而原因可能是出现了一次简单的腹泻使药物排泄比原先加快了。抑郁症患者被告知在服药14天后才会感到症状有所改善，在头两个星期里他们是无法知道缺乏疗效是否是由于剂量不够，抑或是仅仅时间未到。再一次地，你需要一个“替代指标”。找到它的方法有很多种，以下就是一个精彩而生动的例子：假如你在开发新抗抑郁药，它属于一种新的——非常新的P物质拮抗剂，也就是一种NK-1拮抗剂，你想要知道它在脑中的浓度，于是你选择呕吐(Emesis)[102] 作为适应证进行研究(即诱发呕吐反应并试着用你的P物质拮抗剂来遏制它)。P物质拮抗剂确实能通过作用于大脑中枢来抑制呕吐，这对剂量和脑中有效浓度给出了很好的提示。所以，在不舒服的10分钟内，你发现有多少志愿者因为脑中NK-1拮抗剂浓度太低仍在呕吐。如果你给予正确的剂量，他们就不会呕吐。这是一个非常生动的定量试验法，不要错过它。

也许这个例子和其他类似的例子还说明了，研究呕吐这样的小适应证[103]，或像施瓦茨先生的例子里，研究患者人数正在增加的小便失禁适应证的公司其实不够多。这些是极端医学问题的举例，其实没有人认真地研究它，只是偶然遇上而已。如果为抑郁症这样的大适应证设计的药在另一个治疗领域也碰巧有效，公司可以为偶然发现的用途另外开发一个剂型并以不同的价格出售。如果你有一个与已试验的药物作用基本相似的后备化合物就更好了。营销人员就可以把其中一个针对小适应证另一个针对大适应证来出售，而不用头疼怎么给它们定价了。这对小公司来说是一个绝妙的机会。

三件要事：美国市场，美国市场，还是美国市场

如今，62%的全球药物销售是在美国。但有多少人知道欧洲市场上有超过800种作用强、疗效好的药物，还没有在美国注册？而且它们永远不会去注册。因为到如今专利寿命是如此短暂，FDA的动作又是这么缓慢，以至于它们失去了注册的机会。每个公司都明白，除非跨国药企的美国市场部宣布：“此药将在美国上市”，否则甚至连制造它的实际理由都没有。如果出于各种各样的可能原因，公司的专利快要到期了，那么在美国的营销人员将不再有兴趣了。这就是事实，没有什么商量的余地。有时候，欧洲的好药借助新剂型和其他改进进入了美国并取得很大的突破。美金刚(Memantine)从20世纪80年代后期起就在德国作为一种神经活性

物质用来治疗阿尔茨海默病。现在 Forest Laboratories [一个选择欧洲好药的先行者]，如治疗帕金森氏症的地普雷尼尔[Deprenyl，商品名为司来吉兰 Selegiline 和治疗抑郁症的另一个 SSRI 喜普妙(Cipramil, 商品名为 Celexa)]将开始把美金刚以商品名钠门达(Namenda)在美国销售 [104]，用于治疗中度至重度的阿尔茨海默病。一旦知道某种剂量在德国患者身上显效，再做一次临床试验是值得的。钠门达成了延缓阿尔茨海默病进程的同类药中之首创。

理想的后备化合物

另一个指导准则“没有后备化合物，就等于没有候选化合物”是非常重要的，但是制药公司经常犯没有后备化合物就开始临床试验的错误。理想的后备化合物是什么样的？它应该作用于同一靶点，展现同样的效果和选择性，但却属于另一类化学结构。这能帮助科学家区分出毒性是来自治疗机理还是来自分子结构(即副作用是与靶点相关或是因化合物与靶点结合而导致？)。如果是后一种情况，回过头去分析那些筛选出来的活性化合物，从中开发一类针对同一靶点的新结构分子是值得的。然而，现实中的后备化合物常常也是选自同类化学结构，原因可能是筛选得到的活性样品不多，也可能是所需的药物化学资源更易获得。后备化合物的临床试验应该准备就绪，当有需要时它可以很快取代原先的化合物，而那些招募来参与Ⅱ期和Ⅲ期试验的患者就不会流失掉。

如果一个配体能应付一个以上的适应证，具有不同结构类型的化合物就变得格外有吸引力。如果偶然地，首选化合物和后备化合物的化学结构不同，针对两种不同的指证，并同时上市，这对销售非常有利，因为公司不用为如何定价而烦恼。以现在的例子来说，NK-1 拮抗剂正在同步开展治疗严重抑郁障碍(Major depressive disorder, MDD)、疼痛和呕吐的试验，但它们都属于同一结构类型化合物。

即使是小公司也应该有后备化合物，但它们在更多的情况下是没有。当它们唯一化合物的Ⅰ期临床失败时，它们通常陷于绝境，而任何中大型药企都有 20～30 个正在进行中的Ⅰ期临床试验。

为什么非要挑选临床候选化合物？

既然选择临床候选化合物是如此的困难，那究竟为什么还要挑选它们呢？首先，因为存在医疗需求。其次，这是公司获取利润、维持经营的必要步骤。但更重要和更真诚的理由是，临床前科学家和临床医生确实是想要开发出能减轻痛苦的药物，而且我们希望这一动力将不会改变。他们接受过训练，知道如何判断是否可能存在一种新疗法。选择哪些候选化合物和相应的指证都在持续变化，因为市场有时迫于患者团体、国会游说和其他机构的压力而发生改变。

最后，凭借一套具有说服力的动物毒理学试验数据，FDA 会给公司的候选化合物授予试验新药(Investigational new drug, IND)的资格，令它可以在人体内(Entered into man)使用，即针对安全性开展Ⅰ期临床试验并在此后验证其有效性。

没有完美的候选化合物，对公司而言，终极问题就是：**“你的化合物比市面上现有的要好吗，你能向市场和 FDA 证明这一点吗？”**这才是真正重要的事。

注　释

98　如果公司没有心血管和中枢神经系统药物的项目，想成为销售额名列前 10 位的公司是非常困难的。

99　一个名为 Innocentive 的新公司(http://www.innocentive.com/)建立了这样一种机制，合成特别困难的药理学候选化合物被当作一种竞技，胜出的合成者将得到奖励。可能还有其他机制。

100　有人将这一情形比喻为国防部长的烦恼。只要能赢得战争，国家并不在乎你靠的是强大的陆军还是强大的海军陆战队，但陆军总司令和海军陆战队总司令可不这么认为，特别是在和平时期。

101　Racemic 与对映异构体(Enantiomer)是同义词，并与 *racemate* 相关。后者表示一对对映异构体(a pair of enantiomers)的等量混合物(Equimolar mixture)。

102　呕吐(的诱发)。很遗憾地，呕吐是癌症化疗时常见的副作用。因此有效抗呕吐药的需求很大。

103　不过，本例中的 NK-1 拮抗剂正在同时进行呕吐、严重抑郁障碍(MDD)，以及碰巧，自 P 物质发现以来就认为与之相关的疼痛的治疗试验。

104　见 http://www.frx.com。目前 Forest Laboratories 在开发美金刚治疗中度至重度阿尔茨海默病的用途。它最初于 2002 年 6 月向 FDA 提交了新药上市申请(New drug application, NDA)，但随即撤回，因为后期研究的新数据揭示，美金刚的潜力比在起初试验中发现的更大。当该药与治疗阿尔茨海默病的药物多奈哌齐(Donepezil)合用时的疗效比单用后者好的多。Forest Laboratories 于 2002 年底修改了申请，在保留单独治疗有效性和安全性数据的同时，加入了与多奈哌齐合用的新数据。Forest Laboratories 还在开展进一步的临床试验，以验证美金刚对认知和功能的改善，并评价它对轻度至中度以及中度至重度阶段阿尔茨海默病患者的疗效。美金刚目前在欧洲作为治疗病情稍轻的中度至重度阿尔茨海默病的药物销售。

第 14 章　平衡组合的实践检验

你的临床候选化合物有明显优势吗？

问题在于：“你的化合物是否有与现有化合物相当或者更好的治疗效果，你能够向 FDA 证明这一点吗？” 通过检查临床试验不同的终点指标如采用替代和诊断标志，FDA 在寻求新的药物评价方式。其结果是使患者的层别化达到一定程度，以至于受试者能够充分代表该病的患者群体。要令 FDA 和其他机构满意就必须不断调整试验的设计。新的检测指标出现了，例如，骨质疏松症(Osteoporosis)的骨密度扫描(Bone density scan)取代了以往的髋关节骨折(Hip fracture)计数；阿尔茨海默病(AD)有了一系列新的神经心理学(Neuropsychological)测试指标。这一方面使药企很难针对疾病建立标准的临床试验常规，另一方面应用许多新的生物标志，即使加大了开支，也给药物发现增添了生气，因为由此提供的替代终点指标能帮助专家和公司在早期判断出试验是否进展顺利。

没有患者会为骨密度增加而付钱。然而他们会为髋关节骨折次数减少而付钱，不过这两者之间的关联非常紧密。如果某公司的药物能在六个月内终止骨密度下降，那么就可以预见，在对 1000 名绝经后妇女(她们是骨质疏松症试验经常选择的对象)进行的为期两年的试验结束时，多数情况下该药多半会表现出减少髋关节骨折的作用。尽管如此，FDA 为了审批仍要求提供两年间的髋关节骨折数据，直到十几种药物的资料都表明，骨密度的继持总是对应于髋关节骨折减少为止。虽然骨密度扫描增加的费用让保险公司和卫生官员感到不安，但它却使骨质疏松症的候选药物数量增加了，这对社会是有益的。长远来看，当药物变得更便宜时，更多患者会得益而不必接受髋关节置换手术。也许外科医生及人造髋关节制造商仍会通过游说来抵制福善美(Fosamax)和其他治疗骨质疏松的药物。

其他新的替代标志和诊断工具在促进药物开发的同时也几乎总是使其开支加大。以阿尔茨海默病为例，如今，通过良好标准化的神经心理学测试可以在非常早期就检测出痴呆症的症候，准确度达 95%。因此如果你要检测一个能使病程变缓的药物，并以这些早期阿尔茨海默病患者为对象，但是由于病程发展非常缓慢，即使药物很有效，你也得等上 24 个月才能看出治疗组和安慰剂组之间的明显差别。这还不能满足 FDA 的要求。严格起见，你也许还应该停止给药，对两组同时给予安慰剂，以显示此时两组的病程发展速度都与原来安慰剂组的速度相同了，然后继续给药，来显示病程再次变慢了。

临床试验的很多方面都可以改进。至今已经进行过上百次抗高血压药物的试验，但仍包含安慰剂组，公司不能把“安慰剂统计组”的历史数据拿来作为参照，即使产业界可能已经检测并向FDA报告了1000万例安慰剂组高血压患者的数据。如此使用历史数据的好处不光是能为公司节约开支，它主要的优点在于参与试验的所有人都会被给予受试药物。如果只因门槛可以设高，就将其设得太高，受损的将是社会。

此外，临床试验的时间长短不同(抗生素试验耗时 14 天，阿尔茨海默病的新药试验需要 24 个月，而骨质疏松症药试验要持续 24～48 个月)。而且试验的规模也不同。有没有足够多的、特征明确的患者来参加试验，使其既能满足统计学上证明疗效的要求，又不会耗时太长？对心血管药物来说，如果是治疗心力衰竭需要时，需要的患者人数大约为 30～400 名；如果是抗高血压药，需要 1000 名；降胆固醇药则要招募 3000 名。对中风或败血症药物，至少需要 60～100 名，具体数目要由试图达到的改善程度和疾病发展的自然速率来决定。对肥胖症，你可能需要募集 2000～10 000 名病人。如果这些还不能展现足够的问题，试验给公司和患者带来的内在风险是很不相同的。最糟糕时，患者可能会有显著的死亡率，这一直是令人关注的重点。在大型医药公司中也许会有 30～40 个 Ⅰ～Ⅲ期临床试验正在进行，所出现的“上下波动”被稀释淡化了。但在生物技术公司，这些波折的影响会很大，因为它们中的大多数只有一两个处于临床阶段的药物，而我们知道，平均每 10 个进入临床试验的药物中只有 1 个能够成功。

临床专长是试验成功的关键，如果一家公司缺乏经验，与另一家公司联手可能是开展成功试验之本。采用这一办法体量小的多的卫材(Eisai)公司借助辉瑞来开发安理申(Aricept)——目前最成功的阿尔茨海默病症状治疗药[105]。小公司可以让大公司分担临床试验的开支和风险，当然也要忍受由于成功而被大举瓜分走的利润。最重要的是确保在寻找合作伙伴时，你作为公司不应该把临床前阶段辛苦研究所得的产品许可权卖给出价最高的买家(许多生物技术公司喜欢这样做)，而应该卖给在该治疗领域最有经验的竞投者。有时经验在于对药事管理系统的理解，这是快速获得批准和取得“好标签”的关键。为此，Astra 公司与默克合作开发了奥美拉唑(Omeprazole)，自从默克帮助它在美国申报、上市和销售以后，奥美拉唑一直是历史上销量最大的药物之一[106]。甚至，为大规模临床试验生产足量的候选药物也是件棘手的任务，最好也能与人分担。

注　　释

105　安理申又名多奈哌齐，用于治疗阿尔茨海默病患者的轻度至中度痴呆症状。

106　用于预防溃疡和治疗因胃酸分泌过多造成的其他情况。

第 15 章　如何提高发现安全有效药物的几率

治 疗 窗 口

药物靶点从功能上可以定义为：药物发挥治疗作用的特定位点。这一药物可能起作用的所有其他位点，对全部讨论和审批来说都是“声名狼藉的”，因为它们是，或至少可能是引起副作用的位点。如果药物对靶点和副作用位点的亲和性相差很大，且对靶点亲和力较强，那么它的“治疗窗口”(Therapeutic window)就大。治疗窗口足够大时，可以把剂量增加 5 倍、10 倍，甚至 50 倍，而不会出现严重的副作用。理想情况下，作为一位新药开发者、医生或病人，你会希望患者服用的药物在真靶点和与其他作用位点之间有 100 倍或 500 倍的治疗窗口。要记住的是，决定对一大群人的剂量时，要考虑到药物代谢速度的个体差异可能高达 10 倍。对某些病人来说，一个仅为 10 倍的治疗窗口等于没有窗口。

然而，以往的药物中大约有 90%的治疗窗口小于 10 至 20 倍。这意味着如果有人回到家，不小心超剂量服药，他或她会很快地出现和遭受可能是严重的副作用。

不可否认的事实是，对于复杂的、我们不完全了解机理的疾病，如抑郁症、焦虑症、精神分裂症和类风湿性关节炎，要区分所有积极的治疗作用和副作用是极为困难的。这部分是由制药公司自己所造成的。这也是开发那些针对分布很广的某些高活性特定类型蛋白靶点的直接结果，比如在大脑、脊髓和心脏都大量存在的G蛋白偶联受体(GPCR)及离子通道，还有像天冬氨酸特异性半胱氨酸蛋白酶这样的蛋白水解酶。如果你总是围绕同一类靶点来开发新药，一方面公司的生物学家和化学家都熟悉这类靶点，清楚自己在做些什么；另一方面，要实现选择性会非常困难。此外，正如我们之前强调过的，化学家习惯用来与靶点作用的化合物结构多样性并不太高——因为我们在寻找他们为何经常会令人不安地闯入彼此专利覆盖范围的原因时发现了这一点。

失败的统计

主要医药公司不喜欢把自己失败的统计数据交给股市分析师，因为后者可以拉低其排名，但他们会把数据给一家共同——即共享意义的咨询机构。来自顶级医药公司的合并数据(表15.1)说明，失败是行业性的，没有哪家公司明显地比另一家做得更好。由于不同的原因，不同适应证失败率是不同的，但研究相同适应证公司之间的失败率是相同的。

表15.1 一些失败的人体试验统计

	抗生素/%	CNS/%	CV/%	Resp/%
由于安全原因而失败(Ⅰ期)	85～100	20～30	30～40	50
由于有效程度而失败(Ⅱ期/Ⅲ期)	5～15	70	60	50

注：失败的统计来自顶尖医药公司的历史数据。请注意失败是涉及全行业，也涵盖所有适应证。不同的适应证有不同的Ⅰ期、Ⅱ期和Ⅲ期失败率。抗生素通常在Ⅰ期失败，而90%的肥胖症药物(未列入表中)在Ⅱ期失败。失败的原因因适应证而不同，但与公司无关，因为20家顶级医药公司的研究质量和进入临床试验选择标准的严格程度没有很大差别。小型药企和生物技术公司可能更多地会选择在其模型上仅有部分疗效的候选化合物，或在一些模型上有效，在另一些上无效。它们只能冒这样的风险，因为它们的候选化合物储备太小，而且投资人给它们的压力太大。幸运的是，不管是对小公司还是大公司、产业界还是学术界、非营利性的药物学术研究还是营利性的新药开发，开展人体试验的安全性要求都是一样的。FDA所起的主要作用是规范药物开发过程的临床部分，法律上是禁止其对医疗实践制定规则的。表中：CNS为中枢神经系统；CV为心血管；Resp为呼吸系统疾病治疗药物，主要是哮喘和慢性梗阻性肺病(COPD)。

事实上抗生素从来不会由于有效性缺乏而失败，因为临床候选化合物能否杀灭细菌只需通过体外实验，即在实验台上观察细菌培养情况就能得出100%准确的结论。它们的失败是由于安全性，或是因为治疗需要的剂量会引起太多副作用。谁没有过吃了广谱抗生素药后犯恶心的经历？在适应证列表的另一端，中枢神经系统药物大多是在进行了高成本的大规模试验后，于Ⅱ期或Ⅲ期因为有效性而失败的。现在，寻找中枢神经系统药物适当剂量的方法由于阳离子放射断层摄影法(Position emission tomography, PET)成像技术的出现已经大大改进了。人们现在可以观察给予提议剂量后，药物会与大脑哪一区域结合以及被占据的受体占多大比例。目前使用最多的 SSRIs 都是经历了七次以上的临床试验后，才在其中三次试验中表现出比安慰剂更好的效果。在着手开发抗抑郁药前，最好明白这一点，以免你太早失去信心，或更糟的，你为疗效验证准备的资金太少，或更糟更糟的，你没有让公司内的同事做好思想准备。有些同事可能会很乐意砍掉你的项目，好让他们自己的候选药物有充足的资金。对公司同事进行临床试验风险教育是次要的。头等重要的事是理解什么是 FDA 眼中成功的临床试验[107]。

心血管(Cardiovascular，CV)药物的失败数据与中枢神经系统药物相似，但对呼吸系统疾病如哮喘(Asthma)和慢性梗阻性肺部疾病(Chronic obstructive pulmonary disease, COPD)，由于缺乏安全性和有效性所致的失败比例各为一半。

将这一分析扩大并得出 20 家顶级医药公司的研究质量并没有显著差别的结论是不无道理的。从分析中能发现一个重要现象，如果翻开生物技术公司的项目清单，你会察觉他们预测的失败期待值比大公司大约少 20～200 倍。坦率而言，很难相信生物技术公司的从业人员会聪明 200 倍。他们的骨干和研发主力都是在同样的学术机构接受同样的导师的训练的。当然，他们也许会聪明 2 倍，但不可能是 200 倍！需要解释的是，如果生物技术公司不能比大公司成功 200 倍，它们的项目储备就不能提供足够的产品以保持公司的长期活力。成功的生物技术公司会马上拓展它们的项目储备，以应付业内普遍存在的失败风险。

安全的开发策略

这些高失败率的数据其实产生于已经奉行路线主义的背景之下。经营者的方针要倾向于开发“仿制药”(Me-too)和“追随药”(Follower)，而只对别人的分子略做修饰，而且常常合法地“突破专利”限制，这类项目涉及的靶点已被临床验证，临床试验方案被 FDA 认可，风险最小。战略思路是针对已验证的靶点开发一类新型化合物，希望它的副作用比原来更小，或至少与原来不同。如果你动作够快，在同类中第五个进入市场，同时又有很强的销售力量，你的新药有望进入前三名。

不同公司的专利战略都是公开地以防止竞争为目标。大药企经常——太经常——是拒绝外转许可权以免引起竞争的，甚至对它们已经放弃的临床候选化合物也不希望别人开发。比起医药公司，生物技术公司更多地会为靶点本身申请或尝试申请专利。所有的公司都想对某类化合物或某一特定的新化学实体(New chemical entity, NCE)拥有排他性的知识产权(Intellectual property, IP)，但按照现在的规定，如果你证明了某药物的一种新用途，拥有该药物产权的公司，在受到来自 FDA 的一些压力后，必须给你一份专利实施许可以允许你尝试着减轻人类的痛苦。

在已知种类的化合物中发现新药或填补原来专利中的化学漏洞是很重要的，因为结构联系非常紧密的化合物也可能表现出非常不同的药代动力学和药物相互作用。大部分情况下，这使同类的第二或第三个药物具有更强的市场渗透力。与第一个药物上市时相比，市场的门槛降低了，一些副作用也消失了。

不过有时即使仿制药与被仿药属于同一类化合物也不能防止前者引起新的和危险的副作用。例如，拜可(Baycol)造成了 31 名美国人的死亡[108]，但它却是他汀(一类已经销售了 15 年、被成百上千万名患者使用过的降胆固醇药)中唯一被报告有安全性问题的药物(Box 15.1)。

Box 15.1　仿制药和追随药

- 不同公司的专利战略旨在防止竞争

—来自靶点。(生于技术公司甚于大药企)

—来自化合物种类(突破专利是一种艺术形式)

—如果你有针对某一受专利保护靶点的有效的原创药，他们必须给你一个专利使用许可，但是你需要支付一些红利(Royalty)

- 但甚至是联系非常紧密的化合物也会表现出非常不同的药代动力学和药物相互作用特性

—至今为止所有的他汀药都是安全的，除拜可(Baycol)之外(造成 31 名美国人死亡)

另一种出奇制胜的方法是将两种已知的作用糅合在一个分子中，这种做法比较少见，因为化学上实现起来比较困难。按这一思路开发出的 Venlataxine 能同时阻断去甲肾上腺素和 5-羟色胺的再摄取，并试图在自己的市场领地中超过 SSRIs 的风头。采用这一路径的另一个可信的动因是，作为去甲肾上腺素和 5-羟色胺再摄取抑制剂，三环类抗抑郁药已使用 40 余年，疗效确切，但却有很多不危险但令人不快的副作用，如口腔干燥。一个不太有吸引力但很有效的方法是盯住已知有效药物的副作用状况，针对其中最易引起病人拒服药物的原因进行改造。

以安全为由、颇有“现代化”迷惑力的策略是转向“生物制品”。在确定了一个有治疗潜力和天然存在的激素、细胞因子或趋化因子后，你可以用重组方法进行生产。你将得到一个安全、有效但肯定是难以服用的药物。它将主宰市场直到有人开发出具有相同疗效的口服小分子为止。我们有权称它为“伪现代的”，因为在这类激素替代疗法的目录中就有胰岛素(Insulin)，它称霸糖尿病市场已逾 80 年，而我们却仍在寻找分子质量低、口服有效的“胰岛素”。经年累月的研究——包括在一些最好的药企里的研究也没能把胰岛素从其本身的“激素替代疗法”中取代掉。诚然，我们开发出了胰岛素增敏剂(Insulin sensitizer)和促胰岛素分泌剂(Insulin releaser)及其他处理胰岛素水平控制能力下降的方法。这些药物与饮食控制和锻炼一起是治疗和预防糖尿病的重要手段。但我们还未做到的是用低分子质量胰岛素受体激动剂的药片来取代胰岛素注射。我们开发出了皮下注射剂和一种缓释剂型——“长效胰岛素”(Insulin retard)——还开发出了其他给药机制[透皮吸收贴剂(Transdermal patch)等]，但它仍是同一个蛋白。

第一个重组药物——生长激素(GH)的生产技术是由美国 Genentech 公司开发的。一家名叫 Kabi 的瑞典公司通过其富有远见的科学主管 Bertil Aberg 在 1978 年向 Genentech 买下了该技术来制造 GH。Kabi 不仅生产出了 GH，而且通过宣传美国这家小公司克隆和表达了人类生长激素有力地造就了 Genentech。1982 年瑞典国王来访时，通向 Genentech 的道路——位于贫困的南三藩市，许多肉类包装车间和仓库之中——简直是完全为其而修筑的。作为一个安全有效的药物，GH 有许多用途。因为它能帮助髋关节骨折患者的康复，它如今的销量比当初被批准用于治疗侏儒症[109]时多出了四倍。2003 年，礼来公司(美国最早的胰岛素生产厂家)在争议中得到了用 GH 治疗青少年“轻微”生长迟滞或相对于标准生长曲线的“正常性矮小”的上市许可。礼来“允诺”不会在“相信个子高的孩子拥有更好的人生的家庭”中“特意推广”GH。在 2004 年的社会气氛中，这是一个令人好奇的决定，当时这类伦理准则是任由公司自己判断的。有趣的是现在来观察 GH 在多大程度上成为了一种生活方式药物。家长们应该意识到：GH 的作用是不可逆的，“把孩子缩小”只会在电影中出现。因为因特网上正在肆无忌禅地叫卖 GH 可用于矫正各种自认为的缺陷，家长、老师和社会工作者应该像对待其他公认的非法药物一样，防止子女擅自获取和使用这个药物。

GH 在商业上几乎表现为一个非专利药物，因为它是最早让医药公司——在本例中是 Genentech、礼来、辉瑞及诺和诺德，围绕其打价格战的产品之一。这一现象在罗氏和先灵，以及 Serono-Aventis 和 IDEC-Biogen 分别围绕 α-干扰素和 β-干扰素展开的市场竞争得到了重演。虽然这些公司都宣称自己的产品更有优势，例如“可以减少自身抗体的产生” (这会顺便降低有效剂量，而最终也可能会有其内在的缺点)——它们也应该有责任考虑把产品做得更便宜。

另一个多见的、对生物技术公司尤具吸引力的做法是发现肿瘤特异抗原(Tumor-specific antigens)，制造针对它们的人源或人源化单克隆抗体来阻止和逆转癌症发展。相关的额外好处是肿瘤的临床试验规模小，Ⅰ期临床经常被跳过或并为生物制品的Ⅰ～Ⅱa 期，从前使开发时间缩短。这种抗体的安全性记录绝大部分都很好，使它们倍受生物技术公司的青睐。但对小公司不利的是，大公司所走的安全路线使它们的董事会对进入生物制品市场采取积极推动的姿态，结果是2002～2003 年间大药企获批准的新药中有一半是生物制品。以前它们对生物制品持批评和不屑一顾的态度，现在却回过头来拥抱它。大药企现在甚至向只制造生物制品的公司投资，比如罗氏和诺华分别是 Genentech 和 Chivo 的主要股东。

但要注意的是，并非所有这些充满智慧魅力的“具有前景的单克隆抗体”都能起作用，也不是所有生物制剂都会成功，或者临床试验容易实施或耗时短，或者被证明是安全的。

有些生物制品因为具有酶活性而被使用——可以溶解血栓，比如组织纤溶酶原激活剂(Tissue plasminogen activator, tPA)和尿激酶(Urokinase)。tPA 对造成心肌梗塞的血栓有魔术般的清除效果；与后面介绍的价格较低的尿激酶一样，它通过拯救大部分心脏组织而极大地帮助了患者。tPA 一旦起作用就能达到很好疗效，它的有益作用在局部缺血性中风极为显著。 但 tPA 只对 2%～8%的中风患者有用。tPA 自身可以引起大出血；病人看上去简直是引人注目地发青。它没有在所有医院里广泛用于中风的紧急治疗，特别是在美国之外的地方，原因很简单，如果用于错误的病人，这种药引起的出血是致命的。在使用的地方，tPA 的成功经验来自那些能迅速(在中风三小时内) 而可靠地判别不同种类的中风并准确估计哪些病例使用 tPA 将会有效的医疗机构。tPA 的应用有赖于非常好的神经外科急救医生。

我们可能永远无法确信，而且谨慎是必要的，尤其处理那些未经治疗也很有可能在较长时间后自我康复的患者时，这种情况在轻度中风病人中很常见。

另一个教训来自之前提到的炎症故事。曾有人模仿可溶性 TNF 受体依那西普的开发思路设计了一项短期(但不致死)的原理验证试验， 他们使用白介素-1(IL-1)可溶性受体-Ⅱ来控制炎症(它与 IL-1 结合使之暂时失活)，结果却在败血症试验中出乎意料地升高了死亡率。之前没人知道这个受体仅仅与 IL-1 短暂结合，随即便释放它。它确实能起作用，但不是作为 IL-1 的中和剂，而是作为一个额外的储存器或水槽，随后将其释放并造成破坏性后果。它并未使 IL-1 的含量减少，而是使其作用增强。由此而产生的结果不仅令人不安地无法预计而且非常出人意料；事后认识是唯一指标。然而，另一个针对 IL-1 系统的药物却成功地产生了强大的抗炎作用。IL-1 受体拮抗剂加里利海(Kinneret)已经得到了治疗类风湿性关节炎(RA)的批准。Amgen 公司[110] 同时拥有依那西普和加里利海，由于 TNF 和 IL-1 能增强彼此的炎症效果，联用这两种药物治疗 RA 可能是非常有效的。

神经生长因子(Nerve growth factor, NGF)在每一个动物实验中都能促进神经再生，看起来似乎是治疗神经退行性病变如糖尿病性神经病变和肌萎缩性侧索硬化症[Amyotrophic lateral sclerosis, ALS，又称卢-格里格病(Lou Gehrig’s disease)]的好办法。虽然开始招募时患者都抢着参加，但到了第二次注射时就没人来了。患者因剧烈疼痛而退出了试验。于是在 I 期临床期间，作为试验基本前提的双盲(Double-blind)规则就难以实行了，因为患者会从其他病人那里知道接受了 NGF 就会有局部疼痛。要拯救试验只能通过使用盐溶液安慰剂来制造相同的疼痛以期保持“双盲”。为什么会这样疼？因为当时还不知道相关靶点并非是特异性的。曾被认为只存在于受损并试图再生的神经干的靶点受体 trkA(“Track A”)，其实也存在于可以被 NGF 活化的巨噬细胞表面。它的活化包括过氧化氢的生成，后者引起烧灼样疼痛。

许多人鼓吹用疫苗治疗除感染外从阿尔茨海默病(AD)到可卡因依赖的各种疾病，他们有很好和充分的理由。疫苗的原理至今已被验证了 200 年，其推理通过注射一种经过适当选择的抗原使机体在体内产生自己的抗体，这些循环抗体与病毒遭遇后向其进攻并使之失活，或者在更近的**治疗性疫苗**(Therapeutic vaccines)设想中，对象为与疾病或病程相关的任何毒性蛋白。对 AD 来说过量 β-淀粉样多肽(β-amyloid)1-40/42 的产生是疾病发展的关键。β-淀粉样蛋白疫苗的开发仍然任重道远。Elan 公司研发的第一个疫苗引起了神经炎病并造成了多名病人死亡的悲剧。对这些试验受害者大脑的研究表明，抗体确实进入了脑内，甚至使得已存在的淀粉样斑块减少。所以现在许多公司跃跃欲试地想要重现 β-淀粉样蛋白疫苗的这些作用，当然，前提是不升高死亡率。对抗体引起的游离和斑块结合性 β-淀粉样蛋白清除的原理验证是来自试验受害者的尸体解剖数据。一些参与 AD 疫苗试验的患者也许已经因与试验无关的原因而自然死亡。他们的大脑解剖结果对了解 AD 疫苗潜在的裨益和风险提供了同等或甚至更重要的线索。

在可卡因使用的例子中，各种“介导分子”是可卡因产生效果所必需的。理论上来说可开发的疫苗可以是针对这些可卡因作用介导分子的抗体。如果可卡因不再带来欣快感，它就不会被上瘾人群“追逐”和“享用”了。当然，这个策略不可能是没有麻烦的。它反映出了一个令人警醒和有启发的事实。我们目前使用的大多数疫苗，尤其是百日咳疫苗，放在现在这种热爱诉讼的社会气氛中是得不到批准的，因为它在约 4000 人中有一人会出现副作用，这是一个很高的数字，因为每位婴儿都会数次注射混合疫苗。与此相比，没有哪种常规药物会被超过 5%的人口使用。另外，处方药应该只被需要的人所使用且具有确切的好处和可以量化的风险；疫苗则被给予那些可能需要它们的人用于预防未来可能存在和不可量化的风险。

治疗性疫苗存在的巨大问题是难以预测需要多大的抗原浓度才能取得“有意义的抗体效价”，即有意义的抗体浓度。同样难以预测的是免疫的结果。免疫系统学会了只对微生物或人造疫苗中的“非自身”类型的分子产生免疫反应，并分别对微生物或疫苗诱导产生“抗独特型”(Anti-idiotypic)抗体。像在“补体活化”那样，对任何微生物或疫苗产生广泛性炎症反应均是有风险的。第一个 AD 疫苗的临床试验在出现三人死亡后，于 2002 年 3 月 28 日停止了。对这项药物开发具有讽刺意味的是，对这些试验受害者的尸解显示疫苗是有效的，即产生了所指望的抗体，它们确实到达了脑中形成毒性 β-淀粉样蛋白的部位，并出现在体现受 AD 折磨大脑所特有的尸解病理学特征的淀粉样斑块上。简单地说，看上去一切都很好。

读者们应该以感激的心情来获知数百名修女为 AD 淀粉样斑块的研究捐献了她们的大脑，作为直接结果，AD 的探索取得了显著和实质性进展。显然，除非能得到脑内的解剖样本，任何脑内疾病都难以通过组织采样法进行观察。这些解剖样本是关于慢性病、慢性药物治疗或大脑老龄化作用很重要的信息来源。上述修女群体是特别重要的研究对象，因为她们的生活和饮食非常有规律，而且，她们同处于一个联系紧密的团体中，可以准确地观察和报告彼此的认知或其他衰退。本书作者们在此向这些献出遗体的志愿者们致以深深的敬意，并希望能提醒读者，没有志愿者就不会有新药的产生。

可以预料，更好更安全的预防接种途径多半要数“被动免疫”(Passive immunization)——在发酵罐里生产人源性抗体，将它们缓慢注入体内并在出现自身免疫反应时停止。然而，虽然容易控制，这种方法比较昂贵和缺乏足够的吸引力，因为如果主要是为了延缓病情发展也至少需要每月或每季度都给予注射，无论是要为 AD 或引起牙周炎的龋齿制备疫苗，为了安全起见，建议采用被动免疫方法，因为新抗体的注入可以随时被停止。

最后，不论采取什么途径来发现新药都要谨慎行事。沙利度胺(Thalidomide)在欧洲造成了如此大的灾难，简直让人难以相信它还能重归市场，但它确实回来了，这只能说明药物只要确实有效就不会丧失生命力。沙利度胺在 1998 年被批准用于治疗汉森病[Hansen disease，通常被称为麻风(Leprosy)]的一个并发症，即麻风结节性红斑(Erythema nodosum leprosum)——一种引起衰弱和毁容的损害。批准通知是这样写的：“沙利度胺具有潜在的致畸性，FDA 行使了史无前例的监管权力来严格控制沙利度胺在美国的销售。沙利度胺教育和处方安全系统(System for Thalidomide Education and Prescriing Safety, STEPS)监督项目已经启动。它包括对处方权和经销药房实行限制，对患者进行沙利度胺使用风险的深度教育，以及 100％的患者登记。这一监督项目的目的是确保孕期沙利度胺零使用政策的落实。”[111] 我们对未能开发出更好的抗麻风病药而感到悲哀，但我们认真地尝试过了吗？

注 释

107 Genentech 在 2004 年因为在一个在抗肿瘤药的临床试验中显示延长寿命 3～6 个月之结果而上了头条。它得到了 FDA 的批准。

108 在 2003 年。

109 由生长激素分泌不足而引起。

110 在 Amgen 为得到依那西普而买下 Immunex 公司后。

111 欲从位于新泽西州沃伦的 Celgene 公司得到关于沙利度胺的更多信息，参见 http://www.fda.gov/cder/news/thalinfo/default.htm。

第 16 章　临床试验的磨难

从失败中吸取教训

从失败的试验中可以学到什么？我们是否又从中充分吸取了教训?无论是在成功还是失败的靶点上所得到的药物作用的样品和资料都具有价值。再者，最近提议的“试验登记(数据库)”将会更有助于了解在人类身上已经进行了哪些成功和不成功的试验。

在成功和失败的试验中收集的组织和血清样品极其重要。其重要性如今正在得到认可。已经有几个药物幸免于被认为“无效”或“不安全”而惨遭淘汰的命运。这是因为当对病人药物代谢酶的基因结构即它们特定的多态性进行分析后发现，所有或大部分出现严重副作用的病人属于一类特别的、基因类型很容易被识别的群体。这个群体在未来可以事先筛选出来。因此，FDA 会增加一条标签指出：“使用此药之前需要通过测试血样确定患者是否属于某种代谢同工酶的携带者，有这个或那个药物代谢同工酶的病人不得服用此药。”从原则上来讲没有绝对意义上“安全”的药物，但是在治疗之前可以知道哪些人可能会有产生副作用风险的药物要安全得多。医药公司当然不愿意放弃它已经投资进行了临床前及临床研究，而且几乎肯定的，花费了部分上市前预算的药物。市场会对药物做出定位，就是说，医生会优先选择不需要进行血样测试的具有同等功效的药物。如果一个药物具有独特的裨益，它会留在市场上。并不是所有流通的药物都是容易给药的。尽管需要时时检测血样，氯氮平(Clozapine)一直是最成功的非典型性抗躁狂药中的一种。它所具有的一些特质是其他任何更安全更现代的安定药物都无法体现的。

另一个实例是葛兰素史克(GSK)公司为寻找能预测其抗艾滋病药物阿巴卡韦(Abacovir)的副作用而进行病人特殊基因类型筛选所做的努力。如今 GSK 已经找到一种由 89 个单核苷酸多态性(SNPs,Snips)位点所组成的基因型。——后者可以用来预测对抗 HIV 药物阿巴卡韦所产生的副作用以及筛选病人。因此阿巴卡韦仍留在市场上，直到发现一种无需如此费力进行基因筛选的药物为止。

由于意识到实验数据有助于了解药物的副作用，限制药物只在那些会得裨益的病人中使用，使之更为安全并保留于市，医药公司正在存储数以百万计的生物样品。他们还能从这些生物样品中学到什么，谁能合法道德地拥有这些知识，我们就不得而知了。销售临床样品及数据的公司是药物发现、保险利率决策、医院设计等的重要组成部分，希望它们是所售人类样品合法道德的拥有者。

与 FDA 就何谓成功事先达成一致

怎样才称得上是有效和试验成功?与 FDA 在此问题上达成一致是件大事。这非易事，因为许多疾病，除感染性疾病以及通过外科手术完全切除肿瘤外，根本就无法“治愈”。症状治疗相对于“疾病进程修饰”要容易些。病人状况得到 20%的改善或者疾病发展得到延缓，这些通常都足以达到“有效治疗”的标准，但市场的要求有时远不只此。

疾病进程的试验

如果你想了解一种神经退行性疾病如阿尔茨海默病(AD)的进程，你会发现研究的耗时是财政和市场问题的主要来源。由于该病现在很早就能检查出来，人们可依据神经心理学分类选在轻度到中度症状的病人进行试验，并试图体现延缓病情恶化的疗效，但这需要两到三年的时间。市场容量当然会大得多，病人还相对年轻，因此在试验中可能由于其他原因死亡的患者会少许多[112]。问题在于代表病程进展曲线的斜率较平浅，因此，药物作用与安慰剂的区别需要经过很长一段时间后方可显现。如果选择对症状较重的患者开展试验，时间可缩短至一到两年，但失去受试者的风险也增大许多，因为病人可能死于其他原因，包括自然因素，而且一旦症状恶化，疾病就变得更难治疗，对轻度及中度病例起作用的药物未必对重症有效。这些与死亡率和不可逆转症状无关的问题是晚期发作疾病所共有的。因此，制药公司可能不得不放弃部分市场，为避财政风险而不急于获得批准，甘愿推迟上市——以拥有不同、不过更好标签、排名第四却非第一的产品，从容面对市场。但药物经济学和药物生命周期的管理是成功药企的关键法宝，正确的决策会比新的发现给公司带来更多的财富。即使这些公司偶尔也需要发现一些新药，不过它们更愿意从别处购买或受让许可，而不是等待自家的产品。

试验的耗时、确定疗效所存在的统计学困难(即使是只期待延缓20%的进程)，以及高退出率(合理估计为高达40%)都要求制药公司不得不计划招募1万～4万病人进行一项AD的临床试验。所有这些病人或受试者每年必须由公司外的神经专科医师检查三次。为什么必须是“公司外的神经专科医师”？很显然，被认为与公司关系密切的专家很容易受到人们的质疑。FDA规定：当一项试验不存在量化测定指标及主观判断被用来“估计”结果时，这项试验必须聘请一位不同一家医院雇用的专家。所有这些都说明开展临床试验所需的花费。神经专科医师也是拿报酬的。

营销专家

科学家并不善于营销。许多科学家认为商业用途，或者是他们更愿称为的“对科学的发掘”，是不合适的。科学(即知识)是独立和自足的，科学家们仅需要与其同行交流来取得学术上的进步即可。科学家自己的同行决定资助何项研究。这或许早已是一种有缺陷的体制，因为很显然，公众通过缴纳税款来支付大多数的研究费用，他们尤其希望看到在治愈疾病方面有更多的科学进展。这一逻辑完全无可厚非。例如，国家癌症研究院(National Cancer Institute，NCI)多年来已花费数十亿美元用于基础细胞生物学的研究，但没有治愈任何癌症。可如果没有更多关于细胞生物学的知识，有关癌症的问题根本无从回答。这其中的逻辑关系无容置疑，只是面向国会及公众时，它被定位为“癌症研究”。无可否认癌症治疗迄今已取得巨大进步，但是目前没有任何治愈所有类型癌症的办法。尽管科学家正在解答涉及认识和治疗疾病的根本问题，但他们的工作还是很容易被视作不切实际的和不重应用的。

不被公众和其同僚所注意的是，雄心勃勃的科学家正在被医药行业所能提供的巨大实验室和丰富资源所吸引。他们与谁打交道？自然是营销专家。

由于本书的这个章节主要是面向科学家的，所以本身就位于此列的作者们应该毫不隐晦地体现同情心。但对营销头目们来讲，研发科学家们欠缺沟通是有害的。如果临床前研究小组不能简单且充分地向营销人员或临床医生说明为何设立这个药物开发项目，以及新药与其他药物有何区别，那么整个计划就会被他们推翻。新药将如何取得更好的疗效？它又如何更容易地给药？新的作用机制本身及科学并不能打动他们。因为医生和病人并不是来购买新作用机制的，他们所期待的是改进的治疗、更好的功效、少和不太严重的副作用，以及更方便的给药方式。一个基于新作用机制的新药当然总是带给人们希望且通常在耐药的病例里进行检测。仅凭科学家无法清晰解释其课题这一项就不能得到营销部门的支持。这纯粹是公司内部沟通不畅。精明的科学家会把一种新的作用机制或一个新的药物靶点说成是可能——事实上也可能会——对现今任何治疗都不产生反应的病人产生疗效的方法从而开拓新的市场。他们必须给出很好的实例，可能他们也有几个类似的例子，但他们毕竟没有接受过药理学的入门教育(Pharmacology 101)[113]。想像如果项目主管是药物化学家，他们肯定没有上过有机化学的入门课程。在制药公司工作几年之后，人们就熟悉了所有科研人员、临床医生和营销人员的专业术语，而且有时过多地运用它们。

研发的科学家也应该认真听取市场营销人员的意见。药物发现属于商业范畴，营销人员能够意识到药物市场的新机会。例如，竞争者的一个药物被撤回，或者他们之前认为会比他们自己的候选物提前进入市场的药物失败了。因此，倘若相关专利不是太旧的话，那么之前由于预计进入市场时间太晚而被停止的项目就有可能起死回生。然而，研发人员可能会担心他们自己的药物也会像竞争对手的那样因同样原因而失败，因为两者似乎更像是针对同一靶点和属于相似化学类型的。人们有时相信或愿意相信所选靶点是正确的，只是另家公司选错了化合物。人们会说竞争者的研究为我们核实了一项很有力的临床原理验证，而我们拥有正确的分子。幸运的是，在大多数情况下事情的确如此，而在制药公司，启动或复活项目最使人信服的理由是竞争者们对它深信不疑。公司可以与对手共担风险。很多候选药物其实是在公司内“枪毙”而不是被对手干掉的。

独立药物与安慰剂

什么是“独立药物”？它是一类可以申请批准、不与其他药物一起使用的药物。这一点很重要，因为正如我们已经前述的，它可以避免进行一项更为复杂的、需要协同或竞争应用另一个药物的试验。可在现实中，你必须承认没有一个医学领域会用单个药物来治疗一种复杂的疾病。常见的做法是采用好几种机制的药物来取得相同的疗效，而不是极限地发掘单种机制。例如，为了降低血压，会通常联合使用 β-阻断剂、钙离子通道阻断剂及利尿剂。此外，上了年纪和有高血压的人胆固醇水平都很高，因此他们同时也在服用降低胆固醇的药物。为什么研究新型抗高血压药物的团队需要关注联合用药的问题呢？首先，如果不想在花费了十亿美元后却不得不在很晚期撤回药物，也不愿让数十亿的期望回报落空的话，就必须专门测试新药与其他上述各类药物之间的相互作用[114]；其次，缺乏药物相互作用很可能正是新药的特征所在。

治疗疼痛同样不会单独使用一种药物，即使最好的药物也只能减轻部分疼痛，因此必须联合用药。此外，许多疼痛都伴有炎症，因此抗炎药物几乎总是同时使用的。一个新的镇痛药是不允许与抗炎药发生相互作用的。

注　　释

112　最近获准的欧洲药美金刚胺(Memantine)是用于治疗轻微到中等程度的“老年痴呆症”，而其他例如多奈哌齐(Aricept)、艾斯能(Excellon)及加兰他敏(Remynyl)则用于治疗中等到严重性的“老年痴呆症”。

113　在美国，入门级的课程通常被命名为“101”。

114　Pozicor 是一个全新、高效的抗高血压药物，但由于与降低胆固醇的他汀类药物存在相互作用，不得不撤出市场。

第 17 章　将假定的靶点与疾病相关联

表型分析，包括自我鉴别的明智做法

基因组学能为人类疾病提供什么样的信息？它可以为药物开发过程中的决策提供核心和准确的信息，特别是当这些决定都是基于明确的选择时。医药公司相当苛刻的验证程序会要求基因组学回答诸如以下这些问题：这个是正确的靶点吗？是否有临床相关性？这个新基因的组织分布如何？是否收集了一些病理样本，最好是有一种以上族群的关联性研究数据？所有这些问题的解决意味着公司在对待疾病方面已经走在正道。

尽管分子生物学和分子遗传学取得的巨大发展，我们不能忘记良好医疗所得到的信息仍然具有举足轻重的作用。病人找医生看病时会主诉他们的病痛和不适。这可以看做是一种“自我表型鉴别”(self-reported phenotype [115])。与在动物试验中发现一个疾病表型所需要的高度智慧不同，人类会抱怨。这种行为本身可能是患病的重要线索，但表型鉴别更可取的方法是通过临床上化学的和(或)其他可识别的参数来诊断。这类表型标志继而将会直接作为临床试验的疾病标志。

这些数据都是很难从人类研究中获取的。医药公司依赖疾病的动物模型来证实相关进程。那么制药公司是如何以及应该如何在动物模型上开展多基因疾病的研究呢？

在疾病的动物模型中，表型分析和标志是试验成功的关键。科学家们掌握对某一基因进行特异性突变技术已有一段时间。在果蝇突变体中人们获得了许多知识，这些人工突变所导致的表型区别是可见的，如不同颜色的眼睛、腿取代了触角，以及不寻常的行为。在小鼠中基因工程产生出两个经典的表型即“Weaver”和“Reeler”。如今，我们已经有能力对疾病过程中涉及的所有蛋白及对其编码的基因逐一进行功能研究。我们知道怎样分别通过“基因敲除”或“过度表达”使相应的蛋白完全缺失或大量产生。数个生物科技公司及制药公司已制造了成千上百万种这类“转基因产品”。最富成效的方法是针对一种类型的药物作用好靶点，如 G 蛋白偶联受体(G-protein coupled receptors)，逐一开展系统性去除研究。我们知道阻断 β-肾上腺素能 G 蛋白偶联受体可以降低血压；阻断多巴胺(D_2)G 蛋白偶联受体可减轻精神病症状；阻断组胺(H_2)G 蛋白偶联受体可以减少胃酸分泌。所以为何不逐个敲除所有 450 种 G 蛋白偶联受体，并观察因此会出现怎样的药理作用呢？当与肽类物质结合的肽源性(NK-1)G 蛋白偶联受体被敲除后，动物感受疼痛的阈值发生改变，同时在进攻及抑郁测试中也出现行为变化。因此，开发 NK-1 拮抗剂用于抗抑郁和镇痛的合理作用得以创立；事实上，这种 NK-1 拮抗剂已作为新型抗抑郁药进入临床试验，并首先针对恐慌症和创伤后应激障碍(PTSD)开展原理验证研究。这两者病症的试验时间短而且花费较低，但是其表型与 Weaver 小鼠一样均是不“可视”的。科学家需要通过几十种行为测试，将这些小鼠与那些未给予受体敲除、同窝出生的动物进行对照，以证实 NK-1 受体在前者体内已不存在并因此导致了它们在行为试验中对疼痛反应性降低的效应[116]。一旦发现并证实 NK-1 受体与疼痛相关，接下去的工作就是开发其拮抗剂来量化模拟受体敲除的作用。

如果科学家没有相关的人体数据，表型分析就成为动物实验的关键了。然而，科学家没有也无必要去发明和构建灵敏、聪慧的方法来对疾病的动物模型进行表型鉴别。如果你没有优异、灵敏和巧妙的方法去寻找遗传变异的表型结果，你会错失这种信息。大多数从事转基因研究的生物学家通过正向突变路径高度重视如何从技术上分析表型。分子生物学和分子遗传学已经是足够的美妙，但科学家仅花费相当少的时间来比较基因变化的“读数”(即表型本身)——生理和行为的差异。人们把目光集中在高通量测试上，因为转基因产物可以迅速获得，特别是实施基于精子随机突变的所谓正向突变课题时高通量测试很适合寻找循环血细胞中的细胞学的改变，但如果突变影响到某种难捉摸的行为学阈值，后者似乎是治疗如恐惧等的新方法之关键时，你很容易错过相关的表型。杰齐·科劳雷著有一本很有名的书《我的老鼠怎么了?》(What’s Wrong With My Mouse?)，阐述了“怎样发现及揭示转基因小鼠存在的问题”等内容。基因组学增加了对行为药理学家及动物临床化学自动化的需求，以便更好地分析基因敲除小鼠(某个基因完全沉默)及基因抑制或过度表达小鼠(特定基因分别被下调或上调)与野生型[118]之间的遗传与临床化学改变。

产生转基因动物的分子遗传技术的应用范围和科学影响日益扩大。但由于明智及确实的原因，这些技术大多用来分离和影响单个动物模型的单一基因之活性。不幸的是，大多数疾病不是取决于简单的基因类型，它们是多基因型的。因此，制药公司要想有效运用这类方法，就需对其威力进行改进。人们希望未来可以将过度表达的特定基因及其他低表达或动物模型功能缺陷的基因与某种复杂疾病的基因类型相匹配。由于复杂多基因型疾病的基因类型尚不可知，目前的学术研究距此目标还需时日。但对如何达标已经有了很多思考。

当今的关键弱点之一并不在于人为操控基因及其产物——蛋白，而是在于生物信息学——一门确定、记录、存储及解释成千上万人类基因产物中各种变化的多重性的科学。基因功能可能随饮食的改变、一天之内时间的变迁及发生感染和炎症而发生变化，并且可因细胞类型的不同而不同。没有一种疾病、一顿饭会仅仅影响一种基因产物。因此，生物信息学的关键任务是从上千种变化中找出核心的变化和其发生的细胞类型；什么是启动和驱动变化，什么是从属变化；哪个可以作为能产生早期和明确疗效的药物靶点，可是目前的进展很缓慢。

基于基因组学和蛋白质组学推测的靶点

关键是要把表型和基因型结合在一起。关联研究可以揭示疾病状态与药物靶点浓度或活性之间的相关性。由于慢性疾病有足够的时间发生转录和翻译的改变并显现其作用，揭示疾病或疾病模型 mRNA 表达水平或基因蛋白产物变化的转录和蛋白质组学分析取得了很大的成功。正因为如此，加上存在获得组织样品的可能性，这种方法会成为发现治疗外周慢性病和肿瘤新靶点的一种途径。慢性疾病通常会引起受影响细胞及组织的重塑。因此，如果可以从慢性炎症区域收集组织样品，如类风湿性关节炎的关节，人们就会发现健康和受慢性损害的组织之间在相对的蛋白含量上存在很大不同。运气好的话有些蛋白仅在疾病状态下才出现。这些蛋白可能是很好的药物靶点，因为它们不存在于健康组织因而只会在病态组织起作用。以 COX-2 酶为靶点的塞来昔布(Celebrex)及其追随者罗非昔布(Vioxx)即属于此类情况。阿司匹林(Aspirin)和布洛芬(ibuprophen)曾被长期用作抗炎药物，但它们不仅仅作用于 COX-2 也作用于近亲——COX-1a。后者分布在健康的胃组织表面使其免受胃酸的侵蚀。因此，为抗炎及抑制 COX-2 而长期服用阿司匹林会导致许多病人胃出血，而罗非昔布和塞来昔布只影响炎症关节处所表达的 COX-2，因此它们曾经被认为是更为安全药物之代表。当然，对所有患者并在所有情况下都百分之百安全的药物是不存在的。事实上，罗非昔布的副作用让人无法接受的根本原因在于它突出的特异性。

Box 17.1 为什么罗非昔布变成“坏药”

对于罗非昔布(万络)，默克公司以及受到额外监督的 FDA 的“媒体审判”，有几点值得特别注意。首先，关于罗非昔布能引起心血管(CV)事故增加的“证据”从一开始就不是很明了。同样也没有充分证据表明默克和批准罗非昔布上市的 FDA 之研究人员做出了不专业和不客观的判断。默克自愿撤回罗非昔布的举措理应受到赞扬，而不该用来作为不幸事件的证据。“确凿证据”并不存在，那么罗非昔布到底出了什么问题？很多最初的试验表明，与给予安慰剂的病人相比，5000～8000 名服用罗非昔布的患者并没有出现心血管事故增长的情况。在一项罗非昔布和另一种非甾体抗炎药(NSAID)联合治疗的试验中，病人可能享受了萘普生(naproxen)带来的心血管益处。其他试验数据由于病人同时服用具有保心损胃作用的阿司匹林而显得困惑无解。统计学家有充分的理由质疑那些对已发表数据所进行的“重新解释”。罗非昔布当初被批准上市的重要原因在于它不仅减少了肠胃道副作用，而且减轻了骨关节炎病人的疼痛和炎症。有趣的是，大多数有关罗非昔布的报道只关注其负面的副作用，而忽略了它能通过抑制炎症过程而减轻疼痛这一正面和主要的功效。

人们需要平衡各种不同的看法，例如 Garrent A. FitzGerald 博士在像 New England Journal of Medicine(NEJM)[1] 那样的杂志文章中发现了当时默克研究实验室总裁 Edward M. Scolnick 博士所提出的默克自己的观点[2]。使用罗非昔布引起心血管事故明显增加的危险已经确认并在标签中清楚注明。心血管事故包括栓塞性中风、急性心肌梗塞(AMI)及心脏性猝死(SCD)等。由许多人特别是由默克顾问 FitzGerald 博士所提供的医学文献令人置信地解释了这种危险：与其他昔布类和非甾体抗炎药相比，罗非昔布增强了的特异性可能就是其基本原因。

一般认为增强特异性能在更低剂量时发挥更强的药效并减轻副作用。昔布类药物的特异性问题源自有关“诱导性”COX-2 酶在关节炎这类炎症中所起作用的假说，相关的 COX-1 酶则起保护肠胃和心血管系统的作用。“普通的”非甾体抗炎药由于可以同时抑制这两种酶会导致一些病人产生严重的肠胃道问题。COX-2 酶的特异性抑制剂对这些病人特别有利，因为它不与 COX-1 相作用但能终止炎症。辉瑞公司的塞来昔布(西乐葆)是第一个较非甾体抗炎药对 COX-2 比 COX-1 具有很好选择性的药物，默克随后推出了甚至具有更高选择性的罗非昔布。罗非昔布果然不负众望，肠胃道损伤得以减少。该药被批准用于骨关节炎的慢性治疗和痛经的急性治疗。慢性治疗的日剂量不超过 25 毫克而急性治疗的最大日剂量为 50 毫克，且连续用药不能超过五天。相比之下，布洛芬的最大日剂量为 2400 毫克。

人们也许会推测，一个特异性 COX-2 酶抑制剂只在由前列腺素介导的炎症区域(像发炎的关节)发挥局部作用会是条好思路。但是，抑制其他非炎性组织的 COX-2 酶时怎么办？血管及心脏内膜处 COX-2 及 COX-1 之间的平衡可能具有重要的生理意义。罗非昔布是否扰乱了这些非靶点组织的酶活性平衡呢？非常有可能。尽管此假设很有趣且很诱人，但目前还没有确实和令人信服的证据。早在 1999 年就出现了反对一味追求特异性

续

Box 17.1 为什么罗非昔布变成“坏药”

做法的担忧和争论，但却没有特别针对罗非昔布或通常涉及其他昔布类药物直接的不利证据。如前所述，这些是对一些因干扰某种尚不明了的生化机制的平衡而可能产生的副作用之警示，而不涉及万络对缓解疼痛是否有效。

在美国，每年有超过 100 000 人死于药物不良反应(Adverse drug reactions, ADRs)[3]。虽然没有导致死亡但出现严重药物不良反应的住院病人就超过 200 万。正如当时美国 FDA 新药评价与研发中心副主任 Sandra Kweder 博士所说 FDA 之所以给予罗非昔布优先评审是由于它减少了肠道副作用包括出血，从而使其与现有市售药物相比具有显著提高疗效的潜力和优势[4]。Kweder 博士称，与布洛芬相比，罗非昔布显示明显降低的胃肠溃疡风险，后者是引起出血及死亡等严重副作用的主要原因。显然，一种胃肠道症状得以改善的镇痛剂是对医药资源的突出贡献。

据称问题的出现是由于慢性使用的剂量超过每天 50 毫克。继成功获得罗非昔布用于治疗骨关节炎及类风湿性关节炎的授权后，默克开展了一系列的试验以期获准使用罗非昔布治疗老年性痴呆、前列腺癌及结肠息肉。在进行最后一个治疗腺瘤性息肉的试验中，当连续使用该药 18 个月后(每天剂量为 25 毫克)，血栓性栓塞事件的发生率明显增加。据此，默克终止了该项试验，并从市场上撤回罗非昔布。尽管对照组和罗非昔布治疗组之间的部分误差很可能是因对照组中心血管副作用奇怪地减少所致。现在只能希望当停止使用罗非昔布后，治疗组的心血管事件的发生率会有所下降。

副作用的严重性不容低估。《纽约时报》和给曾经使用过罗非昔布的患者发出的集体诉讼案例征集信的律师们一样估计总共有 28 400 名病人在服用罗非昔布时死去，但这并不表明罗非昔布就是直接或主要的死因。一些服用罗非昔布的病人身体状况本身就不好，年事已高，可能就有心血管疾病发生的风险。只是律师们试图证明服用罗非昔布与任何实在的心血管事件存在因果关系，并且他们试图表明所有服用过罗非昔布之患者的风险都有增高，而且并不会因为停药而消失，即是不可逆转的。著者就此不发表任何看法。如果读者有兴趣进一步了解这些律师们的想法，不妨到下面两个网站看看：http://yourlawyer.com 及 http://www.coreynahman.com/vioxx_lawsuit.html 。

罗非昔布是否适合于所有接受此药治疗的病人？医师的喉舌如 New England Journal of Medicine 及 The Lance 会因保护其顾客而对此不做任何解答吗？我们无从说起，只能眼睁睁地看着罗非昔布的话题占据了多项头条新闻诸如“罗非昔布、默克及 FDA——公众健康的失败”等等[5]。事实是制药公司及社会也常常受益于上市药物“标签外使用”的大胆做法。在儿科这是个紧迫的问题，由于显而易见的原因，很少有药品在孩子身上进行正式试验，而儿科医生却不得不以减小剂量的方式应用成人药物。

或许更值得关注的是罗非昔布在直接面向消费者广告方面中的开支。塞来昔布以有史以来最快的速度上市并成为销售额达 30 亿美元成功药物毫无疑问地鼓舞了罗非昔布这辆“大篷车”上的乘客们。病人的需求加上号称每年七八千万美元的广告费用使得罗非昔布成为默克第二或第三大销售药物。为扩大罗非昔布产品线而进行其他适应证试验的做法在业内屡见不鲜，默克也因此在其中一项实验中发现了罗非昔布的心血管问题。与其他试验相比，罗非昔布治疗腺瘤性息肉试验所募集 2600 名病人的规模就小多了。

续

Box 17.1　为什么罗非昔布变成“坏药”

罗非昔布——这个人们希望曾经是合理地给成百上千万患者服用的药物——很有可能卷土重来。这对那些具有低心血管风险和高胃肠道风险的疼痛病人来说也许是个好消息。识别哪些病人不宜服用某种药物及确保患者在正确的时间服用正确剂量的药物是场集体协作的战役。药理基因组学(Pharmacogenomic profiling)分型和新型药物传输系统可能会使风险忽略不计或易于承受。相互指责和敌对，特别是美国的“责怪”体系并不能长期有利于社会。

注：

1 参见 FitzGerald GA, Coxibs & Cardiovascular Disease2004 年 10 月 21 日“新英格兰医学杂志”第 1709～1711 页。

2 http://www.merck.com/newsroom/vioxx_withdrawal/pdf/VIOXX_scientific_review.pdf。

3 http://www.fda.gov/cder/drug/drugReactions/default.html。

4 http://www.fda.gov/ola/2004/vioxx1118.html。

5 2004 年 10 月 21 日“新英格兰医学杂志”。

四年从转录分析到药物——儒勒 • 凡尔纳与抗体药物

开发一个新药通常需要十多年的时间。因此，仅用四年就从对一个病理样本的转录分析发展到一个药物，这听起来简直就像是儒勒·凡尔纳(Jules Verne)或伊萨克·阿西莫夫(Issac Adimov)的科幻小说。

然而，针对选择性表达、由基因组学或蛋白质组学所揭示的靶点之抗体药物，如肿瘤抗原，能够迅速进入治疗多种癌症的临床试验。人们利用不同的方法生产人源化或人类抗体，它们或携带其他物质，或独自作用。这些不仅安全，并且通常有效。但是使用不便，只能注射。因此极受小公司的青睐。圣迭戈首家赚钱的生物技术公司 IDEC 就成功于此，好到收购了 Biogen 公司，并于 2003 年搬迁至波士顿。

抗体药物中最著名的就属治疗乳腺癌的贺赛汀(Herceptin)。它是针对肿瘤细胞上生长因子受体 HER1 的人源化抗体。它同时也是第一个要求开展基因鉴定的药物。在使用这种昂贵且不是没有副作用的抗体之前，病人需进行基因鉴定或通过组织活检以查看他们能否表达这种治疗性抗原的靶点。经过如此选择后的病人其疗效远比把所有乳腺癌患者混在一起治疗时好许多。疗效和安全性也因运用基因标记得到提高。因此，在某种程度上，这可能是未来“个体化药物”的模式。

总之，治疗性抗体是一类由转录分析及蛋白组学提供靶点，其后将这些靶点作为抗原的药物治疗方法。

生物制品是基于基因组学靶点发现的易摘果实

生物制品是基于基因组学靶点发现的易摘果实。例如，如果某种疾病与肿瘤坏死因子(TNF-α)或白介素(IL-1)表达相关，那么就该测试 TNF-α 或 IL-1 拮抗剂对该病的影响。然而，由于 TNF-α 和 IL-1 可以互相刺激。针对类风湿性关节炎新的营销“战场”就在安进(Amgen)-英姆纳克斯(Immunex)-惠氏(Wyeth)的依坦西普(Enbrel)，安进平行的 IL-1 受体拮抗剂——阿那白滞素(Anakinra，商品名：Kinneret)，强生(Johnson & Johnson)的 TNF-α 抗体——因福利美(Infliximab，商品名：Remicaid)以及现在雅培公司的 TNF 抗体——阿达木单抗(Adalimumab，商品名：Humira)之间铺开。究竟谁更具竞争力，这不仅取决于其药效及安全性，给药的方式也很关键。例如，因福利美(Remicaid)[119] 需要在医院给予静脉注射，而阿达木单抗可直接在家中进行皮下注射。依坦西普及上述其他药物被准予单独使用，或与治疗类风湿性关节炎的药物甲氨蝶呤协同使用。尽管依坦西普当初被明确授权用于治疗牛皮癣关节炎，但它在类风湿性关节炎患者中被普遍应用并不令人吃惊。由于对 TNF 参与很多疾病进程的认识日益明确(表 17.1)，相似的疗法可能具有很广泛的用途。

表 17.1　TNF-α 多态形[120]与人类疾病的关系

人类 T 淋巴细胞白血病病毒-1(HTLV-1)葡萄膜炎	早期胆汁性肝硬化
慢性活动性 B 及 C 型肝炎	酒精性脂肪性肝炎
脑型疟疾	哮喘
麻风病	肺尘埃沉着病
系统性幼年型慢性关节炎	肺结节病
类风湿性关节炎(RA)	心脏结节病
原发性硬化性胆管炎	溃疡性结肠炎
系统性红斑狼疮	克隆氏病
牛皮癣	强直性脊柱炎
重症肌无力	嗜睡病
多发性硬化症(MS)	体脂含量

注：TNF 多态性不可思议地存在于如此多的疾病和失调中。类风湿性关节炎作为巨大和亟待治疗的指证成为人们重点关注的焦点(详情参照本文)。

注　释

115　表型分析(Phenotype)：个体的外在表现。它是基因间及基因型与环境之间相互作用的产物。现在人们都在谈论变化较小但也是可见和可衡量的内型分析。

116　当然，老鼠不会自己将尾巴放在一个滚烫的加热板上来让你记录它们用了多长时间才将尾巴撤回去；同样地，它们也不会给自己爪子注射以引发炎性疼痛。因此，科学家们在研究动物疼痛时所使用的方法必须非常缜密，以免歪曲试验数据，例如与紧张混淆。在粗糙设计的实验中，紧张减轻很容易被误认为疼痛缓解。有趣的是，疼痛和焦虑可能被认为在生物化学上相关。由于人类的 NK-1 受体与豚鼠(guinea pigs)的 NK-1 受体较大鼠或小鼠更为接近，此领域的一些实验通常都在豚鼠身上进行。相同的试验在大鼠身上根本不起作用。公认的焦虑试验是测定豚鼠幼崽与其母亲分离时的喊叫。在基因敲除试验中，敲除了 NK-1R 动物的焦虑和疼痛的阈值发生明显改变。实验表明，NK-1R 拮抗剂可以缓解人类疼痛及抗焦虑。

117　JN Crawley. What's Wrong with My Mouse? Behavioral Phenotyping of Transgenic and Konckout Mice. John Wiley & Sons, 2000。

118　“野生型”(Wild-type)在此指那些正常的动物。

119　而且，依据规定，因福利美的注射只能由医师而不是护士或助理医师进行，因此，因福利美的销售其实包含一段“隐藏”的成本，即医师们的时间，例如，在美国，其费用大约在 400 美元左右。此药的优惠价格是 120 美元。

120　多态形(Polymorphism)：在一个单一的具有两个或更多不连续基因型的异血缘人群中规律的、同时发生的现象。它包括基因类型的各种差异，小至一个单一的核苷酸位置，大至染色体水平上可见的整个核苷酸序列(定义阐述来自网上医学词典：http://www.online-medical-dictionary.org)。

第 18 章 寻找靶点的更多方法

反向药理学

反向药理学在药物发现中有很大的用武之地。经典的药理学以一个活性分子开始去寻找它的功效及其相关的受体或酶。例如，从洛伊实验(Loewy's experiment)及其他外周循环系统的研究中得知，乙酰胆碱(ACh)是一种活性物质。按照定义，其靶点肯定是乙酰胆碱受体。你知道其之存在，在你发现它之前已经有了它的名称，你所要做的就是找到它，定位它，揭示它的理化、生化及药理特性。

当然，最初并不知道竟会有几十种乙酰胆碱受体。ACh 是横纹肌(Striated muscle)和随意肌(Voluntary muscle)很好的激动剂，在对它们收缩进行的首次生物测试中，发现了烟碱型乙酰胆碱受体。这个参与肌肉收缩的受体与脑中结合烟碱的受体来自于同一家族。相反，通过肠道平滑肌收缩实验发现了毒蕈碱样乙酰胆碱受体的存在，该受体家族的其他成员参与调节大脑的记忆过程。至少存在 4 种不同的毒蕈碱，为了证明这点，化学家需要合成很多这些受体的选择性配体来充当激动剂及拮抗剂。上述就是 20 世纪经典药理学研究的一个范例。选择这些不同的乙酰胆碱受体作为药物靶点的回报越来越多。如今，a-7 烟碱乙酰胆碱受体的激动剂已在进行治疗帕金森疾病、认知障碍及精神分裂症的临床试验。毒蕈碱样乙酰胆碱受体的拮抗剂被用于手术前的肌肉松弛。一些毒蕈碱样乙酰胆碱受体激动剂可增加唾液和胰液分泌，另一些则能提高老年痴呆症患者的记忆力，在此仅举几个应用而已。

反向药理学从一个潜在靶点开始研究。通过运用生物信息学和数据挖掘方法，你可以从人类基因计划所揭示的序列中推测其可能编码的受体。你希望它或许是一个新的药物靶点，同时祈求竞争者未在关注同一序列。目的在于找到相应的激动剂或拮抗剂。当然，知道它天然的内源性配体是好事，但这并不是必须的。例如，当你发现这个蛋白存在于感觉神经，需要运用刺激性激动剂或抑制性拮抗剂在疼痛模型中进行该受体重要性的化学原理验证。

为了独立完成这项研究，你需要拥有自己的化合物库。倘若你所供职的生物技术公司没有化合物库，你就得求助于拥有此库的大药企了。或者作为变通，像许多有钱的生物技术公司(例如 Celera、Decode、Millennium 等)那样购买自己的化合物库。你能否成功全然仰仗于所拥有的化合物库大小及其化合物的多样性。同一个靶点在不同人或更确切的是不同公司的手中会得到不同的活性化合物(hits)。倘使你能从自己的化合物库中找到对某靶点具有高亲和力的激动剂或拮抗剂，你就有更好的机会去研究该靶点的药理学特性及预见的治疗价值。一旦完成化学原理验证，你就可以确定该化合物是否值得作为临床候选药物进行开发。

从事学术研究的科学家当然还会从生物学原理验证入手。他们会立即去除相关基因(例如构建一个基因敲除的动物模型)并寻找基因的表型。而制药公司迟早都会从他们那儿取得这个转基因动物的使用许可，以确定所合成的化合物是否具有特异性。由于相关靶点并不在基因敲除动物上表达、存在或生成，如果化合物是 100%特异性的，它对基因敲除动物应该是毫无功效的，唯一表现出来的是那些导致副作用的反应。这是非常有用的。

下面几个最近和真实的例子将说明此方法的一些可能及其潜在的优势。

充分利用副作用

这是一个有关半胱氨酸蛋白酶(Caspases)[121] 新靶点的实例。尽管这是一个真实的例子，但出于保密，我们无法给出所有细节。

已知的 10 种半胱氨酸蛋白酶(半胱氨酸蛋白酶-1 到半胱氨酸蛋白酶-10)只有 3 种被认为是潜在的药物靶点。它们是被称作“细胞凋亡”即程序性细胞死亡(如在中风时发生)过程中的关键酶。中风时，大脑缺氧(即“局部缺血”)会导致一连串生物化学反应并最终导致细胞死亡。阐明细胞死亡活动是一个主动和程序化的生化过程无疑是一项重大的科学突破。因此，倘若能阻断这一过程的早期阶段就能避免细胞凋亡。于是，半胱氨酸蛋白酶被选为靶点，并通过阻止中风后细胞死亡来评价治疗的效果。

这只是故事的一部分。在故事发生时，并不是所有的半胱氨酸蛋白酶都被发现了。人们只知道半胱氨酸蛋白酶-A 及 B，A、B 代表 1～10 的数字。一个研究小组发现了一个半胱氨酸蛋白酶-A 的抑制剂 **1**，但看似不幸的是，这个抑制剂同时也抑制半胱氨酸蛋白酶-B 的活性。另一个研究小组得到了一个很好的半胱氨酸蛋白酶-B 抑制剂 **2**，其选择性特强且对半胱氨酸蛋白酶-A 的亲和力很低。他们还发现了一个具有弱拮抗活性的通用抑制剂 **3**，它对半胱氨酸蛋白酶-A 及 B 的作用都很差。顺便说一句但很重要，由于半胱氨酸蛋白酶-X 当时并不为人所知，所以两个研究小组都没有关注和担心这些抑制剂会对半胱氨酸蛋白酶-X 产生何种作用。不幸的是，不管科学家是否知道半胱氨酸蛋白酶-X 的存在，病人的细胞不会因为科学家的无知而不携带这种酶。因此，病人遭遇了这些抑制剂与半胱氨酸蛋白酶-X 反应所导致的副作用，而且后来也证明半胱氨酸蛋白酶-X 具有极其重要的效应。在抵制局部缺血的消极作用时，抑制半胱氨酸蛋白酶-X 要比抑制另外两种半胱氨酸蛋白酶(-A 及-B)更加有效(表 18.1)。

表 18.1 通过抑制半胱氨酸蛋白酶来抑制细胞死亡

	抑制剂 1	抑制剂 2	抑制剂 3	对局部缺血细胞死亡的功效
Caspase X	×	×××	×	×××
Caspase A	×××	×	×	×
Caspase B	××	×××	×	××

注：半胱氨酸蛋白酶是一类蛋白裂解酶，它们参与引发例如缺血性中风后的一连串引起程序性细胞死亡(细胞凋亡)的生化反应。目前发现至少有 10 种半胱氨酸蛋白酶，其抑制剂能不同程度地阻断特定的介导级联反应。表中抑制的强弱以×的数目表示：×代表微弱抑制；××代表中等抑制；×××代表高强抑制。对局部缺血细胞死亡的功效也以相似方式表示(详见正文)。

当半胱氨酸蛋白酶-X 的存在在局部缺血细胞模型的转录分析中证实后，他们意识到抑制剂 2 对局部缺血的抑制效果其实是通过抑制半胱氨酸蛋白酶-X 而非半胱氨酸蛋白酶-B 实现的。应用混合的非选择性化合物，人们验证了这个靶点。换句话说，我们通常研究的是一类靶点，所有的配体能与许多特异、属于同一类的靶点发生不同程度的相互作用。由于这些配体对某个特定靶点缺乏特异性或亲和力，它们单独使用可能是很差的药物，但当与其他同样或相似的“不好”化合物一起使用时或许可以使你通过运用一些想象力及这些非特异性探针来发现所期望的特异性。由此，你就可以聚焦于已经验证的靶点半胱氨酸蛋白酶-X，寻找它的特异性抑制剂。

分子药理学的一课：制造时尚

反向药理学的另外一种研究方法可以从5-羟色胺(5-HT_6)受体的一个实例中窥见一斑。5-羟色胺受体有很多，而且根据定义它们是很好的药物靶点，因为化学家知道如何从药化及药理的角度出发合成出能与5-羟色胺受体结合的选择性和高亲和力的化合物。合成能与5-羟色胺受体作用的化合物相对要容易些，即制备的化合物要有一个吲哚环(就像 5-羟色胺自身一样)或在三维结构上与其相似的基团。通过数据挖掘——分析来自基因序列的可能的氨基酸序列以及基于其仍然是有些预想和假设的潜在结构，科研人员发现了一个新的受体，命名为5-HT_6(即同类5-羟色胺受体家族的第六个成员)。可以利用一种称作“原位杂交”的技术来定位该受体在大脑中的分布。但是不曾有人见到过其基因产物——真实的受体，它只是从电脑上发现的一段可能序列。如果知道一段序列，就可以合成一个能在信使RNA(mRNA)上与该序列相结合的“核苷酸探针”，不管mRNA在何时何地出现都很容易找到被其天然编码的受体。探针可以用荧光进行标记，这样就可以在显微镜下进行观察。现在，那个之前仅猜测及期望存在的受体被发现分布在大脑中对记忆功能非常重要一个称做“海马体”[122]的区域。研究表明，如果海马体的胆碱能神经末梢经过损伤而遭破坏，这个受体就会消失。因此，科学家断定这个受体存在于胆碱能神经之末端。可靠地结论是，5-羟色胺在这里通过该受体来影响乙酰胆碱的释放，但究竟是增强还是抑制释放就不得而知了。公认的看法是在海马体内增加乙酰胆碱的释放具有有益的药理学效应，因为其他证据都显示这将有助于提高认知能力。因此，科学家注射了一种特别用于下调(减少这种受体数量)的“反义寡核苷酸”，但却在微透析分析中得到增加乙酰胆碱释放的结果。由此所得出的，最终结论是5-HT_6受体通常抑制乙酰胆碱的释放，而该受体的好拮抗剂将会增加乙酰胆碱释放并提高记忆。

随后，运用莫里斯水迷宫来(Morris Watermaze)来衡量大鼠空间记忆的行为研究表明，针对5-HT_6受体的抗转录治疗同样可以增强小鼠/大鼠的认知能力。由此，5-HT_6受体拮抗剂作为记忆增强药的原理验证已经完成，从而使制药公司得以启动化学研究课题针对人源性受体来合成真正具有选择性的化合物。

所有这些意味着什么呢？尽管反义寡核苷酸可以下调5-HT_6受体，减少其作用，但由于不稳定或不易给药，我们不能轻易在人身上使用这种方法[124]。为了模拟相关的药理作用，制药公司必须开发出该受体的拮抗剂。反向药理学的这种方法发现或至少是揭示了提高认知能力的一个新靶点。目前至少有5家公司在对此进行研究。转基因、基因敲除或基因下调小鼠模型的表型分析之试验研究(需要仔细观察分子干预的外在表现)正被广泛用于发现和确认其他靶点。相关结果只会和表型分析一样好 (例如，“我的老鼠究竟出了什么问题？”)。

假使科学家寻找的是炎症反应的作用，他们就不会有任何发现。这个方法成功的关键在于科学家提出并检验了“在某些试验中海马受体调节乙酰胆碱释放必定会影响记忆功能”的假设，并最终证明事实确实如此。相反地，这种研究模式的建立使化学家合成的分子得以在体内测试。

G 蛋白偶联受体

G 蛋白偶联受体(GPCRs)颇具成药性，故其重要性不言而喻。许多种类的药物如 β-阻断剂、血管紧张素受体拮抗剂、多巴胺 D_2 受体拮抗剂及 H_2 组胺受体拮抗剂等都作用于 G 蛋白偶联受体，其合并的年销售总额近 120 亿美元。寻找针对这类受体药物的竞争从来就没有停止过。人类基因组计划(HGP)完成带来的有趣结果是让我们知道了 G 蛋白偶联受体的实际数目。嗅觉感受器受体同样属于这个受体家族，但是其对香水行业的重要性远高于制药行业[125]。运用高通量生物技术，诺华、辉瑞、默克及其他制药公司早已克隆并表达了所有存在的 G 蛋白偶联受体。但仍需要科学家依据它们的分布及功能来判断哪些可能具有临床开发意义。制药公司对此抱有额外热情的原因是因为其化合物库中的样品对这类受体具有 0.5%～1% 的命中率，意味着发现临床候选药物苗头和向下游开发的良好前景。

只有 5%的基因编码 G 蛋白偶联受体，由此推算大概有 450 种受体。目前已有超过半数拥有相应的已知配体例如乙酰胆碱(ACh)、去甲肾上腺素(NE)、5-羟色胺(5-HT)、γ-氨基丁酸(γ-GABA)及谷氨酸等。作用机制的特异性并不是因配体的独特性决定的，而是由受体的生理分布及其功能定位所支配。大约 20%的 G 蛋白偶联受体被一群神经肽所调节。另有 25%的 G 蛋白偶联受体(大约有 100 多种)的天然或内源性配体尚未明了(图 18.1)。

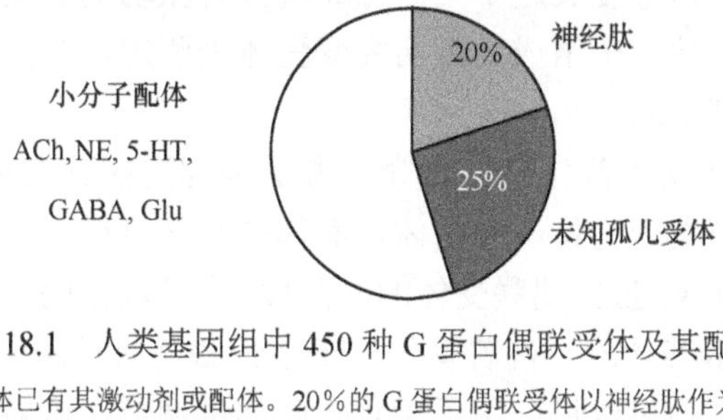

图 18.1 人类基因组中 450 种 G 蛋白偶联受体及其配体

注：超过半数的受体已有其激动剂或配体。20%的 G 蛋白偶联受体以神经肽作为其激动剂。由于 G 蛋白偶联受体颇具“成药性”，寻找以剩下 25%“孤儿”型受体为靶点药物的竞争十分激烈。

然而，我们确实知道许多 G 蛋白偶联受体都能与乙酰胆碱及 5-羟色胺等相结合。单以 5-羟色胺为例，它至少与 8 种受体(5-羟色胺受体 1～8)相结合。因此，我们可以推测，或许只需要发现另外 10～50 种内源性配体及上百种具有重要药理意义的外源性配体即可找到针对同一受体的药物。

正如同样可以从上述两个实例看到的一样，为了找出、鉴定和确认某个受体为靶点，我们并不需要知道它的配体。制药公司不需要发现内源性配体。可能一个攻读药理学或生理学博士学位的人对此抱有莫大的学术兴趣，但对制药公司来讲，却没有必要知道生理性的激动剂。

孤儿受体：在不知其功能时将靶点和药物对上号

现如今你可以运用“报告基因系统”来找到任何一个受体的激动剂或拮抗剂(图 18.2)。但在此之前，你必须观察那些能与受体结合的放射性标记物，这是非常消耗时间的。通过运用对受体激活(和环腺苷磷酸生成)有反应并能产生荧光蛋白(荧光素酶)的细胞，实验性质就由放射标记读数变为荧光标记读数，从而使我们得以在每天完成 10 000～2 000 000 个数据点的筛选。这个通用的方法并不依赖于特定的信号。具体方法是这样的：首先选用任意一个可以充当受体和腺苷酸环化酶两者之间媒介的 G 蛋白，其次筛选一大批化合物，以期找到可能通过该受体(即受体激动剂)与腺苷环化酶刺激细胞中荧光素酶生成的物质，细胞因此而被“点亮”。发现此方法的科学家在萤火虫身上进行了这类试验，在夜间利用荧光素酶来吸引同伴，我们对她深怀感激之情。你由此可以在不知内源性配体的情况下去寻找受体的激动剂及拮抗剂。

一旦你在自己的化合物库中找到了受体的激动剂或拮抗剂，可以再通过体内试验来发现受体所参与的生理调控机制。正如之前针对 5-羟色胺受体的讨论，受体的反义下调或转基因敲除实验表明拮抗剂药物可能具有药理功效。另外，通过上调受体而造成的受体过度表达不一定意味着具有激动剂类型的作用。为了得出准确的结论，需要构建一个组成性激活突变受体来测定内源性及任何外源性激动剂可能表现出的药理效应。

选择对哪个孤儿受体首先进行研究的方法是利用探针及原位杂交(ISH)来观察受体的分布。倘若发现它位于海马体，而你同时又对记忆很感兴趣，那不妨着手开始研究。与已知 G 蛋白偶联受体的同源性[126]可以帮助了解受体的功能，但解剖学分布强烈暗示其功能。倘若受体位于下丘脑室旁核(PVN)，那么依据功能神经解剖学的知识，你可以说：由于摄食在此部位调节，这显然是与肥胖症相关的一个好靶点。

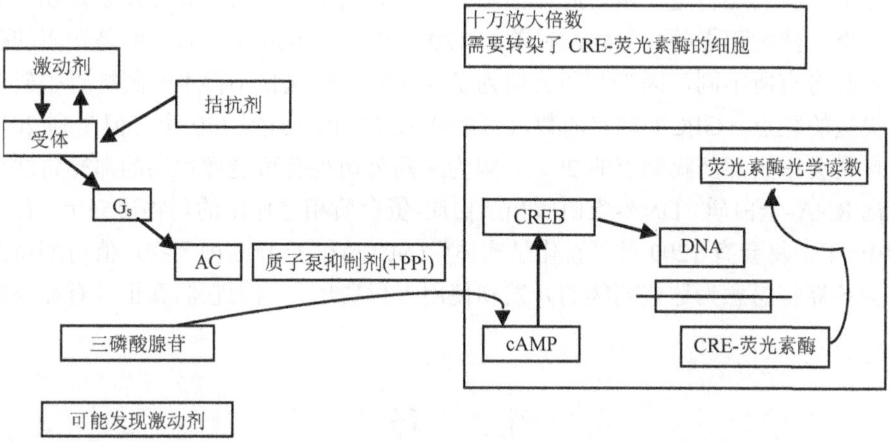

图 18.2 常用报告基因系统图示

注：报告基因检测为医药工业的高通量筛选带来了革命的变化。即使不知道受体确切的内源性激动剂，仍然可以针对一个属于 G 蛋白偶联受体家族的受体开展日筛规模为 100 万个化合物的测试。G 蛋白(G_s)连接于腺苷酸环化酶(AC)。如果活性化合物是受体的激动剂，通过环腺苷磷酸(cAMP)及环腺苷磷酸反应元件结合蛋白(CREM)激活荧光素酶，使细胞“点亮”。所得光学数据由仪器自动检测。

这里试图传达的主要信息是可以在完全不知道内源性配体的情况下筛选外源性配体。这已经在前面章节讨论吗啡时谈到过。吗啡数千年的使用历史并不依赖于知道它的内源配体是亮氨酸脑啡肽、蛋氨酸脑啡肽和内啡肽。

同样的，我们也不知道余下的这些孤儿型 GPCR 的内源性配体是什么。它们也许是神经肽，如下丘脑分泌素或孤菲肽，也许它们根本就属于完全不同的类型。它们可能还会是修饰后的脂肪酸，例如，能与众所周知的大麻受体相结合的阿芒酰胺。大麻受体具有精神和镇痛作用的，长久以来人类使用从大麻中分离的外源性配体——大麻素对其进行激活，却不知道其内源性配体为阿芒酰胺。而在发现阿芒酰胺之前，谁会想到它竟然是一个信号分子？

内源性激动剂和拮抗剂很有可能会是很大的分子，在特定情况下也许是多肽，具有 11、30、36 或 41 个氨基酸残基；它们也可能像凝血酶蛋白那么大，但激活 GPCR 的作用就如同去甲肾上腺素、组胺等小分子化合物。尽管如此，我们仍然希望能发现一些便于口服产生疗效的小分子激动剂和拮抗剂药物。

未来的靶点

下一步的发展会是怎样的？我们已经提出了一些让我们保持乐观态度的理

由，接下来我们还将进一步对此详细阐明，因为它事关医药工业的发展。在今后的几年里，药物靶点的数量将从目前的 120 个增加到 600 个左右，但是靶点的类型分布必将有所不同，因为制药公司为了寻找新的疗法将不得不开阔视野去研究其他类型的靶点。GPCR 靶点的数目可能会从 75 个增加到 120 个，但是到 2010 年它也只会占全部药物靶点的 20%，因为医药公司很有可能像预期的那样将注意力转向 RNA-蛋白质、DNA-蛋白质和蛋白质-蛋白质相互作用的药物研究上。预期到 2010 年，将会有 1200 种“新化学实体”(NCEs)和 15 000 种药物。值得期待的是社会各界将愿意为这些药物的开发和使用支付费用，因为它们真正具有显著的疗效。

注　　释

121　半胱氨酸蛋白酶是一类细胞内半胱氨酸肽链内切酶。它们在炎症及哺乳动物的细胞凋亡中扮演重要角色。按照其氮端结构域的长度，该类酶可以划分为两类。半胱氨酸蛋白酶-1…10 具有长的结构域，而半胱氨酸蛋白酶-3…9 具有短的结构域(来自 Medical Dictionary Online)。

122　“海马体”的名称来源于其类似马蹄的外形。多年来的研究表明，海马体在记忆同化作用中很重要。

123　以发明此实验的爱丁堡的 Richard Morris 博士命名。实验中，要求啮齿类动物(大鼠或小鼠)在一个水池游泳的同时必须记住池中某个不可见平台的位置。

124　尽管一些治疗肿瘤的药物期望来自于反义寡核苷酸。

125　从前，香水与药物生产同属于一家公司。例如，直到 2000 年，罗氏还拥有最大的香水生产公司 Givadon。

126　例如，倘若受体与黑皮质素-3 受体具有同源性，表明该受体还是具有一定的开发价值。

第 3 部分　合法药物的生产和销售

第 19 章　一般的商业基础

产 业 特 性

如今，投资者的心情就像在听音乐那样美妙。如前所述，医药市场在过去的50年里以每6年翻一番的速度持续增长。与汽车工业或航空航天产业相比，医药行业取得了惊人的成功。这提高了人们对其市场表现的期望：股价下滑无疑是尴尬的，然而辉瑞却在没有太多警示的情况下于2003年的第三季度损失了40亿美元的市值。辉瑞刚刚完成它有史以来第二大并购且也没有像引起美国家用产品公司业绩下降的芬芬(Fen-Phen)或威胁到拜耳生存的药物拜可(Baycol)一样引起法律纠纷，因而投资者并不担心。当今在面临来自说客、保险公司、州和其他政府，还有最重要的——病人之要求（如更加便宜的药物）这些真实的压力时，该如何确保这个行业持续的利润和增长呢？制药公司的持续增长的确是一帖灵丹妙药吗？如果制药公司不能再增长，这会暴露资本主义的关键性弱点吗？

药物研发的费用在这些平静的日子里增加了，但主要用来补偿公司成长。它们起先拓展，然后合并，再行收购并购，因此葛兰素(Glaxo)变成了葛兰素威康(Glaxo-Wellcome)，然后又演变为葛兰素史克(GlaxoSmithKline)；Astra 和 Zeneca 合并成为阿斯利康(AstraZeneca)；Ciba 变成 Ciba-Geigy 后又和 Sandoz 合并成为诺华(Novartis)，开启了使合并集团的起源变得模糊的重新命名之趋势；法国的三联体 Rhone-Poulenc-Rorer 和德国的 Hoechst 合并成为安万特(Aventis)等。或许它们并不值得记住，因为明天又会产生变化。情况确实如此：这家法德联合的安万特被有更多法国成分、规模相当小的赛诺菲—圣德拉堡(Sanofi-Synthélabo)所兼并成为全球第三大制药公司。其间安万特一直在抵抗被瑞士诺华收购的企图。

制药业以昂贵但从某种意义上来说又令人吃惊的有效成本生产高技术产品。治疗胃灼热的洛赛克(Losec)累计销量大约为 400 亿美元，但它估计为社会节省了 850 亿美元，因为它通过降低了胃溃疡的并发症使胃手术减少了 75%。但洛赛克相当昂贵，大约为每磅 200 000 美元，把它跟一架 F-18 大黄蜂战斗机来比较是很有趣的，后者每磅只花费 400 美元。

多大规模才算大呢？如果以市值来算的话，辉瑞公司或许在一个好日子比通用电气（GE）还大。当然如果以雇员的人数来看的话，通用电气则更大，这也说明了制药业享受更高的人均利润。投资者基于将来预期业务（即药物发现的潜力）而对公司进行估价的能力正变得越来越精明。投资者不得不理解这样的概念：现代药物发现旨在寻找和鉴定生物学靶标，通过对化合物库的高通量筛选发现针对该靶标的活性化合物，对其进行优化改造，并选出用于临床开发的候选化合物。他们也必须了解这样的词语："FDA 已经同意对该候选药物（或其竞争者）开展临床试验（IND）或给予新药身份（NDA）"，"第二个III期临床试验（需要三次成功的"关键性试验"）取得了成功"，因而"公司开始进行上市前的准备工作了"，或者是"FDA 建议加上一条新的标注"，比如一条警告标注"该药物可能致癌"，这就使它减轻体重的优势特性大打折扣等。但是，就如我们在前面 18 章中的 15 章里讨论过的那样，药物开发并不总是像听起来那么容易，理解这一点对于任何把制药业当成生意感兴趣的人来说都很重要。

另一个业界应衡量的重要变数就是产品开发的时间(图 19.1)。如汽车业的产品周期是以月来衡量的，消费者期待公司的车辆每年都能有一个整体范围内的改良。在制药业，临床前研究就需要花费 5～7 年的时间，在此基础上临床试验还要耗时 5～7 年。如果一切进展顺利，该药物专利期有可能消耗在先导化合物优化进程中，因此在药物上市前专利保护期已经被用掉了 5～7 年。如果这个药物每年销售 10 亿美元，这表示厂商失去 50 亿～70 亿美元的收入，即每天损失 300 万美元。高效的临床研究会得到充分的回报。制药公司都非常清楚地意识到这一点并积极推动"快速跟随者"(Rapid followers)路径，即省掉靶标选择和验证过程，直接通过高通量筛选开始去寻找另一个针对已被竞争者成功的临床试验或已经上市的药物所证实的靶点的(可申请专利的)分子。因此享受新药专营权的时间不断在缩短。第一个和第二个 β-阻断剂问世的时间间隔是 5 年；第一个和第二个磷酸二酯酶抑制剂(PDE5)的上市时间相隔两年半；第一个 COX-2 抑制剂诞生后仅 3 个月就产生了第二个。这些重磅炸弹式药物的收入因竞争而遭受严重的削弱。

靶标的确定需要真正的生物学创新。发现一个有趣的新基因产物：一个新蛋白或编码蛋白的转录子，并把它和某一生理或病理状态联系起来确实是有益的。虽然它或许只是药物研发中很小的一部分，但现在它却是整个过程的精髓。这之后药物上市的道路是漫长(12～14 年)和艰巨的，显然是因为药物研发是在 FDA 或其欧洲和国际同类机构严格监管下最规范的人类活动。

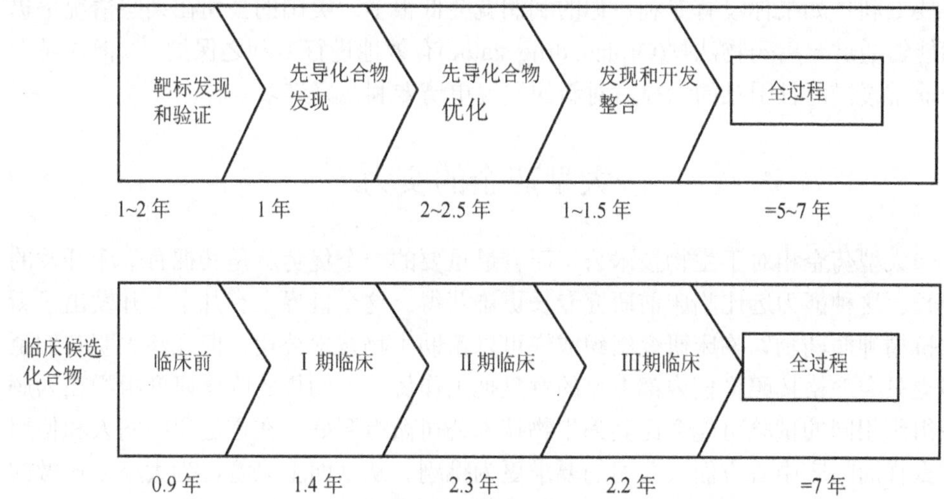

图 19.1 制药业临床前和临床药物开发时间进程

注：药物发现的临床前和临床阶段不是两个完全独立的变数。由于临床前工作会拓展到 I 期临床试验，而临床阶段亦起始于临床前的发现研究，故二者之间是一个重叠且相互依赖的过程。

但这也不是如此的规范和格式化以至于任何人都可以一试的。此乃小公司常犯的最大的错误之一。学术型科学家在实验室或者在生物技术公司里获得一项重大发现时，他们要么是想开办自己的公司，要么到处向别人兜售他们的想法。他们经常认为这是如此有价值的发现以至于他们期望一个高的价位并企图要卖给出价最高者。但是他们应该明白其发现也许不值他们认为的那么多钱，应该试图把它“送给”一家曾经开发过相同指证药物的公司，即使后者的出价远低于其竞争对手。这不仅因为 100％的一半远胜于零的 100％，而且因为不管一个公司如何庞大，如果以前没有进入过那个治疗领域，那么十有八九会把事情搞得一团糟。

药物和制药公司的市场到底是什么呢？这一方面取决于患有该疾病并有足够的健康保险而且被确诊的病人人数，另一方面，在美国要看是由 90 000 名全科医生、140 000 名内科医师、4300 名内分泌学家，或 18 000 位神经科医师中的哪一类医生来实施治疗[127]。

另一个使制药业非常具有吸引力的特征是产品生存寿命周期很长。即便只算专利保护期为 15～20 年，也比好莱坞或宝莱坞打造的风靡大片要长久得多。然而生物技术公司和大型药企的发展就好比独立电影制片人。生物技术公司聚集一群人才，创造出产品，把它们交给扮演巨型摄影棚角色的大型药企，然后跑开并开始下一个剧目。好莱坞不希望独立的电影制片人强大到可以市场、销售及流通样样都能做，大型药企也不愿意看到生物技术公司羽翼渐丰。

另一个大型药企和生物技术公司的共同特征就是它们都需要知识产权，它们需要专利！如果你没有专利，你的利润就会低很多。美国的公司在某些情况下仍然能够通过罕用药物法规(Orphan drug statue)有效地进行专利之保护[128]。但这是一个非常缓慢而且困难的途径，对新的发现申请专利会好许多。

大型药企的实力

大型药企相对于生物技术公司而言最重要的一个优势就是其拥有临床开发的专长。这种能力远比临床前研究专长更难获得。这个世界上有几个人开发出了新的抗精神病药物？临床研究组织或许可以帮助生物技术公司，但经验表明它们至多也只会严格按照你们内部专家的意见把工作做好。同样的临床研究组织在为辉瑞组织相同的试验可能会比其为生物技术公司做得要好。在遴选哪些病人和使用什么样的临床中心方面大公司的要求更为挑剔。从纸面上来看，为大小公司做的试验都是一样的，其实不然，如同假设所有公立学校都是相同的那样。

另一种实力就是销售力量。大多数生物技术公司没有这种能力，而大药企都是依靠它兴旺起来的，尤其在美国。拥有一个好药和靠它来赚钱之间的差别就是销售力量。每次有公司说要做点新事之时，它并不是在讲研究，而是说其新招聘的几千名销售代表将去拜访医生。这个营销机器需要同一领域的新药或剂型来喂养。在一个竞争异常激烈的市场上，既有针对同一靶标的不同药物间的相互竞争，也有针对不同靶标的不同药物间为治疗相同病症而产生竞争。换句话说，有很多治疗高血压的方法，而每种方法至少有5家不同的公司提供一种药物。

不像生物技术公司，制药公司在生产上拥有宝贵的经验，这并不如听上去那样无关紧要。其每一步骤都是非常谨慎地按照药品生产质量管理规范 (GMP)来实施并受 FDA 的监察。GMP 要求每个药物开始都必须生产3批完全相同的产品，而且最简单成分的供应也不能出现改变等。它是一项复杂的、以一种市场可以接受的形式准确合成高纯度化合物的工作。制药业从实质上没有价值的化学品开始，创造出平均价格与其24倍重量之黄金相当的处方药。在所有行业中，这或许是增值最显著的例子。甚至大公司的生产设施也经常在 FDA 检查后被迫整改，如先灵葆雅在墨西哥的工厂于2001年被关闭了。

反思一下，相对其他公司而言或许大药企的明显优势是在商业上有“分散风险”的能力。它是通过在数个治疗领域对属于不同类别靶标的药物分别进行开发来做到这一点的。把一些需要病人少，试验时间短的药物和其他需要 40 000 患者、耗时两年或更长时间的药物同时展开研究，如果你能够承担整个范围的费用并且在每个类别上都有许多药物，就可以平衡临床试验失败的风险了。生物技术公司通常在它们仅有的一个靶标上下太大的赌注。这是一个十分危险的“把所有鸡蛋放在一个篮子里”的例子，在商业环境中有可能遭受重创。如果生物技术公司的伟大设想在原理验证试验中失败了，那么它就什么都没有了。大药企和生物技术公司对于缺乏产品储备通常都用相同的方式去处理，即通过并购。最近也有一些这样的例子：主营为大公司提供外包服务的生物技术公司（如 Millennium)收购了另外一家不太成功但拥有一个产品及其储备的生物技术公司。大药企通过销售总是有收入，而生物技术公司的收入一般以和大中型公司签订的合同来实现。从过去的几年来看，大药企也可以在生物制品市场上打败生物技术公司。最近大药企的几个最好上市产品都是典型的生物技术类药物，但不是受让而是自主开发的，旨在降低只开发小分子、可口服的传统药品的整体风险。与此同时，成功和有钱的以及弱小和穷困的生物技术公司正在努力获得开发小分子药物和投资者的诀窍，后者要有足够的耐心和资本去为了一个原理验证试验等上 5～6 年。

在大药企拥有这么多优势的情况下，有意思的是看到在目前的商业环境下许多医药公司正采取与生物技术公司类似的发展方向，尤其对开发生物制品的兴趣超过了传统的小分子药物。有趣的是，诺华和罗氏/基因技术公司由于开发了抗 IgE 的抗体药——索雷尔(Xolair)而分享了 2003 年的生物技术奖，这也支持了上述观察。由于大药企开始“谨慎行事”，生物技术公司和大型制药公司之间的角色或许会改变。

大药企一直有利润可观的销售额，因而可以担负得起很多的花费，这意味着它们有能力对某一设想投入资源，而不需要如紧张的风险投资人之流的财务监督者的首肯。在金钱和耗时方面，大药企都能承担，即使仅仅是为了取得一个更好的药物标签而开展一项新的试验。[129]

临床候选药物的平衡组合

大药企能够负担，并确实必须有一个平衡的临床候选药物组合来增加其产品储备，而且这种积极的产品后备策略又能反过来推动临床候选药物的发现和开发项目。临床研究的花费是临床前研究的 5～20 倍，开展临床研究和药物销售所蕴藏的潜在责任是非常大的。可是大药企内主管临床研究的头儿们因为预期一些临床候选药物可能失败而增大预算，从而大大减少了灾难性失败发生的机会。此外，也存在“向好的潜力”即有更多的临床候选药物获得成功。当然，临床前研发部门也面临压力须提个足够多的这类临床候选药物。制药公司庞大的临床研究和药事管理部门有赖于稳定的临床候选药物储备。它们通过外包部分临床试验给临床研究组织(CROs)来应付工作量的变化。在药物研发项目的商业前景有如此多变数的情况下，临床研究组织还能帮助维持产品储备线的流畅。这使得项目的综合管理显得复杂。

许多因素所起作用表明临床研究的复杂性。例如，不同试验的绝对风险范围可以是从服药后毫无改善直至实际增加的死亡率。试验所花费的时间是不同的：抗生素为 14 天；治疗阿尔茨海默氏症的药物至少需要 24 个月；而治疗骨质疏松症的药物则会耗去 36～48 个月。试验的规模取决于试图显示的改善和该病的自然进展速率。对于一些罕见的肿瘤试验可能只需要 30～40 位病人；中风或败血症为 60～200 名患者；但遇到心血管药物或肥胖症，试验就要招募 2000～10 000 位病人才能对药效有所认识。作为提醒，这些临床试验的关键是“有足够数量经过明确诊断并能参加试验的患者吗？目的是要从统计学上显示药物的有效性，并且试验不会遥遥无期”。在某些情况下，最好的临床基地和病人资源已经被你的竞争对手预定了，而具有讽刺意义的是它们或许已经在毒理学实验中否定了候选药物。因为募集率较低，许多试验要花费很长时间才能完成。一个 90 天的药物试验却耗时 18 个月才做完所有入选的病人，这不足为奇；每个病人也许需要 90 天，但是当选定的中心达到要求的人数时，一年半已经过去了。

为了平整那些碰撞、曲折和反转，每个大药企一直都有 30～40 个临床试验在同步进行。所以其中一个失败对相关团队来说是悲哀的，但他们明天又可以重整旗鼓开始一个新的项目。投资者和雇员带着同样紧张的心情像观看戏剧一样紧盯着生物技术公司的兴衰起伏！

为何有那么多的生物技术公司？

鉴于大药企享受许多优势，为何还有这么多的生物技术公司呢？这就好比在问“为什么有如此众多的摇滚乐队？”这是人们喜欢做此事的缘故。科学家的创业群体相信他们可以更好地开发自己的产品。确实，他们据之有理，就像我们在前面章节里看到的那样，大药企手头上那些不必全都成功的项目甚至计划是多么的脆弱。人们在生物技术公司可能看到的激进项目的确具有最好的成功机会，因为其最积极的倡导者就是那些酝酿设想的科学家。

但是生物技术公司有着与生俱来的弱点：缺乏经验、资源和能力的深度及广度。它们还是倾向于通过自身尝试来完成每件事情，而不是外包给临床研究机构甚至其他的生物技术公司，同时也因为它们的投资者担心利润的分享。这主要是因为缺乏资金，部分也是由于需要精明的专家来实施外包。资源匮乏和经验短缺之间的竞争是其中最主要的原因。生物技术公司似乎不太理解没有很好的支撑(毒理学家、临床医师和志愿者)它们或许还不如停止运作为好。生物技术公司怎样才能领悟药物发现的微妙之处呢？它们的高管和首席科学家究竟将多少个化合物推向临床试验了呢？一生中有两个吗？没有人该受到指责，在每10个或100家被误导的生物技术公司中，可能有1～2个会取得巨大的成功。系统和个体都不应被指责，但生物技术是一个高风险的行业，由大药企的成功梦想所推动着。哪个会成功？我们不知道！然而，2005年9月的《财富》杂志(250～268页)计算出自从生物技术投资活动开始以来，投资者已经损失了大约450亿美元。在纳斯达克上市的157家公司之总市值为1390亿美元，然而在这157家公司中，仅36家有收入。

联盟、合作及伙伴

生物技术公司和大药企之间的联盟由来已久也很容易理解。在不同的生物技术公司之间也存在商务层面上新的联络。这部分是对整体经济尤其是生物技术公司的前景悲观所做出的反应。因此安进公司(Amgen)购买了Tularik公司25%的股份，IDEC兼并了Biogen公司。因为有太多和各种各样的协作、联盟、合作和伙伴关系而无法将其仔细分类。但为了给大家一个大概的印象，我们参考了一个出色的来源和资源即《生物世纪》，在2002年4月对拜耳——一家中等规模的医药公司——的15个主要的合作情况进行了分类，具体如表19.1所示。

表19.1　2002年4月部分和拜耳合作的公司

领域	公司名称		
生物信息学*		Lion	
组合化学	Arqule	ComGenex	Pharmacopeia
功能基因组学*	Affymetrix	Millennium	CuraGen
	Myriad	Dyax	Nova DX
	Genome Therapies	Onyx	Incyte
高通量筛选	CyBio	Novalon	Receptron
蛋白质组学*	Oxford Asym	MorphoSys	Genetics Inst
	Genzyme		
毒物代谢组学		CuraGen	

*一个中等规模的制药公司有超过15个合作伙伴来寻找和确定靶标。

数据来源：BioCentury, The Bernstein在BioBusiness上的报告, 2002年4月29日, 第A3页.

其他参与者

正如在第 1 章中提到的那样，临床研究组织(CROs)自身在制药公司和生物技术公司的运营上正发挥着越来越重要的作用。为了确保自身业务的可持续性，它们越来越变得主动。

注　　释

127　那些直销给医师的制药公司在一些地区所感到的义愤有足够长的时间恶化下去。据葛兰素史克自己记载的历史，Mahlon Kline 早在 1919 年就在全美通过邮寄这一新方法来给医生送药物样品。

128　在这种情况下，公司被赋予 7 年的保护期。举例来说，读者可以参考 Ernie Beutler 博士发现 2-氯脱氧腺苷的故事。

129　在这方面公司花费了惊人的、数以亿计的钱财，因为分析显示有个更好的标签或不贴标签的价值更高。

第 20 章　在一个成长产业中增加价值

264 亿美元的研发得到了 9 个新药

回顾一下第 8 章的部分内容(56 页)，药物发现的效率不高。像大多数商业一样，对每年数据的大致了解比试图算出它的历史开支要容易的多。看看 2001 年，一个并不特别好或坏的年份，全年的研发预算约为 264 亿美元，共得到了 9 个新药——新化学实体(NECs)。另外，有 26 个生物新药——天然产生的药用蛋白(激素和抗体)——的“新药申请”(NDAs)获得 FDA 的批准。这些新化学实体的数量和2800个申请专利的化合物及制药公司里药化学家合成的约200万个化合物中公开的约 20 万个化合物比较起来是极少的。每个药化学家每年合成约 100～1000 个化合物，其中约 10%被认为值得申请专利。有些化合物是从制药公司自身以外的渠道获得的。“化合物库”公司(如 Alanex、Arqule、ChemBridge、Oxford Diversity、Discovery Partners)为制药公司大概合成了约 300 万～1000 万个化合物。因此，9 个新化学实体(NECs)是从 500 万～1200 万个化合物中“产生”的。当然，这 9 个化合物的结构是存在于 1995—1998 年间公开的专利中的，那时化合物合成的数量要少许多。但是并不清楚现在更多的化合物根据“需求”被合成后，新化学实体的产出是否会逐年增加。这是一种非常复杂的关系并且在化学、生物学、药理学和验证安全有效性与产生一个被批准的新药、成为临床上卖得出去的药品、最终能够回报投资者之间的距离极大。

专 利

专利的总结性信息很难得到。在大多数情况下，能够拥有的最好的知识产权是化学实体即药物。仅部分大公司会为推测的靶点即蛋白申请专利(如基因产物)，除非这些蛋白本身将会成药，就像那26个被批准的生物新药：促红细胞生成素(EPO)、肿瘤坏死因子可溶性受体等。对于一些生产生物药的大公司其对专利的座右铭是："我们的职责是制备分子；我们要对分子而不是靶标受体拥有专利。"对于小公司来说，它们起初最主要的知识产权也许的确是一个基因或基因产物，这对融资和组合"工作空间"至关重要。它们的许多专利创造了一种"自由运作"的状态——并且其他一些专利也确实排斥或至少减慢了竞争。例如，促皮质激素释放因子(CRF)是下丘脑分泌的最重要的激素之一，与紧张和忧郁有关。一个小的公司——Neurocrine——发现了促皮质激素释放因子受体并申请了专利。它给所有大药企写信告知不可用重组的促皮质激素释放因子受体来筛选该受体的拮抗剂(治疗忧郁症)。Neurocrine申请的专利并没法阻止他人利用天然生成（即非重组表达）的促皮质激素释放因子受体，如下丘脑肿瘤来源的。虽然用富含促皮质激素释放因子受体的肿瘤细胞来筛选难于使用转染该受体的工程细胞株，但专利限制对大公司来说主要是个麻烦。然而Neurocrine似乎很好地利用了它的领先地位，第一个进入临床而且和大型制药公司建立了有价值的伙伴关系。这都发生在大家对促皮质激素释放因子拮抗剂项目颇感兴趣之时，后者接着也碰到了其所承受的困难。这是生物技术公司通常采取的路径：一个有能力的小组启动项目1并得到资金和智慧资源，但并没有完成项目1，而是完成了项目2和项目3。然而小公司最终还是需要去发现能与其基因产物结合的化学实体并申请专利。

像我们先前说的那样，最好对所有的发明都申请专利保护。在商业上不仅需要对化学中间体和化学产物申请专利，也需要对方法(如"在人体内抑制前列腺素合成的方法")、制剂(如药片、乳剂、胶囊、粉剂)和给药途径(如口服、静脉注射、肌内注射等)申请专利。像《化学化工新闻》(*Chemical & Engineering News*)杂志所推测的那样，要郑重提醒主要制药公司："专利权的冲突会阻碍大公司销售一些增长迅速并且十分畅销的药品。"[130]

价格的不敏感和其他的商业驱动力

制药业作为一种商业必须自问:“市场能接受多少种主要抗精神病药物多巴胺D_2拮抗剂呢？”经验法则就是无论何种类别，开始的3个新药表现出色，它们在传统上收益良好。制药公司从来没有对具有专利保护的新药进行价格竞争。然而，非专利药与所有专利药及所有同类其他非专利药在价格上都有竞争。没有哪两个抗精神病药是通过压价来彼此竞争的。公司试图去找出它们的特色。药物对于不同的病人有不同的治疗效果。推销者这样对医师表述:“这些药有不同的副作用特征，而这些病人对这些副作用的敏感性是有区别的，因此你要搞清哪个药最适合你的病人。”他们或许会进一步说道:“由于我们的药具有这种特别的副作用情况，我们不打算降低其价格。”他们会对药物的一个特定副作用打多少折扣呢？引起口干降价20美分，但性功能障碍不降价吗？或者体重增加呢？他们似乎得出结论最好还是一分钱也不要降。

在强生(Johnson & Johnson)公司的利培酮(Risperidone)上市数年后，礼来(Lilly)公司之奥氮平(Olanzapine)仍能取得巨大成功使每个人都跌破了眼镜，因为大多数精神科医生当时都认为两者特性几乎一样。首先，在所有国家被诊断为精神分裂症的全部患者都付得起这个药费，并且这种病在全球无论种族、文化和经济状况的发病率大约是人口之 2%。因此，如果每个病人都被诊断和治疗，一个新药能够进入市场的唯一方法就是使医生和病人信服其如此的新颖和出色以至于医生和保险公司宁愿放弃廉价药物而购买新药，即使前者中的大多数在治疗精神病症状时同样有效。

这就要求在研究和营销上的足智多谋。礼来在美国的好几个州都取得了成功，其中多数为这种慢性药物治疗买单。据《纽约时报》报道，这使得抗精神病药奥氮平成为他们预算中最大的单项支出。

也可能开发一种针对大约30%具有治疗抵抗现象的药物，但是这大概需要发现一个全新的靶点和新的作用机制。这样一种药物，甚至如果它只对治疗抵抗起作用，它在市场上将比现在份额最大的抗精神病药之销量还要好，因为没有一个药物能分享这剩下的70%对D_2型受体拮抗剂起作用病人中的一半份额。

但对生物药品来说情况就不同了。生物药品应该、通常也是与体内天然存在的分子相同的蛋白，如胰岛素、生长激素、t型纤溶酶原激活剂、α-干扰素和β-干扰素。对基因或转录子的专利可以提供一些保护，但早晚会有某个竞争者开发出同样生物产品的新制剂或者一种可受专利保护的新方法来生产它。技术或策略可能包括对蛋白结构进行修饰来延长其活性和保持功效，如通过聚乙二醇化，或可以将它制成缓释剂，就像对促红细胞生成素进行的处理那样，因此你现在可以每月注射一次，而不是每天一次了。但由于生物制品是同一个分子，而且制剂的分化也只有有限的价值，这使其成为药品中最先开始价格竞争的对象。胰岛素、生长激素和 β-干扰素都开始打价格战了，但尽管如此，还是有强大的驱动力在竞争医学质量。怎样才能对同一分子在质量上做得更好呢？也许所用的制备方法会附带产生一些“异常”分子，如单个蛋白分子没能正确折叠从而失去活性。正如前面提到的，Schering、Biogen[131] 和 Serono 都生产 β-干扰素来治疗硬皮病。由于 Biogen 公司的产品所用剂量低得多，所以会说“你必须检测用药后的抗体反应程度，我们的产品因只产生少量抗体，疗效将会持续更久，因而更好”。他们正试图在产品的疗效、便捷、品质和现在提出的“抗原性”方面展开竞争。所有这些在科学上和医学上都是极其合理的。正如缓释剂型不仅使用方便而且在医学上也很重要，因为蛋白在体内的活性水平随着时间的推移比反复注射要平稳得多。有些原因或许不是那么让人信服，因此他们不情愿地接受价格是医生决策时的因素。保险公司和政府对这个主要问题变得更加关注。但制药业的指导原则仍然是：“我们不应打价格战。”

许多分析人士公开指出“在生物药上没有价格竞争”，还说“它们在定价上不会封顶”。他们还引用最近被批准用于治疗不同种类癌症的治疗性抗体所取得的成功来证实这一点。用这些药每年的花费从 2 万～3 万美元不等，根据制造商的说法其疗效是延长 2～3 个月的寿命。社会是否确实会接受并为 350 个目前正在进行的、针对肿瘤的治疗性抗体试验之结果买单是有很大疑问的。在未来的 5 年内许多这类治疗会被 FDA 批准。如果全部进入市场的话，医药账单将增加 25%。无须争辨，我们认为这种情形会发生,因为人们最终可能会对每个药物的最高价格达成一致，如果不是强制定价的话。这不会出现各个药物之间的竞争，但会导致对医药预算的争夺。

就像销售者习惯性及经常说的，同时也是 FDA 所要求，有时新药的试验不仅要有安慰剂对照，而且还要与对此症有效的阳性药比较。它不必有相同的作用机制但可以帮助了解试验是否符合要求。制药公司和药监部门都能理解，多中心试验中的一个中心有时即使在应用在临床实践中明确有效的阳性对照药时也会失败，可能是因为没有选择好病人或对反应评价不当。因此这种试验是有裨益的。为什么我们在这里要说这些呢？因为没人愿意拿一个刚刚批准的好药作为对照药去与市场上最好的药之“黄金标准”进行比较。

这就是为什么当辉瑞启动一项把它长期销量很好（每年 20 亿美元）的降血脂药立普妥(Lipitor，最初由 Warner-Lambert 公司生产)和施贵宝公司最近上市和正在占领市场的降胆固醇药 Parvachol 进行对照研究的时候，大家都感到如此吃惊的原因[132]。当然，这只是一项为了支撑市场的Ⅳ期临床研究，不是像百忧解(Prozac，开始被批准用于治疗抑郁症，后来是焦虑症，而后是社交恐惧症)那样去进行其他

Ⅳ期临床试验来发现新的适应证。辉瑞为了打败潜在的竞争对手，而 Parvachol 在其准于上市的临床试验中并未和立普妥进行对比。

有时，对照药选择错误可以引火烧身。默克开展过一项花费数十亿美元、将其他汀类药物 Zocor 和辉瑞/Warner-Lambert 的立普妥进行对比的试验，结果证明不如后者。默克把这一厚礼送给付出巨价受让然而极其聪明地使立普妥成为心血管治疗主打药物的辉瑞公司。

当然，类似于洗洁剂间的价格竞争同样也存在于非专利药中，并且争做第一个被批准上市非专利药的博弈极为剧烈。另外，药物的原先所有者也可能并经常继续生产非专利药。如今，大药企在非处方药和非专利药市场上都取得了成功(如诺华公司在 2005 年收购了德国最大的非专利药生产商 Hexal)。

Box 20.1 为何疫苗的生意很难或不那么好做

疫苗是最古老的生物制品，它和纯净饮用水一样对全球健康的影响很大。在这样的背景下，我们很惊讶地发现全世界的疫苗生产商极少，并且在过去的 20 年里，一些最好和具有重要历史影响的著名疫苗生产商都倒闭了。为什么呢？因为没有太多的利润空间。“去卖疫苗是个高风险低利润的活”，一个葛兰素的高管在该公司于 1995 年收购威康公司后对终止在威康的疫苗生产时评价道。威康“孵育”的 Wellcome 基金会是全球卫生保健领域最受尊敬的组织之一，尤其在抗菌素和疫苗领域。它发明了许多全球广泛使用的疫苗，包括 1971 年发明的风疹疫苗。对疫苗的商业开发明显缺少刺激，导致疫苗生产商数量的减少。每年有 4 亿人接受疫苗，并且有 4000 万～2 亿人的生命可能因此而被挽救，每年被药物挽救的人被证实有 1000 万～4000 万，但疫苗的市场只有 100 多亿美元，而药物的市场有几乎 8 千亿美元。

问题的很大一部分是基于这一事实：许多需要疫苗研发的疾病只存在于发展中国家。一种新的结核病疫苗或任何艾滋病疫苗在发达和发展中国家都会受欢迎的，但迫切需要的疟疾疫苗只是为发展中国家开发的。

私人和政府资助的基金会，如由比尔-梅琳达盖茨基金会与挪威政府资助的全球疫苗和免疫联盟(GAVI)以及其他类似的组织，主要是想把一些熟知和现有的疫苗（抗白喉、破伤风、百日咳、麻疹、结核病和小儿麻痹症）给发展中国家那些没有接受过接种的孩子使用。GAVI 也推介一些未被充分应用的疫苗，如针对 B 型肝炎、b 型流感嗜血杆菌(Hib)和黄热病的疫苗。其公布的愿景就是要与疫苗生产商一道来确保在“可预见和长期市场”的情况下有可靠的、挽救生命的疫苗供给，鼓励“更激烈的竞争以使价格下降”，并刺激“对急需疫苗的研发给予额外之投入”。盖茨基金会承诺对一些疫苗的原创研究给予资助，如针对艾滋病、结核病、小儿麻痹症、登革热和登革出血热，以及疟疾的疫苗[133]。这会给疫苗产业带来改变吗？或许。大药企很难更改它们的战略，但一些生物技术公司有可能得益并在这类基金的支持下研发出一些疫苗。

其他组织和项目可以提供商业上的激励。为医务和其他接触 A 型和 B 型肝炎的人员开发和生产病毒疫苗在改善他们的职业安全方面迈出了一大步。一旦专门为专业人群而开

续

Box 20.1 为何疫苗的生意很难或不那么好做

发的某种安全疫苗被广泛应用，生产商真正是有利可图的。这些疫苗的利润空间完全可以与那些成功的药品相比拟。竞争在研发 C 型肝炎疫苗上展开了，随着对 C 型肝炎病毒在肝癌中的作用了解的深入，成功的可能也在增加。

旅游业也为疫苗和抗菌素提供了市场。每个地方的叫法不一样，但当地大肠杆菌的变种如印度的“德里腹”(Delhi-belly)或南美的“Montezuma 报复株(Montezuma's revenge)”为腹泻的预防开辟了市场。我们经常会忘记对外国领土最大规模有组织的访问是军事行动。由于腹泻而浪费的时间比敌军部署给部队带来的时间损失还要多。大肠杆菌/霍乱疫苗的最大买主是美国军方。旅行者用的疫苗之价位在每份 30～500 美元，据说美国军方为每位士兵所花费的疫苗单价为 100～300 美元。

疫苗开发的又一个特点就是接种次数要少，这是因为需要把对象召集到接种点去，存在由于注射本身引起感染的风险，而且为了增强免疫系统对病原的反应需要使用“佐剂”。现代疫苗含数种组分，能使人体产生针对数种病原的抗体，从而对多种疾病产生抵抗力。在流行的三联体疫苗(破伤风-白喉-百日咳)中，每个组分也是其他组分的佐剂。然而，免疫系统可以同时识别的抗原数是有限的，不然会耗竭。因此，我们不大会看到多于 3～5 个抗原联在同一个疫苗上。为了传输多种病毒和细菌性的抗原，目前正在开发疫苗性病毒。目标是研发出一种对疾病的保护率可达 80％～90％、花费不超过 3 美元的多联疫苗。

疫苗开发的困境主要在于现场试验：相关的伦理、政治和流行病学问题是理解疫苗开发节奏缓慢的关键。在开发新疫苗时遇到的最大“障碍”就是打官司。对基于公共健康的许多疫苗接种项目，政府支持生产商保证其免受法律诉讼。推行疫苗接种项目的力度必须恰当以确保未接种人群的数目不会多得使疫情重起。一些宗教团体拒绝接种的行为与许多拖儿带女平均步行 6 小时赶到接种点的非洲妇女之英雄般的努力形成鲜明的对照。

有足够数量的新疫苗正在研发中吗？HIV 疫苗的研究努力已经持续了 20 年并在一些不同的非洲国家开展了小规模的接种试验，结果大体一致。这对美国的政客、保险公司和生物伦理学家来说或许是幸运的。试想一下如果 HIV 疫苗的效果看起来更好一点的话，他们将会左右为难。假设一种新的 HIV 疫苗会和小儿麻痹症疫苗一样好。也就是说每 100 000 位接种者中有 1～5 人出现严重的副作用，而且有些会由于接种疫苗而感染艾滋病。不同于小儿麻痹症那样的广泛流行，HIV 是通过性传播的。社会将给谁接种呢？所有儿童？性活跃者？高危人群？谁又会照顾那些由于接种而不是因为“自愿行为”而感染的患者呢？查看一下所有国家在对待那些因输血而感染 HIV 患者的历史，当与如此多的污名联系在一起时，对由接种而感染的病人是否能受到公平治疗我们无法抱有太多的希望。

生物防御计划起源于美国、欧洲和俄罗斯，包括开发针对怀疑被敌人用来作为生物武器的病原体之疫苗。发展生物武器被许多国际条约所禁止(可以见红十字会网站：www.scienceforhumanity.org)。这也意味着防卫性质的疫苗如抗“委内瑞拉出血热”的疫苗不能合法地对其进行有效性试验，因为相关病毒被划归为生物武器而禁止生产、存储和暴露于任何人。因此，或者是接种未被验证的疫苗并把自己的士兵在没有确切裨益的情形下暴露于危险之中，或是违背条约。在这种背景下，许多美国士兵拒绝接种炭疽疫苗，因为它在需要时可以用抗生素治疗。

可预知和不可预知的花费

打官司的威胁使制药公司小心谨慎，不敢犯错。许多药物在进入市场前就被放弃；有些药物在它们开始产生收入后被撤下，其中某些是明显赚钱的。在最近3年被撤回的7个药物每年共销售110亿美元，表明相关公司蒙受了巨大损失。这些药物都因和其他药物有相互作用被撤回，而它们单独检测时并不是不安全的。拜可(西立伐他汀，Cerivastatin)是一个降血脂他汀药，它被拜耳自愿撤回是由于发现其和另一个药物——吉非贝齐(Gemfibrozil)同时服用时有致命的危险[134]。拜耳最初就已警告不要把拜可和吉非贝齐一起使用，并且建议病人开始时使用小剂量，然后逐渐增加到最大剂量。在许多诉讼中，拜耳其实已经在一些法庭中被证明无罪，因为未按标签说明使用。医生给已经使用吉非贝齐的病人使用了最大剂量的拜可。但这并不意味着拜耳就不需要在美国其他一些州的诉讼中继续为自己辩护。就在撰写本书的同时，至少在加利福尼亚州，律师们仍在电视上对服用过拜可的病人做广告，希望他们前来加入共同诉讼案。这些律师们对起诉医生并不感兴趣，他们的目标是整个制药公司，后者的财力更为雄厚。起诉一个大药企不是针对某个产品所造成的损失，而是公司所值。受诉公司像美国家用产品公司(American Home Products，现在是惠氏的一部分)、拜耳，还有默克，只要还有悬案（无论是共同诉讼或是不愿参与共同诉讼的个人诉讼），就不得不留足资金用来支付法院判决的损失赔偿。这不是小事，无人知道其潜在的全部价值，并且用许多标准来衡量都是不公平的。其他产业并不是这样。如果你生产的某个轮胎出了问题，只需召回所有安装了该类轮胎的汽车并换掉轮胎，而且通常无需补偿，除非有人在事故中受了伤。相反，如今使许多公司蒙受灾难的石棉案之遭遇不是没有可能或者将会发生在一些药企头上。

当然，只要有人起诉你，就没人会和你做生意，你不能够被收购或兼并，你必须解决诉讼。这对旨在帮助医生治疗病人的公司而言是处于一种危险的状态。几乎每次撤回都有药物不适当使用在作祟。其余是由于过于热情的销售力量无视公司本身的安全警告所导致的撤回。

公司能更好预测的是药物失败的费用。每个具有规模的公司对部分候选药的失败均有准备并且按此做出预算。但是如果在III期临床或更迟才出现失败时，费用会大幅度增加。越早失败越好的理念使公司非常倾向和易于过早终止在研项目。这就是制药公司股票每股收益和汽车公司如此不同的背后原因。因为我们真的不能很好地进行预测，常有大起大落。

图20.1是制药业的一个非常重要的图表。它显示项目和候选药物的失败。在

1997 年损耗率是如此之高以至于一半的临床前项目没有产生出一个值得进行临床试验的候选化合物。在认为有药效并值得做下去的候选物中，也有 30%在评估安全性的 I 期临床试验中被“枪毙”掉，尽管此前已在 3 种动物上做了深入的毒理学研究。当然，在那些幸存下来的候选药物中，有 55%会毁于II 期临床，另外的 15%仍死在III期临床。100 个临床候选药物中最终产生出 13 个上市药物。但财务上最痛苦的时候是新药上市后的“死去”，使上市药物的数量锐减 25%，成为 10 个，即从 200 个临床前研究项目中最早产生的 100 个临床候选药物中所得到的结局，并且当它们在批准上市后死掉之时也是律师们寄来如此表述的信函之刻：“亲爱的左邻右舍，如果你服用过药品拜可，我们非常愿意代表您的利益。让我们一起起诉拜耳公司吧。”这对公司，对制药业，最终对社会都真的不好。绝不存在免费的法律诉讼。

药物会失败，其出现的时间在财务开支上有巨大的区别。左边是在临床前阶段(PCD)、I 期临床、II 期临床、III期临床和批准上市阶段(Approval)项目淘汰率的分布情况。浅灰色代表 1997 年，深灰色代表 2005 年。右边的是这两个时期各阶段累计的研发费用。临床研究新的口号是：“失败于早期。只有当你能根据生物标记来跟踪药物作用时才开始临床试验。”生物标记可能无需 FDA 之批准，但必须好到能使公司确信药物是在发挥某种积极的作用。

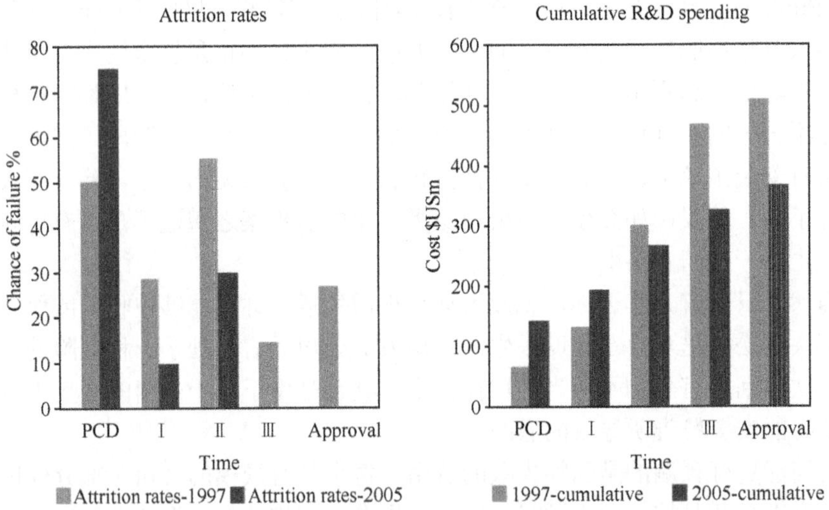

图 20.1　后期失败增加开发费用

数据来源：Price Waterhouse Cooper。

制药业想做得更好。2005 年时，该产业已变得精敏到只想在早期失败，因为临床前失败的花费是III期临床的 1%，为批准上市后的百万分之一。积累起来为失败付出的代价应该减小。新药研发费用从1997年至今一直在增加，现在每个成功药物的开支大概为8亿美元。不是想让作为商业的制药业泄气，2001年上市的2个流感药物总共才卖了8千万美元，而它们光在生产、销售、市场上的花费就高达3亿美元，直到达菲(Tamiflu)作为应对流感大流行威胁时被大量库存而得挽救时，情况才有所改观。这些药物在市场上原先大失所望的糟糕表现完全是市场营销人员的错误，他们不计代价地推销，错误地以为疫苗将失去市场份额并且每年会有流感大流行。然而疫苗一直在改进：如果你害怕打针，第一个鼻腔接种的流感疫苗现已上市；你可以以与你感染病毒相同的方式——别人通过你的鼻子传染你——来接受疫苗，并且你无需支付鼻腔给药，它是相对便宜的。市场营销人员抱怨没有出现足够大的流行是无力的辩解进而引起怀疑他们业绩表现的声音。在其他例子中如礼来的奥氮平，其市场份额被低估了3～5倍。

另外，大药企不太容易把它们没有把握的化合物转让给小公司，因为如果出现问题，原拥有者仍会被起诉。纸上那些“豁免条款”[135]不足以很好地保护你；你必须枪毙任何存有疑虑的药物。现在有些公司重拾一些在大药企失败了的项目并购买巨额保险，但还是不清楚此举是否能真正保护大药企。我们还没有看到先例，因为在缺乏现金的时期，还没有哪个转让给小公司的药物最终被批准上市，然后出现如此坏的副作用而被起诉的。不过这只是大药企对外转让项目和化合物的历史早期。十年前，设置转让部门的目的仅仅是为了“受让”。奖金也只是发给引进项目的人。辉瑞的大部分药物来自于受让或获取。当时的主导文化并不鼓励大家花时间来“转让”，因为没有买家会相信像辉瑞这么有经验的公司都不能做的事情是能做或值得去做的。所期待的回报预计不大。实际上不可能从小公司那得到任何预付，因为它们手头没有现金。之后合并开始了，大药企通常发现它们手头上有两个或更多的项目都是同一个方向的，有时甚至是针对同一靶标的。它们现在可以争论，虽然两者或许确实都是非常好的候选药物，把其中一个转给小公司会更好。它们甚至可以把更有希望成药的那个转让出去。当然，它们也许会保留将来的市场和销售权利。另外，那些选择或被“邀请”离职的经理人通常知道引起合并公司内部竞争那个药物的实质。几个转让非常成功的新药范例正在显现。Actelion是瑞士最大的生物技术公司——在瑞士股票市场的市值为60亿瑞士法郎——主要由于它的创办人从罗氏公司受让了一个他们以前在罗氏曾研究长达10年的药物。

什么原因会使你决定停止临床开发呢？有时是市场，有时是你手头的证据，但有时只是因为其他公司针对同一靶标的试验失败了。不幸的是，其他公司的化合物也许很差劲，或者由于种种混杂的原因使它们的药物被“吓退”了回去。但打官司的威胁使说“停止”比讲“继续”或“无论如何做下去”更为容易。在科学会议上涉及为大药企做试验的临床医师之传言对任何在研的候选药物都具杀伤力。病人和公司拥有的巨大潜在价值在这些会议上被谣言所破坏，传言之人无法追究，无法负责，也无损失。当你的五位同事带着在花费不菲的饭桌上获得的“高度机密”之信息回来时，你想继续推进就必须是个强悍的执行官。提供者为实现赚取高额咨询费的奢望暗示竞争对手的药物存在严重问题或由于“可能与机制相关的原因”而被叫停。保持进程并不容易，尤其当你已为失败做好预算，且因你不能资助每项由你开始的试验。这类谣言在停止那些可能对病人和公司都有好处的新药开发——许多情况下是不必要的——方面具有很大影响力。人们也许希望那些在会议上窃传某药是多么好、多么有效或多么糟糕而从未看到过所有试验数据的科学家和临床医生对谣言如不承担实际的法律义务也能负起责任来，就像他们必须对使用研究经费的结果负责一样，后者比起他们考虑不周推测的观点所破坏的价值要小上上千倍。

混乱的格局

制药业的商业格局经常发生改变，或至少是被搅浑了。所有最好的计划都可能被竞争打乱，直接地——当你的竞争对手研发出了相似的药物或它的药变成了非专利药，或者间接地——当你的竞争对手以如此不同的方法解决了问题以至于市场不再需要你的药物了，如果血管生成抑制剂能比其他任何抗实体癌药物更有效时就会出现这种情况。商业格局的改变如同科学担忧一样常常阻碍了新药开发。

社会或人口状态的可能改变也可使制药业的日子不好过。如今要对广大人群接种疫苗（如不灭活的天花疫苗）已经不太现实了，因为如果病人存在任何形式有免疫麻痹的话，疫苗就会致命。这里包括任何接受器官移植和患有慢性炎症疾病(并服用免疫抑制剂如甲氨喋呤)的人。他们是美国预计的 1800 万患有免疫缺陷症人群中的最大组成。甚至那些自用考的松(Cortisone)软膏的病人也可能有免疫缺陷，但还没有经皮吸收的准确数据，因而我们并不知道实际上是否如此。当然，艾滋病毒感染是一个虽然不大但也重要的危险因子，有 20 万～200 万的病人出现由病毒而非药物引起的免疫抑制现象。担心生物恐怖袭击的美国政府或许买下所有它能买到的天花疫苗，也可能加快了国内的生产步伐，但除非每个人都被筛查过，否则它不可能对人群广泛接种天花疫苗。目前的预案是隔离爆发疫情的区域并集中接种。但对治疗变化和采用其他治疗方法之考量也是有道理的。最常见的是细菌耐药性的发展改变了格局。正在持续的一大不幸就是耐抗生素性结核病、耐氯奎性疟疾和耐鸡尾酒疗法的艾滋病之发展和在世界范围内的蔓延。它们迅速改变了格局——以几年的时间进程，而研发新药可能需要耗时两倍。

当然，新的靶标为研发目前还不存在抵抗现象的新药提供了希望。每个新的艾滋病药物靶点的发现都要被庆祝。第一个针对新靶点的艾滋病药物，如 Fuseon，享受着巨额收益。

只要有疫苗和抗生素的存在，耐药性必然产生；新的病毒也在出现。这给制药业带来很负面的影响。

医药公司的发展路径也可能被 FDA 所改变。每当 FDA 批准了一项新的诊断某疾病的标准，那通常就意味着你得改变临床试验。从长远来看这是有益的，因为 FDA 调整标准可使药效更易在试验的早期看到或者会让评价量度更加客观。但从短期来看，这可能意味着需要重新判断哪些病人适合参加这个试验以及对继续留在试验中的病人运用新的参数进行测量。然而总体来说，更好的诊断标准带来更好的药物开发，甚至吸引更多的公司进来参与竞争。更好的诊断标准使需要达到怎样的效果和如何来衡量它变得十分明晰。FDA 组织的专家研讨会对推进新药开发起着重要的作用。

最后一个在前面提到过但必须进一步讨论的例子就是这种情况：FDA 批准了某个竞争药物后可能不再允许你用安慰剂作为对照进行试验。对一些小公司来说，由于这样做的代价太大而会停止产品的开发。

格局也可能因大范围试验的结果而改变。针对绝经后妇女的激素替代疗法就是一个典型，它不仅影响雌激素也影响骨质疏松药物和抗抑郁类药物等的销售。当一项有 4 万妇女参加、由政府赞助的研究之结果被公开，你在每份日报和周报的头版上都能看到，如果你还生产任何绝经后妇女使用的药的话，这将影响你。

社会的变化也会影响你。虽然避孕药在今天也许不会被批准，它卖得很好，但越来越多的男男女女都希望有男用避孕药。伟哥不该被积极研究，但发现它对糖尿病患者常见的勃起障碍有效。最近，一些医生开始给前列腺手术后病人使用伟哥和它的竞争药物并取得了可喜的结果。

为何未满足的医药需求仍然未被满足？

为什么一些医学需求仍然未被满足呢？这不仅是由于市场太小——即患病人数不多或者患者多是穷人、没有保险或无法接触，也是因为有时即使是一个大市场对制药巨头来说仍不够大。

中风和短暂性脑缺血发作的市场规模估计为 3 亿～5 亿美元，但唯一上市的药需要在局部缺血性中风的首次症状出现后的 3 个小时内给予。如果你在美国一家大医院，建议你最好在门厅里发生中风以便更容易满足“入选标准”。

然而，组织型纤维蛋白溶酶原活化剂(tPA)是一种主要的生物制品，它对第一个获批也是卖得最多的指证心肌梗塞具有实实在在的疗效。当 tPA 进入市场用来治疗相同的适应证后，其销售额远远大于廉价的尿激酶。

每个人都认同中风所导致的高昂社会代价：几乎总是不能完全康复，丧失工作能力，还有长期的康复。然而，包括受过大学教育的大多数美国人并不了解中风的症状，因此不能及时求治。不开展与 1960—1980 年间为心脏病所进行的那种信息和教育活动，就算从事研发的科学家成功地制造出一种有效药物，社会也无法明显受益。尽管如此，一些大药企和许多小公司在一些损失惨重的失败后仍在尝试，如因为 Trizilad 的败北据说阿普强公司花费了 10 亿美元的巨资。

我们也在脑外伤时使用中风药，使其面向一个人数较少的特定病人群体。因为虽然他们可能有面积大的多的脑部损伤，平均来说这些患者较为年轻而且创伤绝大多数来自机动车尤其是摩托车事故。

将来肯定会有治疗中风的新药产生，但需要找到新的药效评价办法，而不再是计算病人存活期或长时间的中风康复跟踪。试验的花费，尤其是神经学鉴定和长期随访与成像观察的开支必定会限制新药的开发，尽管这些可能会因发现某个被确切证实是治疗中风的好靶点而改变。然而，科学的苗头来自于 N-甲基-D-天冬氨酸谷氨酸拮抗剂、半胱天冬酶抑制剂、细胞粘着抑制剂、聚腺苷酸二磷酸核糖转移酶(PAPR)抑制剂和自由基清除剂。它们在鼠类中风动物模型上都表现出色——效果如此之好以至于人们不得不深深的叹息，因为体积大很多的人脑的反应并不好。当然，在人身上药物是在中风后给予的，而不像做鼠类动物实验时是事先给药的，而且在临床上迄今没有一个有效药物。

不幸的是，中风不大可能被某个碰巧发现的药物来治疗。中风病人不像慢性背部疼痛患者那样，有大量的时间去尝试每种被批准上市的药物，并可能在服用两周后发现某个抗抑郁药或某个抗癫痫药有用。你不能对一个中风病人做这样的试验。我们最多只能试着让他们平静，维持颅内压稳定，并防止发烧，这些和我们 50 年前为他们做的一样。除非他们的局部缺血性中风能被足够迅速地发现和诊断，此时如果他们能够极快地来到医院急诊室就可能接受 tPA 的治疗。

真正的问题在于用于中风治疗的药物花费在最初的 48～72 小时内不能超过 2 万美元，以及你能给药几次。一次，或两次。这并不是大药企所瞄准的十亿美金那样的市场，因此在缩减研究经费是中风和癫痫项目就首当其冲。一个抗抑郁药可能带来 5 倍于中风药物的收益，并且它的试验是在没有生命危险的情形下开展的。然而这种观点目光短浅的的地方在于：如果一家公司在开发抗精神病药物，那么以脑部研究专长来同步探索神经科药物几乎就是免费的。

注　　释

130 http://www.reedsmith.com/library/publicationPrint.cfm?itemid=3825。

131 现在是 IDEC 医药公司。

132 举其一例，读者可以参考《纽约时报》2004 年 11 月 16 号刊登的文章。

133 参考例子：http://www.gatesfoundation.org/GlobalHealth/InfectiousDiseases/Vaccines/Announcements/Announce-050124.htm。

134 例如，http://www.fda.gov/cder/drug/infopage/baycol-qa.htm 或（商业网站）http://www.baycol-law.com。

135 这里的“豁免条款”系指你和该药之间的法律分割。

第 21 章　什么是最赚钱的途径?

化学创新

基于靶点的药物发现(Target-based drug discovery, TBDD)系指你要有一个新的生物靶点，它能用来治疗一些以前不能医治的疾病，或可以更好地治疗这些痼顽。在如今这个有人类基因组计划和其他大规模生物学项目的时代，如单核苷酸多态性联盟和整个冰岛及爱沙尼亚人口的基因分型等才是引人注目的头条新闻。尽管这些生物学创新正在受到广泛的宣传和产生很多有趣的信息，但这仅仅是做了制药业一半的工作。

制药业在化学创新上也是同样繁忙。它以已经临床验证的靶标(即已有药物用于治疗)为起点来开发更好的药物。病人和他们的医生并不在乎改善的治疗指数来自于生物创新(新的靶标)还是化学创新(针对旧靶标的新分子)，只要新药有更少或更轻的严重副作用和(或)更好的疗效就有意义了。这就是一个更好的药物，哪怕它是针对同一靶标的，因为在大多数疾病中我们不会像对抗菌和抗病毒治疗那样产生耐受性。因此，用同样的靶标开发一种更好的药物就如同原创一个新药的思路那么美妙。事实上，医生和病人对尝试这种新药无甚顾虑，这就是为什么同一类别中的第 2 和第 3 名新药几乎总是比最先上市的第 1 名来得畅销的原因。诀窍在于你怎样在失去第 2 名资格的情况下成为第 3 名[136]。

新的“未被临床证实”的靶标有着极大的风险，但也可能获得丰厚的回报，因为针对这些新靶标的药物可能有效，如在对目前治疗产生抵抗的病人中发挥作用等。还有一个附带重要的，但很实际的原因来开发针对新靶标的药物：一个医药公司如果不让其最优秀的科学家从事真正是新靶标的研究，那么将无法留住科学人才。但化学创新是同样重要而每个自重的公司都应去做的一部分工作。生物创新和化学创新两者都必须去做。这对善于把精力集中在生物创新上的生物技术公司来说是诸多问题中的一个。“某教授是位专家并克隆了 Y 基因”这些话说来非常动听。但如果该基因和靶标没有关系呢？那这个生物技术公司就所剩无几了。生物技术公司靠的是生物创新，它往往没有化学家。对于大大小小的生物技术公司而言，这种情况现在正在发生改变。它们都在建立药物化学能力，但它们会有那些经过合并的巨头们所拥有的财力，或至少有足够的资金来支撑全新小分子药物发现所需的耐力吗？

灵验于逆境中

在精神分裂症中被科学家界定的新靶点不多。一个旨在寻找新靶标的巨大和耗费的努力已经付诸实施，它不是基于动物模型，因为针对精神疾病建模是棘手的。我们怎么知道一只大鼠已产生幻觉，还有它是怎样看待自己的呢？因此罗氏赞助并与冰岛的基因/基因组公司 DeCode 合作，并且罗氏用在纽交所出售股票所赚取的钱来对整个冰岛人口的所有精神分裂症患者及其亲属(大约 29 万人)进行基因鉴定。他们发现了神经调节蛋白——一个十分复杂的神经生长支撑激素，在遗传上与该疾病有关。这一发现在 6～12 个月内就在苏格兰人口中得到了证实！尽管我们知道这种遗传上的联系是真的，但制药业并没有为此庆祝，因为它发现神经调节蛋白及其受体都不易成药。也就是说，很难模拟一个大的蛋白激素并让它进入脑内。

由于在这些疾病中都缺乏一种明确的新药靶点，大家就把精力集中在针对已有靶标通过化学创新来提高治疗指数，如 D_2 受体。它最先被公认的副作用是引起运动障碍症：主要是舌头和头部的不自觉运动。真正所需改善的治疗指数乃是在保留或增强抗精神病疗效的同时减少运动障碍症的发生[137]。治疗指数的进一步和根本性提高是由对非常成功的 D_2 受体拮抗剂类抗精神病药物的确实疗效进行更仔细的评价所推动的。这些药物的确强有力地控制了精神分裂症的“阳性症状”，像幻觉和错觉，并且关闭了许多精神病医院以提倡社区生活计划。人们渐渐认识到抗精神病药不能治疗精神分裂症患者的“阴性症状”[138]，后者经常更加难以捉摸且不易被外人察觉，但使本来已经受很好控制的病人出现反弹。因此利培酮(Risperidone)和奥氮平(Olanzapine)目前正以能更好地治疗阴性症状的特色展开营销。人们需要认定阴性症状，就测量方法达成一致，然后在试验中显示相同的抗精神病作用现在与改善的阴性症状（如情绪波动和认知功能障碍）控制并存。医药公司都谨慎地寻找方法来区分它们的新产品，并迅速收集了关于阴性症状的新文献。没有人会站出来大声抱怨因服用奥氮平引起的体重大量增加和可能导致的 2 型糖尿病。

市面上已有很多广为使用的 D_2 受体拮抗剂。第一个抗精神病药氯丙嗪(Chlorpromazine)存在许多的副作用，较新面世的利培酮和奥氮平的副作用较少。所有这些药主要都作用于相同的靶点，尽管有些副作用是因与其他没有想到的位点相反应而引起的。但化学创新改变了副作用之特征并创造出新药，使氯丙嗪成为一个年销售额达 4200 万美元、利培酮和奥氮平成为年销售额 20 亿美元的药物。

制药公司不会在给股东送发的宣传册子上说“很不幸，我们没能从生物创新上获得新的收入，但请查收你已增长、基于成功化学创新的红利”，尽管在大多数情况下事实可能就是如此。

药物研发的费用

无论一家医药公司是在寻找新的靶标，抑或是开展化学创新，或像它应该做的那样——两者都有，它将花费整个研发(R&D)经费的 8%～15%用于临床前研究。其余的 85%～92%将用于临床试验和市场开拓。对于每个新化学实体(NCE)，从发现、开发到上市，临床前研究每年需要大约 40 名生物学家和 40 名药化学家，以每个全职员工 (FTE) 每年 25 万美元开支计算，至少需要花费 2 千～4 千万美元[140]。这些就是所需的开支，即便你用那些众所周知和易于跟踪的药靶，如 G 蛋白偶联受体(GPCRs)、离子通道以及酶，也是这样。那些尚未阐明的新分子靶标或许会在细节上花费更多，但是不会使整个研发费用大幅上升。这对制药公司来说是心理上的一大障碍。与投入到一个已知和成功靶标类别上的资金相比，制药公司准备把多少资金放在一个新靶标上进行冒险呢？如果你通过跟踪人类基因组计划的成果发现了某疾病与一个重要新基因突变产物之间的联系，但如果该蛋白正好不是制药公司以前就在研究的，那么该公司就会对能否发现对应于这类蛋白的化学实体——即配体而深感悲观。在大型制药公司里从事创新的科学家之日子其实过得十分艰难，除非靶点获得验证而且找到了可成药的候选化合物。然而，一旦一个候选药被发现，无论它是在公司内部还是在公司外竞争者的学术海报或专利中被发现，幻想马上就会转变为现实认为这是“可以做的，我们也应该去做，而且迅速去做”。

制药公司的研究、开发和营销都是资本密集性的活动，但人们愿意往里面扔钱。制药公司的市盈率是很高的，并且它们不缺钱。因此，制药工业一直在增长。

就像我们先前谈到的那样，药物在开发过程中的失败率是很高的。甚至对于允许进行原理验证人体试验的药物来说，新药研究申请(IND)中 60%～70%的失败率是很高的，特别是其中许多只是模仿药和仅仅做了化学创新。失败率在整个行业里都居高不下。这一点在大药企之间没有显著差别。

成功的代价

当新药物被批准上市后，它的回报依然很难保证，因为批准后的营销费用高于开发支出。为开拓市场，针对医生在专业杂志上的推销预算一直是很高的，但现在这种印刷广告已经延伸到一些面向广大人群中潜在患者的杂志。与此趋势相平行，至少在美国有越来越多直接针对消费者的药品电视广告。客观地说，这些广告经常迫使人们去接受它的宣传。虽然药物禁忌的警示被大声讲明，但药物的确切指证却偶尔会变得模糊不清。广告制作者怂恿你认为自己患有某种疾病，言下之意即是由于某种原因你或许没有意识到自己患病而已。男性性功能障碍和它的治疗药物伟哥一起进入人群。

女性炎症性肠病随着其治疗新药阿洛司琼(Alosetron) 在 2003 年面市而一同为人所知，该药带有针对男性的严厉的禁忌症警示如果你是男性的话。这种现象在抗抑郁和促睡眠药物的广告中尤其明显，即鼓励人们在面临生活压力时去吃药。如在加利福尼亚州有空前数量的青少年被诊断为严重抑郁障碍(MDD)，这一事件本身也有其复杂的原因。尽管现代社会的青少年经常处于心理上很困难的时期，但如果这个年龄段的病人数量如此迅速的增加，这肯定是有问题的。一个质子泵抑制剂的广告上有成排的人都说他们感觉更好了，但没有说明缓解的是什么症状。如果你不能拼写耐信(Nexium，一种药名)，你可试试 www.purplepill.com 这个网站，尽管 www.nexium.com 也是可以的。男性脱发治疗药——非那雄胺(Propecia)的广告有一些警告，但是没有告诉消费者，服用该药后不能献血(至少在加利福尼亚)。

成功或许是短暂的

阿斯利康的奥美拉唑(Omeprazole)(从 2001 年其营业额是 60 亿美元[141]时每 28 片 20 毫克药片的价格为超过 100 美元降到如今的大约 50 美元)和它的埃索美拉唑镁(耐信)(每 30 片 20 毫克药片为 202 美元)的市场份额正在被非专利药奥美拉唑

(每 56 片 20 毫克药片为 55 美元)和非处方药奥美拉唑缓释剂(Prilosec，每 28 片 20 毫克药片为 20 美元)所侵蚀[142]。

从商业的角度来看，这是可以预料的。但当销售最为火爆的药物(洛赛克)一夜之间完全失去了市场主导地位时，华尔街也感受到了躁动。这肯定会严重影响那些没有多元产品、收入过度依赖一种产品的公司。然而，据《华尔街日报》于 2004 年的报道，阿斯利康在那一年被分析师认为是具有最好产品储备的药企。一年内阿斯利康就被在年前还由分析师极为推崇的两个创新药 Iressa 和 Crestor 的问题所困扰。当你拥有被病人大量使用的药物时，任何事情都有可能发生。

尽管预计每个成功药物上市一段时间后均会降价，但这或许并没有保护消费者。在专利保护过期后预计的收入减少会使消费者最初对药物支付更高的价格，因为公司试图追求其研究投资回报的最大化。制药业可能是唯一出现这种情况的产业。汽车制造业在价格和性能上竞争，但没人可以生产宝马，除了巴伐利亚机械制造厂股份公司（BMW）。出版业——书、电影和音乐——是受到保护的，版权的有效期要长得多，并且其商业模式是在一些指标上竞争，而不允许如法炮制一个产品。

当然，从商业角度来看更糟的是收入在无法预期的情况下突然断绝，比如药物被撤回或许可被废止时。有些药物是由于特异体质的药物反应而被撤回的，在风险评估中这是最恼人的智力性的问题。一旦发生诉讼，资金流必然会逆转，哪怕制药公司没有做错任何事情。

失败的代价

临床候选药物可能因为多种原因而失败这一点已经解释过了。从商业的观点来看，由于失败的代价是如此之巨大，如果你注定会失败，那么大家都希望是早点失败。因此对药企尤其是小公司来说，试图早点确定失败并采取“智慧临床试验”策略是很重要的。首先，当你在临床Ⅰ期和Ⅱa 期时最好能看到疗效将会展现的端倪。例如，如果你在开发一个降钙素受体的配体用来治疗骨质疏松症，你可以在Ⅰ期临床中直接检测血钙浓度。观察到血钙浓度降低对你来说是一个好的兆头，预示着你恐怕不会因疗效而失败。该药或许会败在安全性上，但这个证据会给你理由和信心来破费你的辛苦钱。

在临床Ⅰ期就想办法来获得一些诸如内分泌指证、抗生素、抗病毒和某些心血管适应证药物的部分疗效数据是可能的。甚至在中枢神经系统疾病中，如阿尔茨海默氏症，你也可以观察参加Ⅰ期临床试验的健康老年志愿者注意力的时间跨度，以此来判断可能的疗效。

另外，药物间的相互作用可以在人的微粒体和肝细胞等上进行更深入的研究，令人吃惊的是居然有那么多的药物存在相互作用，必须被撤回：在过去的三年中有 7 个药遭此命运。这是因为缺乏远见还是不遵守处方规范呢？还是那些过分热情的销售代表夸大了药物的裨益，忽视了副作用和禁忌症，相信或至少说“所有有经验的医生都会搞定的”？他们是否应该多多少少负有责任甚至是主要责任呢？

注　释

136　这种动态发展在伟哥、Levitra 和 Cialis 的例子中不适用。

137　抗精神病药的副作用之一——运动障碍被认为与抗毒蕈碱的受体(M1 受体)有关，因此人们企图增强药物对 D_2 受体的亲和力并减弱它和 M1 受体间的相互作用，通过规避一个已经充分认识的副作用产生位点而显著改善治疗指数。

138　精神分裂症的“阴性”症状是指相关的行动功能低下，缺乏注意力，对周围事物不感兴趣；所谓的“阳性”症状系指产生幻觉和错觉。

139　原著中没有 139。

140　没有哪家生物技术公司能够以更少的钱来获得一个研究透彻的临床候选药物，并且它们也无力在每个项目上投入这么多钱。如果它们更早地出售它们的知识产权，将不会有任何增值(即没有利润)，分享红利还早着呢，要等 6～8 年后开始销售时才有。

141　据《财经时报》报道，去年在专利到期前是 60 亿美元(http://specials.ft.com/pharmaceuticals2001/FT3715MN0MC.html)。

142　2003 年的价格是通过 2003 年 11 月 2 日在网上搜索得来。

第 22 章 生物技术公司的药物经济学

困境：自主新药开发所无法逾越的障碍或难以实现的目标，以及首次公募的梦想与现实

怎样才能使一个制药或生物技术公司保持活力呢？在财政上自给自足吗？先不考虑增长，什么样的产出才能使一个小或中等规模的制药公司每年能保持 50 亿美元的收入——从销售额上可以将其排在制药公司名录的第 15～20 位呢？这需要每年平均有一到两个重要的新化学实体(NCE)上市。支撑这种产出并以 10％～20％的预期成功率来算，这就需要每年研发出 15～20 个临床候选药物。为了有这种产出，每年必须在大约 300 个以 4 年为周期的新药发现课题中完成 40～80 项旨在优化先导物的临床前研究(图 22.1)。这些项目有些是新的，但许多只是通过老的、熟悉的和验证过的靶标去努力开发新药。这些仅仅是保持飘浮，不是增长。困难在于有许许多多的课题没有前途，在临床上失败的占 90％。对默克和辉瑞这样的公司来说，上面的数字几乎要翻上 3～5 倍。

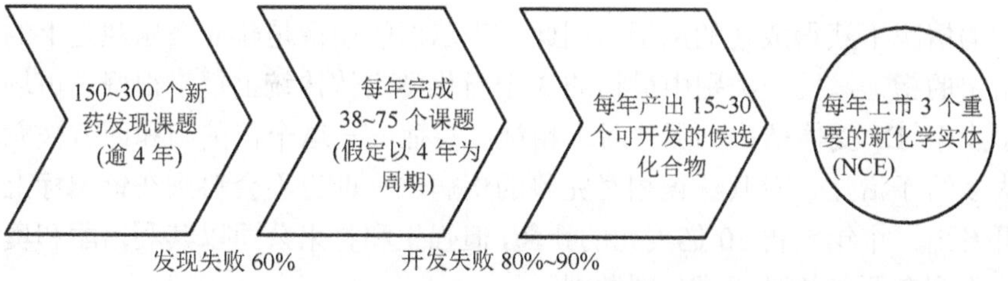

图 22.1 中等规模制药公司达到 10%增长目标所需的研发课题与药物靶标数目

同时研究 150～300 个靶标；有几个是旧的(化学创新)但大部分是新的。这是满足现有损耗率所需要的。

从商业角度来看，很难去管理整体成功率只有 1%的那些项目。当默克在 2003 年宣布不会把一个针对偶然发现的新靶标——NK-1 型 P 物质受体的新抗抑郁药——推上市时，华尔街的反应剧烈。尽管这并不是撤回某个已获准上市、赚钱的药物，但是大家都相信该药已经作为储备、上市时间确定并在 3 年后每年都会带来 10 亿～20 亿美元销售额的。因此这是美梦之破碎而非损失真实收入，但如我们前面所提到的，公司的市值缩水了 50 亿美元，而且对整个默克产品储备的优势出现了保留态度。

分摊风险：与大药企结盟

对生物技术公司和小型制药公司来说，一个战略就是与大药企分摊风险和财政负担。

(1)分担临床试验的费用和风险——当然，这会失去大部分潜在的利益——确保把临床前研究的产品转让给一家在治疗或临床领域很有经验的公司。

(2)在审批过程中和另一个更有经验的公司合作。

(3)转让产品的生产权——生产足量药品供大规模人体试验之用并非易事。

(4)转让产品的营销权——特别对另外一个国际区域的市场。

(5)开拓其他收入来源，如通过充当“平台公司”向制药业提供诊断和测试方面特定和特有的服务。

确凿的统计：不是每个对症药物都会成功

既然大家都知道并不是每个对症药物都能成功，那为什么华尔街对失败会产生如此迅速和糟糕的反应呢？在默克及其抗抑郁药的举例中存在两个原因，其中第一个是间接的。

第一个原因是虽然治疗某个指证的药物市场可能看似饱和，历史上也有在市场饱和的情况下获得成功的例子；因此，华尔街的期待是建立在乐观之上的。对任何给定的指证，同一类别中最初的3个新化学实体传统上销量很好。市场能够承受多少个 D_2 受体拮抗剂呢？对于精神分裂症——这个在美国和西方被充分诊断并大多给予治疗、对其认识相对完整的疾病——谁也不会料到在该靶标上会有机会开发出一个年销售10亿美元的新药，但强生和礼来公司以其利培酮和奥氮平在相距不到在两年的时间里分别做到了。

这种乐观的推理伴随着默克闯入抑郁病领域。默克在20世纪的最后10年聘用非常杰出的神经学家来领导其新设的精神和神经疾病研发项目一事已经制造了许多新闻。人们期望由此产生结果。进入一个饱和的市场被认为是一项积极的举动。所谓“单胺能抗抑郁治疗行动”(Monaminergic Theory of Antidepressant Action)以3个新药发现的范例开创了一个152亿美元的指证。还能保证多一个抗抑郁药的空间吗？相反地，默克怎么能承受得了在严重抑郁症这个巨大的指证上没有自己一席之地的局面呢？

因为通过新的分子生物学和转基因方法已经发现了一群新的抗抑郁靶标——P物质受体NK-1(Box 22.1)，抗抑郁药仍被认为是值得参与的商业投资。

Box 22.1 最大指证的诞生：严重抑郁症——152亿美元

针对单胺能靶标和神经激肽1(NK-1)受体治疗严重抑郁症的3个新药发现范例：

范例1a：已知药物的副作用

异丙烟肼：最初作为抗结核病药而开发，能改善忧郁情绪但不能缓解结核病症状；它作为分解代谢去甲肾上腺素、多巴胺和5-羟色胺的单胺氧化酶抑制剂而发挥作用。

范例1b：天然产物

蛇根碱(Reserpine)加重忧郁症样症状——清空去甲肾上腺素和5-羟色胺之储存(提示单胺不足)。

范例1c：病理生理学

自杀身亡者脑中的5-羟吲哚乙酸含量极低(根据Asberg发明的抑郁等级量表)表明缺乏5-羟色胺。

范例2：分子和细胞模型

三环抗抑郁剂和选择性5-羟色胺重摄取抑制剂在细胞模型中抑制了去甲肾上腺素和5-羟色胺的摄取(血小板和突触体)，转运体是在完成5-羟色胺摄取阻断剂(1973—1991年)的临床试验后很久才被克隆的：苯吡烯胺、氟西汀和含6个三环抗抑郁剂“药包”。

范例3a：在抑郁模型中，P物质的信使RNA及其基因产物的水平增高了。

神经激肽1的非肽类拮抗剂已进入临床——来自5个公司。

神经激肽1受体在去甲肾上腺素和5-羟色胺神经元上有表达。

续

Box 22.1 最大指证的诞生：严重抑郁症——152 亿美元

范例 3b：在基因组学和蛋白质组学的研究中还没有发现新的靶标。

对自杀身亡者和慢性抑郁症患者的病理标本进行转录分型已经提示了一些新的靶标。

抗抑郁药是怎样逐步进入市场并开拓出一个成功市场的呢？科学家没有高通量筛选方法来验证各种假说。药物来自于仔细的临床观察。战后住在诊所里的结核病(TB)人用异丙烟肼进行治疗。它没能治好结核病，但病人的郁闷心情得到了改善。因为异丙烟肼已知是单胺氧化酶 A 和 B(MAO-A，MAO-B)的抑制剂，后者分解代谢去甲肾上腺素、多巴胺和 5-羟色胺等单胺能神经递质，由此产生了单胺抑郁的假说。单胺能物质与抑郁症之间联系的另一次发现是通过一个天然产物而实现的。在一次对亚马逊河流域的探险带回来了萝芙藤(*Rauwolfia*)或叫蛇根碱。它是一种来自植物的生物碱，通过清空脑内多巴胺的储存而加重抑郁症状。因此，一种特定的单胺能物质缺乏会引起抑郁样症状，异丙烟肼的抗抑郁效果来自于提高了单胺能物质的浓度。这是两项可比的观察。争议和辩论的问题是哪个单胺能物质是最重要的。病理生理学上有类同的发现：Marie Asberg 检验了 78 位以非常暴力行为自杀的人，如从桥上跳下去或在火车前面卧轨。这些受害深重病人体内 5-羟吲哚乙酸(5-HIAA)的浓度极低，后者是 5-羟色胺(5-HT)的代谢产物。这就提示了 5-羟色胺浓度本身在非常抑郁病人的体内是很低的。

受到这些现象的启发，并基于细胞和分子的模型，大家都在合成氯丙嗪的类似物以便寻找更好的抗精神病药；他们没有意识地制备了一种后来在相同的精神病院里被证明是抗抑郁药的三环化合物。所有的三环类抗抑郁剂包括阿米替林(Amitriptyline)等都来自于氯丙嗪开发项目。

抗抑郁药研究的第三波浪潮始于更先进的想法。人们在遗传水平上观察分子信号，如信使 RNA(mRNA)——其活性可以通过芯片技术和基因产物来进行检测，并发现在去甲肾上腺素能神经元上表达的 P 物质受体有些上调了，但更重要地是在焦虑和抑郁模型中 P 物质水平大大升高了。因此，现有 5 家公司正在开展 P 物质受体亚型——NK-1 拮抗剂的临床试验，因为它们想加入上述 6 个拥有三环抗抑郁剂公司的行列来瓜分目前 152 亿美元的市场。

再用客观而不带有悲观的眼光来看精神病的市场，这些指证的一个共同表征就是都不能被那些药物所治愈。这使得这个市场更具吸引力。病人不得不长期服用药物。不但不能痊愈，而且几乎没有药物能使产生症状的病人得到 100%的缓解。一个真正的好药通常也仅 60%～70%的反应率，例如选择性 5-羟色胺再摄取抑制剂是非常好的抗抑郁剂，但就算接受如性功能障碍等的所有副作用时其反应率也只有 60%～70%。这就提供了双重的机会：① 你可以在部分饱和的市场推出一个专治那些对现有治疗方法都没有反应病人的新药；② 你可以改善药物的副作用或加快药物起效的时间(如选择性 5-羟色胺再摄取抑制剂起效的时间为 14～20 天)。

抗精神病药在这一点上和抗抑郁药十分相似。氯丙嗪、氟哌啶醇和所有其他那些抗精神病药都是重大的医学突破，但有30%的精神病患者对所有这些药都没有反应，我们无法控制他们的精神病行为。一种新的作用机制可能有助于他们。再者，虽然抗癫痫剂对有反应的个体病人极其有效，但我们仍对30%的患者束手无策，不能提供任何办法来控制他们的发作。有很多的制药公司为此开发新药，但新靶点和新机制伴随着更高的风险。

从科幻小说到成为事实

另一种通过更少资源来谋求生存的途径是加速药物开发之周期。通常需要花费大约10年的时间才能开发新药。怎样才能使之在4年里完成呢？3年的临床试验确定不能在短于3年时间内完成吗？正如一家知名大药企临床开发主管所说的那样："对于那些着急的人，怀孕也需耗时9个月啊"。但是超出可能的速度可以并且已经做到了。对一些生物制品，靶向于生物学功能已知的炎症因子——肿瘤坏死因子、白细胞介素-1或者源于对某型肿瘤蛋白质组学分析的另一些抗原，其开发周期已经是大约为4年了。实验室研究的人类抗体或人源化抗体可以迅速应用于人体，这些抗体本身就是药物或能把药物传输到特定的靶标。它们是安全的而且通常也是有效的[143]。但它们很难给药；你只能注射。从商业角度来看更重要的是它们大多是治疗一些小和零星的指证——通常是某些特定的癌症，因而非常适合于小公司。在圣迭戈市，IDEC制药公司就是通过开发治疗性抗体成为当地第一家赚钱的生物技术公司。

靶标的盛宴与饥荒

癌症研究提供了许多靶标并产生许多进入临床的候选化合物。癌症分为许多小而不同的指证，所有这些都需要不同的治疗策略。各种癌症均有许许多多的特异性靶标，它们正在被基因组学和蛋白质组学的研究所揭示(图 22.2)。尽管拥有这些知识，2002年批准上市的抗肿瘤药物大致与2001年持平：只有4个！其中3个是生物制品(即抗体)，一个是格列卫(Gleevec)，后者由巨无霸药企——诺华公司开发。它为了措施得当和保险起见，在同年也使一个治疗性抗体获准上市即中和过敏症中形成的IgEs之Solair。尽管从靶标到成药是很困难的，人们还曾期望2003和2004年上市的新药数量能连续增长。

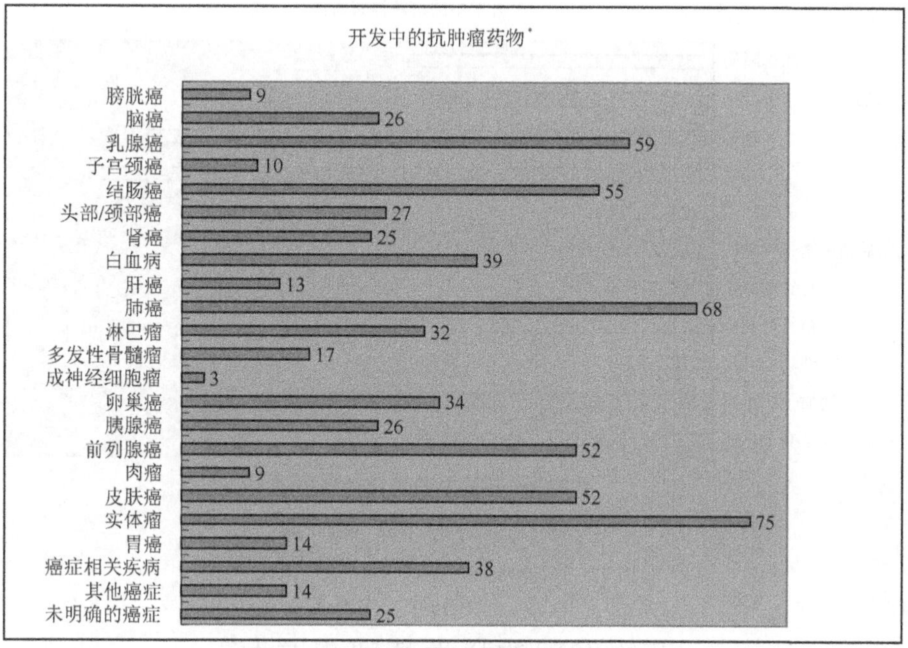

图 22.2 开发中的抗肿瘤药物

*许多药物不止属于一个类别

这是 2002 年左右处于研发阶段的抗癌药之一个快照。每个条带右边的数值是当时所瞄准的靶标数目。肿瘤分类有部分是重叠的，但从这里识别的 722 个靶标中我们可能只会看到 4～5 个新药上市。

在事物的另一端，对如精神分裂症这样的精神紊乱之研究只提供很少靶标来筛选候选化合物。尽管事实上精神分裂症是一种大于任何一型肿瘤类别 20 倍(即有 20 倍的患者人数)的指证。当然，这并不是说经济效益也高出 20 倍，虽然精神分裂病人须每天服药并平均服用 35 年，而癌症病人会有机会或运气服药这么长时间。对于精神分裂症，目前只有 16 个试验在进行中，其中 14 个是多巴胺拮抗剂，其余的 2 个是烟碱型 α-7 受体拮抗剂(图 22.3)。开发后者是基于流传的证据即精神分裂症病人比常人抽烟要多，这或许代表了某种形式的“自我治疗”，还有尼古丁被证实对注意力和其他精神分裂症的“消极症状”有影响。那么这对靶标验证有何帮助呢？支持烟碱型 α-7 受体激动剂之动物模型是啮齿类动物的非特异性行为模型[144]，因为我们根本不知道精神病大鼠是怎样的，它们的感受，还有它们如何产生幻觉。认知缺陷的状况易于度量。从已被停止的试验中人们认识到烟碱型 α-7 受体的相关药物对人和啮齿类动物的认知确有作用。

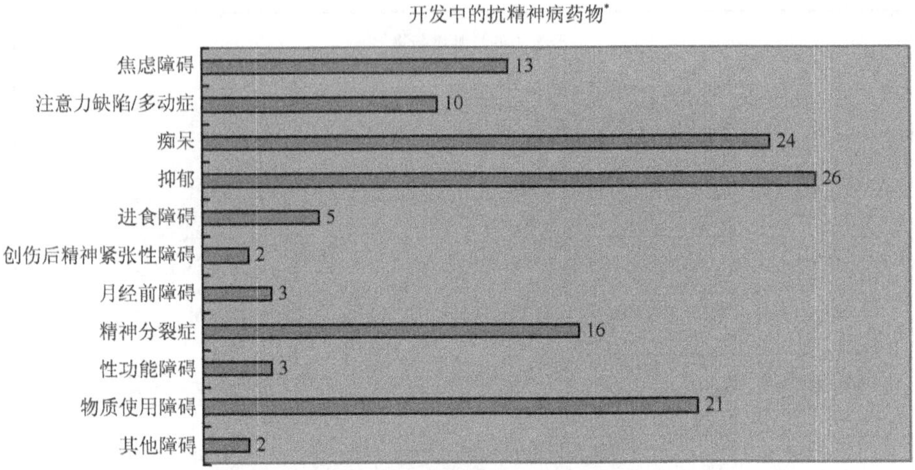

图 22.3　开发中的抗精神病药物

*有些研发中的药物针对不止一种的疾患。

有 125 个涉及精神病的临床试验正在进行中。

药物发现的科学基础在扩大

从商业的角度来看，我们有充分的理由对制药业的持续增长持谨慎乐观的态度，这要感谢基因组学和对信号通路的更深认识使得越来越多的靶点得以发现。临床候选化合物的数量也会增加。大多数商业专家对具有潜在治疗活性的分子之庞大数量感到震惊。以后仍将发现好几百种新药，特别是如果医学变得更加个体化的话。想想看，你下身所穿的牛仔裤都有超过 1200 种的不同款式来适应流行几个月或一年的时尚，但只有不到 100 种药物来治疗你的心脏，尽管它要一直工作 85 年或更长时间。

将来，我们期待发现更多的药物靶标。目前我们可以保守地预测，到 2010 年经生物学原理验证的靶标会有 600 个左右并且新化学实体(NCEs)的数量可达 1200 个，从而产生 5000～15 000 种药物。如果没有重大的立法或经济事件来改变目前的趋势，所有这些都会发生，只不过每个新药之间不会有太多的区别。

生物技术公司更加精明吗？

这或许是生物技术公司比商业圈子本身更要考虑的重要问题。我们已经提到生物技术公司要有比大药企来得更高的成功率；但为什么要问它们是否更精明这样的问题呢？

像葛兰素史克这样的公司是在葛兰素和威康合并之后又与史克必成合并的基础上建立起来的，截至 2002 年 5 月，其在美国和英国的实验室正在进行 24 项Ⅰ期临床试验，14 项Ⅱ期临床试验(4 个口服、10 个其他给药途径)，还有 10 项疫苗试验(4 个临床Ⅰ期和 6 个临床Ⅱ期)。这是由大约 14 000 名科学家所开展的 38～48 项试验。而生物技术公司试图以平均 70 位科学家的人力资源推进一到两项临床试验。这使它们的效率约是大药企的 5 倍。后者在对 300～400 个化合物进行研究后每年仅有一两个，最多三个新药上市；而生物技术公司由于只有一或两个临床候选药物需要其效率为大药企的 150～200 倍。

考虑到这两类公司的科学家都受过同等的训练，很难相信他们在效率上会有 5 倍、在效能上会有 100 倍的差异。精明两倍或许是可能的。所有生物技术公司都喜欢向人们炫耀从大药企招募来的几位专家，想方设法地向投资者暗示它们会像大药企那样运作。如果它们利用更少的资源获得了成功，这已经是令人羡慕的了，但它们能否对每个项目只付出 1/3 的资源但得到 10 倍的产出，而其成功的秘诀仅仅是因为它们有更多的中奖机会吗？有时是，但这并不牢靠。无论是通过增加项目数量来降低风险的大药企还是生物技术公司都无法确保其产出。正如《财富》杂志所报道的，生物技术公司的投资者至今已经损失了 450 亿美元。然而，也有一批拥有 157 家依然存活并在纳斯达克交易的生物技术公司股票的幸运投资者。

倘若考虑到开发生物制品可使药物发现的时间缩短，生物技术公司的竞争优势也会很快消失。大药企认识到生物制品的前景并进入了生物技术的领域。的确，它们在这方面已经做得很好：要么通过收购(基因技术公司已被罗氏控股)，要么通过共同销售(如 Gilead-Roche-BMS)，或者简单地与生物技术公司竞争将其打败。这正在变得更加容易，因为主要生产人类抗体的 Medarex 和 Abgenix 公司情愿为大药企提供抗原进行开发，后者不仅会预付开支而且相比小的生物技术公司它们更有能力去做临床试验和销售药物。另外，这两家公司都在吃其核心专利的老本。

说到成功的产品开发，生物技术公司几乎都是外行，这也许是它们总是有这么多财务困难的原因。当生物技术公司通过首次公开发行(IPO)股票募集到大量资金之时也是真正明白它们的这些只是小钱之刻，因为想要加入大药企的行列，你得每年在研发上至少花费 20 亿美元。它们最多能募集到的钱也不过接近这个数目。Genetech、Chiron 和 Amgen 公司是这一规律的例外，它们仍然在为需不需要研发小分子药物而争论，且因为没有足够的储备、经验和资本开开停停，即在没有重新觉得“富裕”之前不会前行和重启基于化学的研究项目。这 3 家公司都是这样做的。新来者，像 Decode 和 Celera 公司，在募集了很多现金后为试图扮演大药企的角色而相继购买了药物化学能力。它们的管理层人士越来越多地是从大药企挖过来的。高管们发誓会更有效率地行事，但用相同的大脑和数据库能多出几倍的效率来呢？他们是没有机会并超出风险了吗？当然是的。这不是因为没有足够的空间来制造一个有利润的新药，而是由于没有每年 50 亿美元或更多的销售额来支撑，要成为一家具有自主研发和营销能力的全球性公司是很难的。我们知道那些和辉瑞进行共同销售公司的故事。拥有立必妥(Lipitor)的华纳-兰伯特(Warner-Lambert)后被收购；拥有塞来昔布(Celebrex)的 Pharmacia-UpJohn-Searle 公司也是如此。这不好吗？也不一定，不过这就像童话故事一样。如果是个市场足够大的药物，你不能去支付销售红利。与此规则相悖的例外便是阿斯特拉(Astra)用数十亿美元从默克手中买回了洛赛克(Losec)在美国的共同销售权，这一交易被普遍认为是默克犯的一个大错。现在阿斯利康大于默克。

注　释

143 例如前面所提到的赫赛汀(见第 17 章)。几百家生物技术公司和大药企都开发了肿瘤的治疗性抗体，临床试验进行得很快，如能产生延长病人生命 6 个月的疗效就能登上《纽约时报》的头版了。

144 非特异性行为模型是基于“前脉冲抑制”的原理，被用来检验许多抗精神病药物，但也能检测其他药物。

第 23 章　靶标的价值萎缩

膨胀的估值

就像在无收入和利润预期时生意人给互联网商业革命估出的膨胀价值那样，许多创业科学家对他们的靶标和候选化合物开出了极其昂贵的价格，或者建立起大量的生物技术公司来发掘其梦想，或者期望大药企来购买相关靶标的专利权，在极少数具有化学实力之案例中以惊人的高价受让对其化合物的权利。

虽然在大多数情况下，大药企不会让自己卷入对化合物的竞拍，但这绝不是一定的。或许许多生物技术公司获益于大药企对其创意的慷慨投资。购买化合物、收购公司或委托其他公司去寻找靶点和分子是的确要付出代价的，这会对企业的底线产生负面作用。

在购买创意或单个化学实体时遇到的一个很现实的问题就是对其开发极有可能不成功，而花费比自主研究一个临床候选药物还要昂贵的首付资金实在不是什么好的商业行为。当然，因为一个分子能够创造数十亿美元的效益，这还是非常诱人的。那么靶标和临床候选化合物的真正价值是什么呢？为了搞清楚这个问题，就应该同时兼顾它的成本和预期收益。

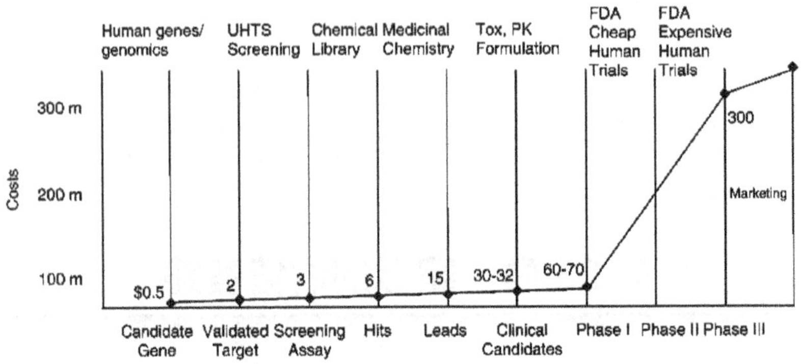

图 23.1　从靶标开始针对重大临床指证进行新药开发的费用示例

注：具有年销 10 亿美元潜力药物的累计开发费用在 I 期临床后显著增加。这些进入人体试验的药物中仅有 10%能够“存活”。

图 23.1 所示的是药物开发的累积成本。对一个小公司来说，一个分子成为临床候选药物后的累积支出是难以承受的。如果这家公司伊时还要营销该药，那它会面临开支无限增加的局面。一家小的生物技术公司是否应该把自己的药做完 I 期临床试验并承担失败的风险呢？倘若它想实现自己研究的价值，那是必须的。当你有一个已经进入人体试验的化合物后第一个真正体现其价值的基点是具有安全性；获得了一些剂量数据；以及在幸运的情形下出现了可能的疗效迹象。但生物技术公司——跟大药企一样——只有拥有不止一个 I 期临床的化合物时才能这么做。同样也要拥有针对另一靶标的后备化合物以便平衡与靶点及化合物相关的风险。如果你是一家小的生物技术公司，那么立刻成为一家大的生物技术公司是再好不过的了，然而令人惊讶的是，一些科学家总想成立自己的公司而不是通过与一家现有的生物技术公司达成公平的协议来开发他们的创意。

如果一家生物技术公司确实决定出让它的新药而非自主开发，那么对一个每年能带来十亿美元收入的药物来说什么才是讲得过去的出价呢？这里的估算是基于开发进程中药物所积累的价值。如果你是一家小公司而且只有一个靶标，那么你的出让所得为 10 万美元并且期待非常少的红利，算它是 1%吧。但是看看你的成本却有 500 万之多。如果你要把它推进至临床候选药物，即你已经获得了一个在动物体内模型上有效、没有毒性并且具有良好药物代谢动力学特性、合适的化学实体。这些都是大大的“必须”，不易达标，同时你还不得不尽善尽美。这样你就可以获得 30 万美元和 3%红利的出让费。你此时的成本已经上升至大约 1500～2000 万美元了。当你能够把一个化合物推向 I 期或者甚至是 IIa 期临床试验，那你终于能够从它身上得到超出开发投入的回报。然而你的成本已经高达 2000 万～3000 万美元了。但是要想达到这一步，你的投资者需要懂得这个道理并且愿为每个化合物投入 3000 万美元，而且每年至少出资 6000 万美元以避免历史把你列为单一药物公司的行列(图 23.2)。

如果你只有一个靶标可转让，那么由于人类基因组计划的开展，靶标变得非常廉价。鉴于新的和对外公开的数据，单个未经验证靶标的价值接近于零。一个已在相关动物模型上被验证的靶标或许还有一些价值，大概是 25 万美元，当然要根据与其相关的专利和数据而定。十年前你可以出让靶标或发现靶标的技术平台；但在 2005 年这已是不可能的了。

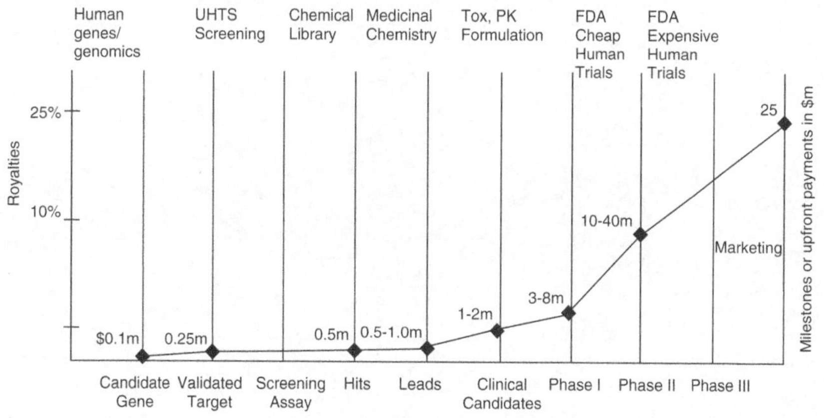

图 23.2 买断一个预期每年有 10 亿美元销售额的大药之红利及里程碑式付款示例

注：受让一个具有 10 亿美元价值的指证，例如是心血管或中枢神经系统药物所要先期支付的里程碑式款项及红利。新药的累积价值随其处于上述不同开发阶段而增加。

智慧型生物技术公司的新商机

如果你是或者想成为一家成长性生物技术公司，那么拥有自主的药物化学能力最有益于你的靶标开发。一些新型生物技术公司之前都只专注于基因组学，现在却把目光投向药物化学。这里包括 Millennium、DeCode、Genset 和 Celera/Lion 等公司。相似的，组合化学公司，如 Pharmacopea，也正从相反的方向尝试融合生物学而成为生物技术公司。

对于由此而形成的公司来说，这种转化使其在寻找靶点、发现临床候选药物并推进至 I 期和 IIa 期临床试验方面处于更佳的地位，进而给它们的智力及金融投资带来更多回报。这些新兴的生物技术公司当然也需要更长时间和更多投资来做到这些。所以风险投资家只能通过减少投资对象、精选少量公司来进行长期投资，而这不可避免地成倍增加了他们的风险。更糟糕情况的是，在 2004—2005 年间首次上市(IPO)的少数几家生物技术公司(有一两个药物或生物制品进入了临床并且已经花费了 5000 万～1 亿美元)并没有真正融到多少资金能给那些原始投资者带来足够的回报。

当然，人们对这些公司最终将会制造出新的、真正创新的药物仍然抱有极大的希望。

第 24 章　怎样评估公司的资产？看看它的化合物库

大药企基于高通量筛选的药物发现过程

对一个公司资产的认识源于对药物发现过程的理解。这些都已经在先前概述过了，但涉及公司主要资产起源的一些历史功绩值得强调和欣赏，即使人们只对作为财政工具的商务抱有兴趣。

高通量筛选是一种可以对推定的靶标进行许许多多化合物测试的现代技术手段。它正变得越来越好，甚至会更好。“更好”意味着你有更多的化合物，在越来越小的体积里你甚至只需更少量的这些化合物，并且检测成为以光学读取数据的方法，也即速度变得如此快捷以至于你一天就可以读取 100 万个数据点。我们现在可以在一天时间内针对某个靶标蛋白进行 330 000 个化合物的(3 次重复)测试。因此，你可以做很多事情。这就是说，如果你有一个无论是在临床或是在可靠的动物模型上经验证的可成药的好靶标，在你准备去寻找能作用于该靶标的合适候选药物时不必考虑得过于仔细。这是由化学上的一个主要进步而带来的重大成就。它起源于匈牙利化学家 Árpád Furka 和德国化学家 I. Ugi.提出的组合化合物库的概念及其发明。它是诺贝尔奖得主 Barry Sharpless 等化学家所创导的“点击化学”(Click Chemistry)技术对高效合成海量化合物的具体应用，对建设大型化合物库颇有裨益。现在这些大型化合物库必须被用来针对靶标蛋白进行筛选。因此，你就需要有生产大量靶标蛋白的方法，最好是通过培养表达该蛋白的细胞来实现。最后你需要微级和纳级流控自动技术来混合小体积(就是百万分之一升或更小)的细胞产物和化合物样品，之后你也需要信息技术来收集和保存数据。许多开发了集成药物和靶标为筛选系统的公司(如 Evotec、TAP、Calypsus 和 Siemens)，在制药界已经有了很好的客户群。

药物发现过程的核心在于用专门开发的测试方法对化合物库进行筛选。一个公司的资产既要用其化合物库的广度和深度，也要以其运用认真构建的检测技术与化合物库相结合来发现对有前景靶点具有活性样品的能力来评估。

公司要怎样才能甄别出真正值得它们相信的靶点呢？基因组学和蛋白质组学可能会选出巨大数量的靶标来，但你怎样知道你所涉及或影响的靶点能产生治疗效果呢？靶标验证是生物学家的关键职责。他们可以通过分析临床数据在病理生理学上的改变来做到这点；他们可以通过遗传研究发现靶标；他们也可以通过利用遗传学工具如转基因动物、反义或小 RNA 分子技术制备的动物模型来找到靶标；但他们最好是通过某个化合物来验证靶点，该化合物不必完美，但要有足够的选择性以便确认其效应是否且只是通过你想验证的靶点来介导的。运用这样的化合物你可以一箭双雕。一方面你可以证明占据或抑制你的靶标能够产生预期的作用，另一方面你也显示不仅该蛋白是个好的靶标而且也能找到对其产生选择性影响的分子。这肯定是可能的，因为你已经有了一个这样的分子！许多时候化学家对你的靶标蛋白之成药性心存疑虑，但一个合成的小分子就会完全改变他们的想法。

化学家的梦想就是合理化药物设计即在埃或纳米级别仔细解析蛋白质的三维结构后把数以百万计的真实或虚拟化合物与该蛋白的结合位点进行配位，首先在你的电脑上——你只要有花费几百万美元的电脑设备和相应软件——之后开展实物合成或直接从现有的化合物库中挑选最匹配的化合物。你要怎样才能建设一个储存数目巨大、结构多样并很可能含有你感兴趣蛋白之有意义配体的化合物样品库呢？有些公司拥有作为以前项目遗产的历史性化合物库中那几十万个化合物。在 20 世纪 60 年代末想建一个含 10 万个样品的化合物库会被认为是疯狂的行为，因为那时化合物只能在整体动物或细胞、器官和组织水平进行实验，通量很低。为了合成数以百万计的化合物，化学家花费了过去 12～15 年的时间，人们需要由 Ugi、Furka 和其他人开创的组合和平行合成这些现代的化学方法吗[145]？

最后，公司会怎样来挑选临床候选化合物、使其真正进入临床并开始花费大量钱财呢？你最终可以通过其在从创意到临床这个过程中所显示的能力来评价这些公司。

当你开始着手“筛选”潜在活性化合物时，化合物库决定了你的成败。化学多样性和化合物库的质量将最终决定公司潜力的深度和广度。组合化学产生的化合物库毁誉参半。当我们弄清楚在过去 10 年里从哪些化合物库筛选出了最多有价值的活性样品时，它们的价值就得以判断。如今的统计显示，历史性和天然产物样品库对传统靶标相较于 20 世纪 90 年代后期的组合化合物库是更好的活性化合物之来源。“药效团”库和其他各种新的组合样品库也在开始对筛选出来的活性化合物做出贡献。

受体的活性化合物

我们如何在分子水平来比较各个公司呢？数据并不总是很容易获得的。图 24.1 的数据说明了重要的一点。问题在于公司的化合物库里有没有或有多少能和这些受体有 1μmol 或更高亲和力的化合物。顺便说一下，在你进行筛选前不必知道你靶标的内源性配体。你可以把它当作未明确(配体)的孤儿型受体靶点来研究。在找到活性化合物后，你可以回过头来再去鉴定这个受体，这时由于发现了活性化合物你的兴趣也提高了。这就是支撑一些生物技术公司像 Arena 制药公司和 Acadia 公司的动力。人们用人工合成的新配体来检验由基因组学衍生出来的靶标在生物学和药理学上的相关性，并为新靶标提供化学上的原理验证。

受体	多肽长短 (氨基酸残基数 aa)	筛选出具有 1 μmol 或更高亲和力的活性化合物之比例/%	
神经激肽 1 型受体	11 aa	0.5~1	4 个公司
促生长激素神经肽 1 型受体	29 aa	<0.001	8 个公司
促肾上腺皮质素释放因子 1 型受体	41 aa	0.1~0.5	4 个公司
孤儿型受体	19 aa 痛敏肽	1	2 个公司

图 24.1　应用大药企历史性化合物库针对多肽受体和孤儿型受体随机筛选出活性化合物的频率

针对例举的 4 种受体分别应用至多为 5 个公司的独有化合物库进行筛选时的活性化合物出现频率。与受体或靶标结合的特异性分子没有列举出来。每家公司都筛选出与抑郁相关的神经激肽 1 型受体活性化合物；没有公司找到与促生长激素神经肽 1 受体结合的活性化合物(强生公司和先灵公司只筛到低亲和力的活性分子)；有些公司发现对促肾上腺皮质素释放因子受体产生作用的活性化合物。在上表的最后一个例子中，两家公司将其化合物库针对未知的“孤儿”靶标展开了筛选。在获得活性化合物后，这两家公司继而证实该靶标是与疼痛有关的一个重要受体——痛敏肽。

哪种靶标会吸引投资？

对于一个分散的市场如何来制定公司的战略呢？市场之所以分散是因为没有一家公司能占有超过 8%～10%的整个市场份额。然而，在如心血管疾病、肿瘤或精神病的治疗领域，有些公司的市场份额高达 25%。

制药公司是从几个层面出发来做分子靶点方面的决定的(图 24.2)。首先通过对治疗领域的客观评估人们才会考虑选择指证，以及在该治疗领域里那些指证是可以治疗的。选择靶标时要明确目的，是想缓解症状，还是想影响疾病进程或进到预防，或者遗憾地看来几无可能实现，是为了治愈疾病。公司在课题的发掘、推进和临床研究这几方面来揣摩市场机遇。换句话说：占上风的科学思路能否带来机会？这些思路可以得到开发吗？你们公司有能力把这些思路推进至临床吗？

如果制药界存在一种企业化的不适症状，那可能就是它们倾向于自己有竞争优势的领域。这导致的结果就是 20 家大公司中只有 2 家生产皮肤科药物、3 家制造抗生素、2 家生产疫苗。自然地，不论皮肤科还是抗生素，它们所在的治疗领域不可能会像心血管或中枢神经系统药物那样挣钱，但 Allergan 公司专事皮肤科和眼科药物也得以生存。这说明一些治疗领域被严重忽视，这给小公司提供了机会。肿瘤是一个分散的领域，而大药企主要开发那些针对信号通路的药物。后者可能对很多肿瘤都有效，如阿斯利康的 Iressa(Ggefitinib)作为表皮生长因子受体(EGFR)

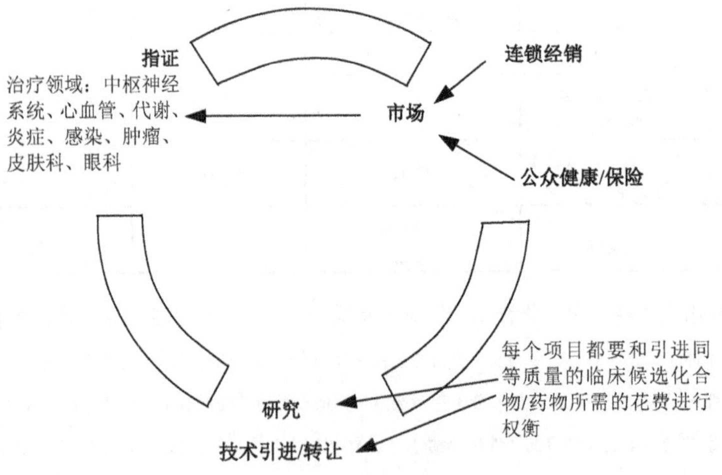

图 24.2 怎样选择靶标

注：靶标的选择从指证的选择开始。指证的选择来自于对市场竞争的评估、指证所相关的治疗领域以及对公司内外研发机会的判断。

的抑制剂用来治疗实体瘤或常见肿瘤如前列腺癌或乳腺癌。然而生物技术公司更喜于攻克罕见和少发生的肿瘤并且大多开发生物制品。对上述简化的描述当然也有一些例外。2001 年上市的第一个成药的酪氨酸激酶抑制剂格列卫(Gleevec，甲磺酸伊马替尼)起初是针对一个小指证即慢性髓性白血病的，但也可能用来治疗胃肠间质肿瘤(GISTs)，它是由大药企——诺华公司所开发的。

连锁经销是制药公司决策时一个重要并一直争论的话题。如果你有一支熟悉全国每位心脏病专家的销售队伍，它的开销高出你整个研究机构，并给你带来约25%的收入，那么你能够承受得了不在每个潜在的心血管病治疗新领域里推出你的药物之压力吗？不能。如果现在有家小公司在这个领域发现了一种新药，你会希望你是他们第一个前来洽谈合作或建立合资公司的对象。因为你有最好的临床试验记录，因为你有最好的市场营销力量，发现新药的那家公司得到红利的价值会更高。但这是否意味着该领域的新来者就没有机会了吗？不是的。就像我们在前面所讨论过的，Astra 在美国默克公司的帮助推出其革命性的药物洛赛克(奥美拉唑)的时候，市场上没有任何治疗溃疡的药物。另外两个治疗溃疡销售额分别为10 亿美元的大药为葛兰素的善得胃和史克必成的泰胃美[146]，它们的市场地位被保护得固若金汤。然而洛赛克成了销量最好的抗溃疡药，几乎完全消除了胃溃疡手术，因而戏剧性地改变了医疗实践。因此，连锁经销既值得拥有也值得保护，但在医药这个生意场上它不是必须的，因为医生和病人都会选择最好的药物。对商标或品牌的信任或忠诚并不像在汽车行业内那样盛行。

注 释

145 为了解这个领域的鼻祖们，参见 Michal Lebl 发表在 *J. Comb. Chem* 上对“经典”论文所做的平行个人评论。

146 当葛兰素-威康和史克必成合并的时候，它们被允许保留各自的抗酸药(H_2 阻断剂)，因为那时的市场份额很小。

第 25 章　合并与否

什么因素促进合并(第一部分)?

120 多年前，染料和化学企业追求更尖端产品的努力导致了制药行业的诞生。制药比生产服装染料能带来高得多的产品附加值。有些起初的公司，如巴斯夫(BASF)，至今犹存；另一些公司，如 Ciba 公司，则已消失在一系列兼并和收购中。有的公司名字由于母公司的声誉受损而重新启用，如“美国家用产品(American Home Products)”在 Fen-Phen[147] 事件以后被重新命名为“惠氏(Wyeth)”就属此类情况。很多业内熟悉的名字已经消失了。尽管个别药物遭遇了一些惨重的失败，整个药物市场在过去 50 年里一直以每六年翻一番的速度增长。人们明显愿意投资给这个资本密集型的制药行业。客观地讲，这不是一个成熟和稳定的行业。竞争者众多，没有一家企业掌握超过 5%～7%的市场份额。所以兼并也就顺理成章了。更细致的观察表明，如果关注治疗领域那么图片就不再是如此支离破碎。真实的情况介于其间。

虽然有的兼并对雄心勃勃的相关企业经营者来说毫无疑问地具有成就感，但是兼并的主要商业动机不仅是为了企业的发展，而且由于持续增长的药物发现成本，企业需要分散风险并积聚更多研发所需的资本。

成长、兼并和收购在过去 15 年中同步发展，举例来说，罗氏(Roche)先兼并了 Syntex，而后葛兰素(Glaxo)兼并威康(Wellcom)再同史克必成(SmithKline Beecham)合并，Sandoz 同 CibaGeigy 合并为诺华，百时美-施贵宝吞并杜邦制药部门，Phone-Poulenc-Rorer 和 Hoechst 合并为安万特现又同赛诺菲合并，Astra 兼并了 Zeneca 等。辉瑞是并购最多的企业，吸收了 Parke-Davis 和 Warner Lambert，现在又在兼并 Pharmacia-Upjohn，后者之前收购了 Searle(Donald Rumsfeld 的老公司)。许多收购是策略性的——为了进入一个市场或者为了获得特定的一种药物，比如，Pharmacia 购买 Searle 是为了得到后者的 Cox-2 抑制剂 Celebrex(Celecoxib)或是为了巩固其市场地位。辉瑞收购 Parke-Davis 和 Warner Lambert 多半是为了得到立必妥(Lipitor)，因为辉瑞当时需要一种降胆固醇药来巩固它在心血管药物市场的地位。辉瑞同时也终止了 Warner Lambert 的多数研发项目，或至少是重新对其进行估计。经营人员和研发团队始终在流动。与辉瑞不同，默克公司的发展主要依靠自身成长，但辉瑞认为此举过于冒险，不过这种模式值得从行业和公司的角度给予客观的评价。默克的政策完全置那些分析家痛心疾首的呐喊于不顾，现在他们可以理所当然地为默克重磅药物 Zocor 专利的过期而深感悲哀。如前所说，没有必要去记住那些兼并后企业的名字，因为明天就会有变化。

对这些兼并的利弊尚未给出切实的评价。这类评估显然必须从公司经济状况即兼并的驱动力出发，而不是科学、病患人群和监管机构。然而，在企业考虑兼并以后药物的取舍时，是否能获得潜在的垄断性产品是关注和考虑的主要因素。

兼并当然有其公认的弊端。如果你收购一家企业是为了得到某种特定的产品进而涉足相关市场或指证，你同时也要吸收原有的企业文化和研发团队。然而，兼并的部分理由是出于节约开支；所以大多数部门将被精简、缩小，许多被兼并公司的项目将被中止以便推进更为强壮的母公司之计划。公司文化会付之东流，尤其在单向兼并的情形下。资深的高管人员流失，他们留下的信息系统根本取代不了人才的作用。历史表明，研发团队的萎缩和放弃项目会使一些企业的产品储备减少。

葛兰素史克(GSK)的例子值得注意。兼并所付出的努力导致其新上马的研发项目数量急剧下降。这场由主要是英国控制的葛兰素威康(Glaxo-Wellcome，GW)公司同基本是美国控股的史克必成(SmithKline Beecham，SKB)公司的合并掺杂了一些个人的恩怨。SKB 美方董事长的薪酬远远高于 GW 英方董事长的。这可能跟 SKB 董事长反对这桩并购的原因毫不相干。SKB 的董事长 Jan Leschy 现在是生命科学和生物技术的投资人，专门寻找前景光明、SKB 绝不会对外转让的那一类后期研发项目。市场也不喜欢这桩并购，两家公司的估值由此减少了 290 亿美元。到写作本书时，GSK 股价仍旧明显低迷。

另一个弊端是大企业更可能成为诉讼的目标。如同获得资产那样，兼并也接受了潜在的诉讼。拜耳公司在2001年发生拜可(Baycol)事件前曾是并购猜测的热门目标。现在没有人知道累积的赔付金额会有多高，尽管拜耳已经非常努力地在寻求解决方案，并且也在集体诉讼上与原告达成了一致。但是那些选择独立状告拜耳的原告不在少数，其中一人最近(但不是不公正地？)判得了300万～500万美元的赔偿，使得拜耳需为所有这类诉讼储备多少钱财变得扑朔迷离，因而无从下手评估拜耳的价值。辉瑞在吞并Pharmarcia-Upjohn后几个月，首次宣布2003年秋季单季度亏损30亿～40亿美元并抱怨亏损原因部分和围绕Pharmacia生长激素的诉讼有关。

不利因素不会阻止兼并，但有希望使兼并更具战略性，而不仅仅是为了满足明显的商业野心与需要。对希望通过整合资源加入或重新回到超级公司行列的企业，兼并不失为一种取长补短的出色战略。兼并的一些失手催生了一类特殊的生物技术公司，它们由大药企的原高管发起建立，旨在挽救因兼并失败而搁浅的项目，却不再热衷创办人基于科学的早期发现课题。这些项目越是后期越受欢迎。他们聚焦于将研究课题尽快推向临床甚至推向市场。这是一些非常不同的生物技术公司；应该被成为开发公司因为它们通常运作Ⅰ至Ⅲ期临床试验。然而，它们的确与传统的生物技术公司竞争资金，后者，必须记住，是以制造生物制品起步的，尔后离开资本密集型阶段，比如临床开发，专事为大药企提供技术的业务。

这些开发公司蓬勃发展的原因是投资人渴望更快的回报，不想等上6～10年从头开始研究进程。大药企由于兼并政治而放弃的一些高品质研究项目为它们奠定了成功的基础。最后，投资人相信甚至深信不疑，公司高管对手头项目之价值有着非同凡响的远见。倘若真的，这种被忽略或中止项目的利益应当归兼并后公司的股东所有。然而相关利益现在却落到了几乎不出钱就接手这些项目的新办公司之股东或投资者的兜里。大药企的高管不会承认犯错，或承认让离开公司的人轻易拿到了大笔的“离职金”。

最重要的是，这些金蛋似的项目非常稀少，但应该明白无论是从大公司受让何种项目其之所以没有在那里进行下去是因为它们被认定没有达到大公司的标准。大公司的评估者所看到的项目数加起来是生物技术公司人员的100倍，而且他们有义务去除那些最没有前景的项目。此外，这些接收后期阶段项目的新公司需要大量的资金，因为后期临床开发之花费昂贵。这要比创办一家基于发现的生物技术公司贵得多。对开发性公司和大药企的要求都是一样的。FDA不允许走捷径，统计学所需要的病人数目对这两类公司来说都一样的。所以开发性公司更有可能失败，但是它们会合理地做得很快。因此它们在财务上是引人兴趣的投资项目，对其的投资现已完全削弱了那些无论是挣扎于早期发现或是正在进行自主项目临床开发的纯粹生物技术公司的融资市场。

从大公司以非常小的代价获得非常有价值项目的诱惑将始终存在，同样确切的是人们只是牢记成功的例子。重新定位(Repositioning)是另一个强大的生物技术投资趋势。人们试图从大公司受让经Ⅰ期临床试验证明是安全的、但因兼并或其他原因被放弃了的化合物，针对通常是需求较小的指证进行开发，相信这比针对原先的较大指证更为合适。对生物技术公司而言，一种有2亿美元市场的指证就是一件好买卖，但对大药企来说，如果药物不能对所中意的10亿美元市场之指证产生疗效，那么中止研究依然是明智之举。这种重新定位的成功故事还不多见，但是它们却使风险投资家的梦想不衰。

越大越好吗？大公司有更多的资金且具规模效应，但更大并不等于更好。你一旦变得如此之大，并且拥有那么多的研究地点时，会觉得在这么多地方所产生的如此多的知识似乎不会在合适的地方得到应用。公司可能变得太大、太臃肿以至于不能有效地进行管理。这样只会给小公司以成长的机会。虽然药品的质量有了极大的提高，股市、病人、医生和政府期望的增长变得更快，由此造成一个缺口。

在建成世界上最大的研究中心后，GSK 在 2002 年宣布，为了提高其研究产出将把其研发部门分割成一个个200～300人大小、与生物技术公司规模差不多的单元。这些单元拥有生物学和化学的研究条件，所以和生物技术公司相似，后者现在又在形成80～100名研究人员规模的化学能力。似乎大药企和大型生物技术公司都在测试研究单元的优化体量。

就临床开发而言，如果你没有内部资源就得利用外包资源，这就存在对不同的合同研究组织(CROs)进行比较的情况。合同研究组织就像行业里的外部基准。就市场开发而言，不可比较，只能测定体量的大小。即便你是一家小小的生物技术公司，如果拥有其强势市场领域里有前途的东西，你可以与最强大的药企签订协议。共同营销就是一项成功的发明。

什么因素促进合并(第二部分)？

对较小生物技术公司的兼并和收购行为进行客观分析揭示了一些重要线索。并购的原因包括为了获得技术或专长或者是旨在取得产品及关联的收入渠道。有趣的客观分析是尽管这种行为的商业动机完全合乎资本主义的规律，最严厉的批评却来自于投资者。公司经理和主管按五年发展计划行事而投资人只有两年眼光的例子枚不胜举。所以，虽然事后可能证明当初的并购高瞻远瞩、利润丰厚，但最初的反应往往还是批评和不满，股价随之下滑。高管们因此过度花费时间——应该更好地用在实施其承诺的时间——在陈述会上向投资人辩解他们扩张的理由。当然也有事后证明并购代价太高的例子，特别是当合并明显合适时，但总的来说，公司高管和投资人之间的视界分离给华尔街造成了实在的问题。

怕是用谨慎语言表述时上述观点没能讲明，这里再次提一下：投资人既是解决方案也是问题所在。没有他们，公司根本不会存在。但是他们始终在一个需要五年战略规划的行业里坚持 2 年就有回报的标准，由此给经营带来的压力不利于公司的发展。管理人员由于要满足投资人的公关需求而被分心。所有行业可能都是这样，但是对于产品开发周期跨越五年的制药行业来说，投资行为的波动——反映在每日华尔街股值的波动上——生动地表明了投资人在长期规划的基质中“逐利”之政策从长远角度来看是毫无用处的。股票市场为社会精英的斯文赌博或许是老生常谈了。当香港股市在上一个有记录的黑色十月停止交易时，赛马的赌资据说翻番。*投资人是药价高昂的主要原因吗？*

注 释

147 芬氟拉明(Fenfluramine 在 1973 年被批准上市并在 1997 年被召回)和芬特明(Phentermine 在 1959 年作为食欲抑制剂被批准上市，现仍在市售)。新泽西州麦迪逊的美国家庭用品公司旗下的 Wyeth-Ayerst 实验室在以 Pondimin 为商品名生产和销售芬氟拉明。Wyeth-Ayerst 也销售商品名为瑞达(Redux)的盐酸右芬氟拉明胶囊(Dexfenfluramine)，它是由 Interneuron 医药公司生产的。参照 http://www.fda.gov/cder/news/phen/fenphenpr81597.htm。

第 26 章　与食品药品监督管理局合作

拥　抱　FDA

对于(美国)食品药品监督管理局(FDA)，令人吃惊的是，许多制药公司要么似乎重视不足，要么草率高估了它的权力。公司员工对 FDA 只有相当笼统模糊的概念，常常敬而远之，无心细致了解这个重要的政府机构，而把问题留给公司里少数药事管理专家。这些专家办事就像资深神父，执掌解释与 FDA 往来信件、电话和会议记录之权力，给公司其他人员制造出一种“迷雾重重”的气氛，就好比克里姆林宫问题专家从外面观察苏联领袖那样。由于公司未来的产品需要 FDA 的批准才能上市，这种现象不仅令人沮丧而且会导致负面效果。公司最值得投资的就是花时间去读懂 FDA 以便改进互动。在所有层面，不论是研究、开发和市场部门的领导，还是在产品展销会上的销售人员都应该对 FDA 加强认识。然而，除了少数专家，公司员工几乎从来不会讨论下文列举的那些有点吓人的 FDA 来信。

设立 FDA 是为了保护公众免受食品和药品的潜在危害，并利用现时最好的科学来协助评估新药的治疗效益。FDA 的唯一使命就是保护公众。法律特别禁止 FDA 控制日常的医学实践。人们总是要求 FDA 做得更多，比如监管维生素和食品添加剂所声称的疗效，但如果只是为了无法检测它们的作用这一点，FDA 会拒绝扩大其职责范围之企图。

FDA 的局长是一个政治任命，但这不会对其标准和程序产生妥协。FDA 有效的运作能使药品更易获准，但在一届对医药行业颇具同情心的局长任内看到较高的新药批准率，外界也许会责怪其监管松懈，这是有失公允的。社会要求更快地审批抗艾滋病药物，FDA 由此承受高效和客观监管的双重压力。

总而言之，药物在欧洲获得批准要快于美国，在日本则更花时间。时间观念尤为重要，因为专利生命期在试验和批准阶段“嘀嗒迅逝”，因此有效的专利保护和长期的收益都非常依赖于一个快速审批程序。当然，24 个月的试验仍需要 24 个月，但如果在所有数据都已提交后，FDA 能够在较短而非较长的时间内做出决定的话，对于一个药物这可能就意味着几十亿美元的收入。

FDA 做些什么

最早的药品监管可以追溯到 1820 年。监管机构的诞生则归宗于 1862 年的化学物质管理局(Bureau of Chemistry)。食品、药品和杀虫剂管理机构(Food, Drug and Insecticide Administration)于 1927 年划分出来，在 1930 年改名为食品药品监督管理局(FDA)。FDA 主要受 1938 年颁布的《联邦食品、药品和化妆品法案》(*Federal Food, Drug, and Cosmetic Act*)约束。该法案此后经过许多次修订，比如 1997 年的《FDA 现代化法案》(*FDA Modernization Act*)。FDA 的监管理范围包括：药品—处方药、非处方药和非专利药(由药物评价和研究中心管理)；医疗器械—电子起搏器、隐形眼镜、助听器和放射线发射产品—手机、激光器、微波炉(均由医疗器械和放射卫生中心管理)；生物制品—疫苗和血液制品(由生物制品评价和研究中心管理)；食品—食物引起的疾病、营养品、食品添加剂和化妆品—安全性与标签(均由食品安全和实用营养中心管理)；动物饲料和药品—牲畜和宠物(由兽医药品中心管理)；以及复合产品—药品-医疗器械、药品-生物制品和医疗器械-生物制品，如药品传输装置、药物-心血管支架(由 2002 年成立的复合产品办公室管理)。FDA 遵照一系列保护美国消费者和病人的法律[148]执法。

FDA 的使命陈述如下：“FDA 的职责是通过确保人用和畜用药品、生物制品、医疗器械、国家食品供应、化妆品以及释放射线的产品的安全性、有效性和保障性来保护公众的健康。FDA 对促进公众健康同样负有责任，并为此加快有益于使药品和食品变得更加有效、安全和廉价的创新活动。FDA 旨在帮助公众在使用药品和食品时获得其所需的准确和科学的信息以期改善健康。”令人乏味的是，FDA 同时公布了 1500 位曾被定罪的在临床试验中出现不道德行为医生的名单。

通过在 2002 年 11 月上任但现已卸任的局长 Mark B. McClellan 博士之努力，

FDA 先后创导了 5 项主要行动：有效风险管理、确保消费者知情、病人和消费者安全、反恐怖和建设坚强的 FDA。

最简单地说来，医药公司从事任何在人体的治疗试验都要获得 FDA 批准。FDA 撰写并出版了实施“最佳临床实践”规范的手册和其他出版物[149]，保险公司如 HMOs(健康维护组织)等就是根据这个规范来为医疗账单报销把关等。

FDA 的职员是按照专长组成的，但尽管机构庞大，既不可能囊括所有的专长，也无法保有最先进的科学技术。所以，FDA 非常依重于专家组对诊断工具、治疗方法或风险评估公式是否基于新的科学证据进行判断进而提出支持或反对的意见。通常，FDA 和制药公司都求助于相同的专家。谁不希望得到最好和最新的评判呢？但是，同一位作为顾问的学术专家可能会鼓励制药公司验证和开发他(她)本人的创意，而在咨询其他公司的另一个药物时却提醒 FDA 多加小心。这些专家观点的转变并不少见，通常是受洞察力所驱动，而非外界所归咎于各类专家的虚伪偏袒。但是，对于制药公司来说，规则改变了可不是闹着玩的。FDA 的专家组是药物开发和临床医学的一种重要的推动力。FDA 的职责是用现有最好的科学来为安全和疗效把关，这是通过定期召集学术和临床领域的权威们来审查新的发现、概念和方法而实现的。会议的结果就是修订某个医学领域的安全性和有效性要求用来指导相关的临床试验和审批流程。

许多专家喜欢炫耀他们 FDA 专家组成员的头衔，这意味着他们经常被 FDA 召集去评估与其相关专业里新的诊断和治疗方法。医药企业愿意器重这些知道如何向 FDA 陈述争议以及什么样的问题一开始就要提出的专家，只要这样做会使药品更为安全、更快获准和更加便宜。至今的确如此。

FDA 所采取的更为缓慢的试验监管行动因此逐渐地被制药公司所习惯和接受。但 FDA 也有一系列药企们都不希望亲身经历的快速措施。FDA 有权启动和执行食品和药品的召回、撤市和安全警告。FDA 甚至召回过药品的生产用水。

FDA 的所有信函都是公开的，可以从其网站下载。除了董事会和主要投资人的来信外，制药公司高管最不愿意收到的就是 FDA 的“警告信”。后继的一系列从控诉到行动的争论都能在网站 http://www.fda.gov/foi/warning.htm 进行跟踪。最令公司高管头痛的是，这些控诉通常都是源于公司销售代表在产品展销会上对某种药品疗效的不当宣传——在没有提到禁忌症的情况下一味夸大适应证的范围。信件通常如下文所述：

“药品营销、广告和交流处(DDMAC)认为贵公司的推广行为违反了《联邦食品、药品和化妆品法案》以及它的执行规定。具体来说，在 2001 年 11 月于芝加哥举行的第 41 届抗生素和化学治疗学跨学科会议上，贵公司的代表在展台上对相关药物做了欺骗性和误导性的口头宣传。”[150]

接着，这封信描述了欺骗性宣传的细节，比如指责公司代表对标签上的警告置若罔闻。信函继续写道：

“贵公司第四位代表也涉嫌对药品疗效进行了欺骗和误导性推广。具体来说，这位代表声称这种药获准用于广泛的适应证并且把其刻画为一种‘神奇的药物’。”

然后，信中述及如何去补救这种错误：

“贵公司应当立即停止这种违法的宣传，并且应当停止传播和使用任何包含同样或者相似违法宣传内容的推广材料。贵公司应当在收到本函后的 30 天内向 DDMAC 提交一份书面答复，表达你们按照上述要求行事的意愿和计划。在你们给 DDMAC 的信中应当说明中止继续相关违法宣传材料的日期。”

FDA 可以要求该公司向所有与会者发出挂号信以保证错误的陈述得到纠正，并且参会的医务人员不会因获悉虚假信息而开始新的、可能产生危害的医疗实践。这些多数是不扣以罚款的惩戒行动。辉瑞公司因在没有临床试验数据支持下推销 Neurontin 治疗疼痛而被罚 5 亿美元的案例必然使得一些公司变得更加谨慎；但也有公司认为这是生意的成本。除非某个公司高管需要承担个人的责任，否则这种情况不会改变。一些民间团体认为由于扩大推销会使药品被用于未经试验以及甚至可能是有毒的病症上将危害公众健康，因此这些高管应该为此受到法律惩罚。

另一件受到 FDA 特别关注的事情是生物制品的生产。一个诱人却似是而非的争论是如果一个新化学实体或生物制品获准上市，那么如何生产就无关紧要了。这其实是错误的。如果用新发明的合成路线来生产该化合物，那就需要通过 FDA 批准。新方法可能使用新的起始原料，或者仅仅是换了原料的供应商，这些都会导致新产品中出现少到哪怕只有十亿分之一的微量污染。这个产品就不是原来那个经过试验和获准的药物了，所以需要验证其安全性。并不是说原来获准的药物不含低于目前分析检测能力的微量杂质，而是说原来配方含有的杂质量低于人体内的酶可以察觉并予以代谢的水平。在原来的研究中，任何杂质都简单地作为药物的“配料”接受了测试并发现它们既安全又无活性；所以制剂连同药物和其他配料获得了批准。没人乐意改变一个成功的上市药物之原料供应商和合成路线。对于非专利药而言，新公司当然要用自己的方法合成药物并争取 FDA 批准这个新产品。这些非专利药不需要经过花费昂贵的Ⅱ和Ⅲ期疗效试验。之前围绕某药所得出的结论和在专利期内得到的验证仍旧有用。

生物制品同样如此。例如，用工程菌生产促血红细胞生成素(EPO)的工艺曾经被人为改变，由于发生突变，最终产物的疗效和安全性也发生了变化。由于变异的 EPO 未经临床试验，这显然无法接受。那几个批次的 EPO 不得不全部销毁。

FDA 是美国保障医疗实践有效性即所谓“循证医学”体系的组成部分。这意味着就一项治疗方法而言其有效性都有客观的证据支持。在推行更宽松医疗实践的氛围里，如果试验证明某个肾上腺素β-受体阻断剂效果优于安慰剂，那么医生就有权用它代替同类药。

一个让制药公司都无力涉足的医学研究领域是非常大及很持久的临床试验，就连 FDA 对此也难于监管。这种大规模的临床试验可以用来检验诸如饮食、年龄、环境、生活方式、疾病流行、病程、严重度以及结局等因素之间有益和有害的相互影响之理论，也可用来验证一些已经上市、极其常用而且多为(并不总是)廉价药物的长期效用。这样的试验不在制药公司和 FDA 的掌控范围。需经验证的理论可能是，如用激素替代疗法的肿瘤治疗作用等。这个最近确实已经实施的试验发现，在原计划的 5 年治疗期远没有到期时，接受激素替代疗法妇女中患乳腺癌的人数高得惊人，相比这种疗法所能带来的裨益，其危害显然严重得多。激素替代疗法骤然降温，同时下跌的还有惠氏公司的股价。制药公司也撤回了那些鼓励妇女考虑激素替代疗法的电视推销广告，只有当那些深受体内激素不足之苦，并且一再坚持的妇女还在继续使用激素替代疗法。而另一个大型长期临床试验却发现布洛芬(Ibuprofen)对乳腺癌具有非常显著的预防作用。再比如，同类试验表明阿司匹林能有效降低血栓形成的风险，其证据太过服人以致试验结果在试验完结前就被发表出来了。

制药公司最怕的、也是不可避免的，就是无论何时上述这些由政府赞助的大规模试验显示，比如阿司匹林抗血栓疗效优于脑部手术及所有专门开发的现代抗凝血剂。每天服用“儿童剂量”(81 毫克)的阿司匹林已经成为许多行事谨慎的人的中风预防药。这种发现对于制药公司毫无好处而言。乙酰水杨酸(阿司匹林)由弗雷德里克·霍夫曼(Fredric Hoffmann)为拜耳公司研制，在其父亲身上进行试验(n=1，也许知情同意的)，并于 1887 年申请专利，所以它的专利保护期早就过了。

一个具有发展机遇的领域是“组合药物治疗”。目前，除了当作辅助疗法开发的药，其他药物都要经过同安慰剂和竞争药的对照试验。没有人在开发包含两种新药的制剂。实际上，联合用药很常见，很多病人每天必须在不同时间(如餐前、餐中或餐后)按不同剂量服用多种药片。这样太过复杂。为了对应艾滋病 HIV 感染的复合抗病毒疗法，一些外国(主要是印度)的制药公司已经制造出了包含多种不同公司所开发药物的单剂量药片，并且据一些观察者分析，此举同时打破了多项专利。对于复杂疾病似乎将会涌现出复杂的组合疗法，它们必须由 FDA 监管。

底线是 FDA 恪守职责，所有制药公司都应尊重它并给予其应有的关注，而不仅仅是为避免惩罚而进行投保。

注 释

148 参照 http://www.fda.gov/opacom/laws/。

149 参照 http://www.fda.gov/opacom/7pubs.html。

150 参照 www.fda.gov/cder/warn/2002/10666.pdf。

第 27 章　可靠地监管药事管理体制

平衡安全性与有效性

是否所有从市场上撤出药物的决定都是完全正确的？FDA 的存在主要是保护公众。这种保护来自于确保药物的有效性，但首先是其在推荐剂量下服用不会产生危险和害处。然而，FDA 对医师乱开药物处方却束手无策。病人和医师对药物“藐视标签”式的滥用已经引起无数次撤回，包括前述的拜可(Baycol) 案例，进而对公司和产业产生了严重的影响。像我们所提到过的，即便是不能明确认为是安全的药物如沙利度胺(Thalidomide)偶尔也会因为治疗条件的需要而获得重返市场的机会。就此案来说，尽管沙利度胺具有致畸作用，但它能治疗麻风病——后果远比副反应严重，而麻风人群对致畸不是那么担忧的。有趣的是，如果 20 世纪 60 年代的所有研究都是严格进行的(或者完全是以检测致畸性的标准来实施的——部分畸形是由服用沙利度胺引起的)，沙利度胺根本不可能获准上市用来治疗妊娠反应，其抗麻风病疗效也永远不会被发现。我们肯定会纳闷以往有多少药物因担心不能获得 FDA 的批准而被医药工业束之高阁，或者又有多少原本可以获准但因害怕引起诉讼而被忍痛搁置的化合物，因为药企明白医师将开具会导致误用的处方而病人即使出现了禁忌症还会继续服用。

现在还没有既定的办法来为宣称是“不安全”的药物找到非主要指证，但“安全”的药物总是发现许多指证。这是医药产业相关商务的一个主要部分。因此，抗癫痫药的多种用途特别是作为镇痛剂，有时也作为情绪稳定剂用于治疗躁狂症或躁狂抑郁状态也许会使非科研人员感到惊讶。

原因是这些神经与精神疾病都与神经活动有关，后者笼统地描述是由神经元细胞膜和神经末稍上离子通道的活动所控制的。疼痛信号的产生需要疼痛神经纤维的激活，癫痫发生时一群激活了的神经元接连触发了其他区域神经元的激活，导致发作，而根据脑内发作的部位可以表现为典型的运动症状或别的复杂的感觉或行为变化。与治疗疼痛或狂躁相比，抑制癫痫发作的副作用是相当温和的。然而，引起诸如倦怠、迟钝、多食、肥胖等副作用在某些情况下是不能接受的，特别是在治疗如慢性疼痛这样的病症时。离子通道如此广泛的分布并参与每一种生物学功能的事实意味着影响特定通道的药物会有广泛的用途，但其副作用也可能很普遍和很严重。

使用几种三环类抗抑郁药来缓解疼痛可能更令人惊讶。当然，偶然对药物进行轻微的修饰可以使之在治疗“副作用”时更加有效而对原来病症的疗效却减弱了。修饰也有助于增强为新制剂申请的新专利的效力。如前所说，发现万艾可(Viagra)能治疗阳痿就是基于一种尴尬和几乎被忽视的副作用，后者是在原先的心血管药物临床试验的晚期揭示出来的。

不管治什么病，每位医师和病人应该永远记住：每个**药物超量服用均会有害。**当一个药物的副作用相对温和、可以预测及能够跟踪时，我们就认为它是安全的。每当死亡与特定药物的使用联系在一起时，认定为安全的药物也就明确地不安全了。当这些死亡是无法解释——或所谓有特性的——该药就会陷入严重的困境，将来用于任何指证的机会被大大缩减。当然，如果恰好有另一种治疗药物，所有的人都会用它替换。

这些问题带来实在的麻烦。一方面，药物用途之扩大对病人和厂家都有直观的裨益；另一方面，如果已过专利保护期的药物发现了新用途，这势必会大大打击制药公司对该药新适应证的研究热情。因此，预防偏头痛发作 “最好” 的通用措施是服用降血压药心得安(Propranolol)，原因是它便宜而非特别有效。阿司匹林的抗凝血作用能否为中风提供最佳的反复治疗措施？即使与那些专为预防中风疗法而设计并获准的药物相比较，公正的答案也是肯定的。早在1869年就有人指出当时新出炉的阿司匹林因会促进出血是一种危险的药物，但这个危险因子或副作用现在被转化成一种重要的疾病预防因素。那么布洛芬尚未证实但已显迹象的消炎作用能够用来抵御阿尔兹海默氏症(AD)和乳腺癌(BC)吗？前者可能后者也许。

由此，我们看到对一个适应证缺乏即便是假设的专利保护，也会妨碍针对该指证的药物开发的研究。如果阿司匹林和布洛芬对该适应证有效，那么公司便不会再投资开发该适应证的药物。一个化合物除非得到制药企业在美国的市场部门之支持，否则休想上市。

专利法出现一些错误了吗？

绝对是！人们通常都说是专利造成药物的高价。而经常引用的证据是非专利药——没有任何开发成本——很便宜。许多政客和社会活动家似乎喜欢让新药不经历价格高昂的专利保护期而直接成为非专利药用以治病。这种想法，我们希望，是明显荒唐的。根本没有人提到高昂的价格几乎来自于对未来的恐惧，迫近的专利保护失效日，市场独占权被各种直接或间接的竞争所吞噬，以及对因药物副作用、标签外滥用和遭到起诉而造成撤回的正当担忧。当出现公司产品线上另一个药物面临诉讼可能的惧怕时，特定药物也会涨价。

如果有人对开发药物的新指证真切关注的话，他应该考虑为何不把专利保护期延长一些和为何不把诉讼判决和损失赔偿的金额按照实际受损程度而非感知的公司财富来定(开价当然是夸大的)。专利使价格升高是一个公认的看法。相反，专利的失效可能更会引起价格膨胀。一个更开放的市场加上对公司资产实行永久的专利保护能使价格更低吗？

驱动价格高升的因素包括投资者企盼快速回报的心态、诉讼的威胁和药物失败的历史。其他商业因素——恐惧、谨慎以及障碍——在本节中已被恰当地强调过了。

另外还有一个亟待回答的问题是，FDA 运行模式的改变对医疗健康事业会产生怎样的正面影响？无人可以保证变化一定会产生好的结果。

欧洲药事管理机构已经表示对于同一个靶点最多只会批准 3 到 4 个药物，考虑到副作用表现的巨大差异，这样做能使每位病人都可使用其所耐受的药物。在这方面，FDA 也可以办到。但是，至今还未看到在这方面的具体行动。当或假如这种情况出现时，大药企对开发同类的第 5~10 个药物不会再有兴趣而可能会把所有赌注投向更强的市场能力和提高价格。但是会把研发力量付诸于其选定疾病的其他靶点上去。这也许最终会，希望如此，给那些对现有治疗有抗性的病人带来福音，或许也会关注一些较小的病种。药物发现过程中经常被大公司所忽视——未能预见和预测——的方面是如果他们发现一个药物的适应证后，该病的流行程度可能会随药品市场知名度的增加而提高。哪家公司的高管在 1960 或 1980 年会想到男性性功能障碍会有一个很大的市场。万艾可改变了这个局面。

第 4 部分　什么会影响药品的生产？

第 28 章　我们的假设是：总有更好的方法

谨慎行事，但要推进

我们该何去何从呢？对制药和生物技术产业的成功进行负面监管无助于其发展壮大。药物是昂贵的，这不仅只适用于那些来自大药企的药品。生物技术公司生产的所有新的生物制品都是昂贵的，合理的问题是："我们如何才能买得起？"以及"我们还能买得起多少新产品？"如果社会希望每个人都能获得药物，改革是必须的。通过法律手段降低药品价格并不能使大多数人群受益。除非医疗保险——无论是私营、控股还是政府背景的——支付起现有最好药物的费用，用于新药开发的投资才不会减少。如果一个新药是极其昂贵的——正好就像治疗类风湿性关节炎三个新的生物制品那样——那么药物的使用就该受限于病人钱包的深浅、医生对医疗需求的判断、保险公司的规定、FDA 及同类机构，或者州或联邦的立法吗？从最有需求的角度来看，谁是更好的既得利益者呢？是制药公司还是保险公司？谁应该为谁进行游说？谁应该发出最大的游说声音呢？

随后，我们将试图对每个医疗实践的潜在的影响者进行分析。但现在首先对涉及药物发现的因素进行回顾似乎是最贴切的。

药物开发仍然是部分科学部分艺术

科学家及业内其他专业人士很难预测复杂的药物反应和在百万分之一个或几位病人中多个药物之间可能产生的相互作用。作为一个直接的结果，药物开发仍然是部分科学部分艺术。艺术过程的第一步是确定药物效能及适应证或疾病治疗的原理验证。大药企耗资几百万美金来验证一种新治疗方法的原理——也就是说，所提议的药物靶点确实能被药物选择性地打中进而发挥期望的治疗作用，并且这种疗效是强大到足以产生治疗意义的[151]。这类开支在未来能被缩减吗？可能的，即通过在科学本身和 FDA 配合建立新的在简单研究中就能确定原理的方法[152]。

顺便说一句，当一个公司花费了这几百万元时，这项支出的确纳入了经济。不用坐上经济争论的过山车，社会整体和社会的分支，如依赖于医药产业经费开支的医生、医疗器械公司及化学实验室，都将从制药公司经常是恣意的支出中受益。这些花费使得药品更加昂贵，但这些特定的支出并不是药品价格居高不下的根源。

社会应该拷问立法者的问题是："我们如何减少诉讼社会的负面影响，它往往支持个体——时常是在超过无意破坏'罪行'的刑罚水平——而对公众造成损害"。为公司服务的律师经常被描绘成邪恶的面孔，然而，源于表面上在保护弱势群体、肆无忌惮的律师们的通常是不公平的诉讼威胁，不仅是药品价格超高也是药企内部草率停止有前景、用于当前无法医治疾病之临床候选药物开发的主要驱动力。尽管争论通常是带有政治意图的，但我们希望政治分歧的任何一方均不会同意鼓励针对制药公司的诉讼从而降低药价，从长远来看，社会将支付每一个原告的胜利。这些大药企现在为支付损害赔偿金专门准备的储备金无法有效地得到利用。这是一笔大钱：每家大公司都备有数十亿美元。最近针对默克 Vioxx 镇痛药的法院和陪审团审判结果不仅震动了业界而且也让本已经十分谨慎的 FDA 变得更加谨慎。

我们为何错过了那么多的靶点，治疗这么少的疾病

不管你希望从哪个角度看，社会花费了 3000 亿美元，而制药业以营业额方式收取了这一笔费用。而这用于药物的 3000 亿美元仅占近 4 万亿美元的医疗保健总开销之 8%～9%。制药公司把其约 10%～14%的收入投资用于研究。也许这个数字应该更高。医药产业倾向于利用新的技术和科学突破，如高通量筛选平台、组合化学、基因组研究及临床样品收集等，这些技术的引入表明业界愿意投资。一

些顶尖公司有几年的投入甚至高达17%～21%。但是，股市分析家以损害股息为由对那些投资研究开发的公司进行惩罚，并通过这种方式，使得整个行业的研发支出相当一致。对抗这种行为需要非常强大的领导作用，如默克20年前在股价下滑时毅然增加研发支出那样。

正如我们所解释的，制药公司也从健康研究的公共资金中受益，在美国，它是由国立卫生研究院(NIH)进行管理的。全球在健康相关研究上的花费大约在700～1000亿美元之间，仅占医疗保健费用的2%左右。许多美国以外的国家仅仅使用不到1%的医疗保健开支进行研究，这在许多专家看来实在是太少了。社会可以要求医药企业和生物技术公司的股东对他们在该行业里的投资回报不要太大的野心和过于贪婪，后者较之许多基础工业如汽车、电器和能源已经是很高的了，但是，通过立法来降低药价无益于医药工业去解决所有那些疑难杂症。社会需要扪心自问，是否一个较少赢利的医药产业——不要忘了，生物技术公司的破产远比其成功为多见——就是一个更好的工业。与医疗事故保险、法律诉讼及行政管理相关的医疗保健支出应该与药品价格一样受到严格的审视。社会应该希望能够负担已经存在的药物。业余的社会学家应该注意到，已经有4亿人，即生活在工业和经济最发达的国家的人民(当然除了美国)，基本上认可并同意采取少诉讼、多谈判，以社会医学为根基建立更大的市场，额外费用由个人自愿支付的方式来调节药价。2003年《美国医保药品福利》(*U.S. Medicare Drug Benefits*)的立法已经在向这个方向靠拢了。

在药物研究上花费更多的钱财可能并不有用，就像我们解释过的，对一些指证缺乏经过验证的靶点阻碍了研究的进展。随着基因组学和蛋白质组学新方法的应用，这该成为逐渐消失的问题，因为更多的靶点正被发现，但是，验证其为可行的药物靶标依然是药物发现中的绊脚石或关键所在。在某些领域对科学之渴望依旧。抗艾滋病药物得以开发的空前速度表明，当研究专注于一个狭窄领域时，可以惊人的速度取得进展。

社会怎样才能鼓励制药公司专注于那些目前无法医治，特别是危及生命的疾病呢？问题依然是，在FDA列出的约400种不是由已知病原体如病毒或细菌引发的疾病中，仅有50种对大药企具有商业吸引力，因为它们认为潜在年销售额不到10亿美元的药物是不值得开发的。“商业活力”的估计是基于这样的假设：对任何疾病，由于研制一个药物会花费5亿美元或更多的资金，公司也许希望治疗30%的病人并达到收支平衡。通过立法来降低药价和允许保险公司拒付眼下最佳治疗办法的费用都是无益的。这可能会造成需要治疗的病人越来越多。

类风湿性关节炎又一次提供了一个很好的例子。当医保立法在2003年12月通过后，大药企的股价暴跌，特别是辉瑞公司和强生公司的股票。尽管立法在表面上让更多人享有更多药物，结果仍是如此。

当时报刊的文章[153]毫无疑问地对大药企的仿制药进行了批评，认为其不能显示治疗领域的巨大进步，但也有一些文章指出来自生物技术公司的非常昂贵的药物是现代版的仿制药，除了价高惊人外，相对于每年 5000 美元用在 COX-2 抑制剂，这类药物的年开支约为 2 万~3 万美元。在上述类风湿性关节炎的例子中，减缓疾病进程的第一种疗法是采用生物制品(TNFα 抗体)，如由惠氏公司销售的 Immunex/安进公司的 Enbrel(Etanercept)，强生/Centocor 公司的 Remicade(Infliximab) 和雅培公司的 Humira(Adalimumab)等，它们在记者眼里都是“类似药”。然而，它们之间还是有差异的，包括不同的副作用以及不同的给药和传输方式，使得医生可以根据每位病人的条件、危险度和需要进行选择。尽管有了这 3 种“疾病修饰”药物，按照当时的治疗理念——现在依然如此——减轻症状是不够的也是难以令人满意的，而在两年内新上市的药物的确是一个突破。它们不能被当作是用来“替代或补充廉价非专利药物”——氨甲喋呤的。尽管氨甲喋呤具有许多毒副作用且对关节炎的治疗缺乏特异性，它还能并将继续作为严重类风湿性关节炎的基本治疗药物。

不幸的是，在许多国家，由于国民保健系统缺乏足够的经费，病人无法享用标以每年 2 万美元或更高价格的 Enbrel、Remicade 及 Humira 等药物，除非病人已因此慢性病造成了残疾。换句话说，新开发的药物并不总能给予那些最需要的人，无论是医生不愿为昂贵药物开方，还是保险公司不情愿或病人无能力支付。在美国，FDA 负责制定最佳的行医准则，如果医生确认这些药物最有益于患者，那么保险公司就有义务负担相关费用。

因患关节炎在符合医保条件之前已经严重残疾的病人的金钱和劳动力丧失所造成的社会代价也有助于正确看待高昂的药品支出。在自由市场里，假如进入系统的药物是可以报销的，那么医生们有 3 个潜在的新治疗方案可供选择实际上会有助于推动药价之下降。如果通过立法使得这些 TNF 抗体与非专利药氨甲喋呤同价，研究更好的抗类风湿性关节炎药物的努力将不再现。在通常情况下，如果一种疾病或症状已经得到了充分的控制，那么制药公司就不愿再投资进行新治疗方法的研究，除非有充分的科学证据表明它比现有的措施有显著的提高。在这种情况下，某些人将承担风险，看看能否发掘医学潜力并为之负责。

一些疾病没有获得业界关注的另一个原因是制药公司正致力于把自己的资源投向其竞争对手的市场并复制它们的成功，因为这是一场比开创新天地更为安全的赌注。但是从商业的视角来看，公司不能停止新药的开发，如同艾力达(Levitra)和犀利士(Cialis)入侵万艾可(Viagra)的市场，公司不能事先承诺万艾可的作用时间比犀利士长，以此阻止它的开发。业界需要积极的鼓励措施以把资源转移到解决尚无办法治疗的疾病上来，即还没有明确的靶点和(或)经济回报预期较低的疾病。我们目前还无法猜测这类的优惠条件可能包含些什么。

当然，医药工业将很可能不得不改变一些自身的指导原则。药物基因组学原理的实施最终将导致“个体化医学”，这意味着“大的”适应证会被分解成较小的指证。尽管这一方面将有损于市场营销，但另一方面，它将改善治疗反应率，并且可能可以缩小临床试验的规模。

就猎取新靶点多说几句

我们需要新的、疾病特异的和经过验证的靶点。先前我们已经提到肿瘤领域富有靶点。这既不偶然也不奇怪。之所以它有那么多的靶点，是因为有很多的基础研究。每年大约有107亿美元用于肿瘤的基础研究，其中美国国立癌症研究所(NCI)开支55亿，大药企花费40亿以及生物技术公司用去12亿。肿瘤可能是唯一一个制药公司的开支不超过公共开支的研究领域。

此外，获得相关手术切除的肿瘤组织样品采用现代的靶点发现技术来进行转录鉴定或蛋白质组学分析是相对容易的。肿瘤治疗的潜在机遇是很大的，尽管很多靶点并不位于细胞表面，因而药物很难到达(详见图 28.1)。治愈或治疗肿瘤的真正障碍是它被分成了很多很多小的指证，也就是说，存在许多组织或细胞特异的肿瘤类型。一些对乳腺癌有效的药物对脊髓肿瘤或小细胞性肺癌则无效。这使得这些特异性很高靶点的商业价值十分有限。即使如此，就当前的价格来说，治疗较常见的肿瘤类型如前列腺癌、乳腺癌和卵巢癌的成功药物意味着数十亿美元的市场，而一个针对头颈部肿瘤药物的年销售额可能“只有”5亿美元。

对于手术无法切除的肿瘤，放疗和化疗依然是肿瘤治疗中的主要治疗方法。通过研究与细胞生长失调相关的代谢通路，人们希望发现可能与射线一样对不同肿瘤类型都有作用的通用靶点。

相反地，涉及精神分裂症的基础研究就非常少，而且很难从病人脑中获得相关的生物样品——我们只能从图像资料和不令人满意的动物模型中进行猜测——因此新靶点几无。但是，这是一个重大且伴有大量难治患者群体的适应证，因而蕴藏着巨大的商业机遇。最近刚上市的两个新药每年的销售额超过了40亿美元。

当然，为何有些疾病依然难以治疗的另一个原因是医药公司确实被因先前失败而加重的规避风险之心态所束缚。经历了30次失败的试验，目前的中风试验已经少而稀奇了。

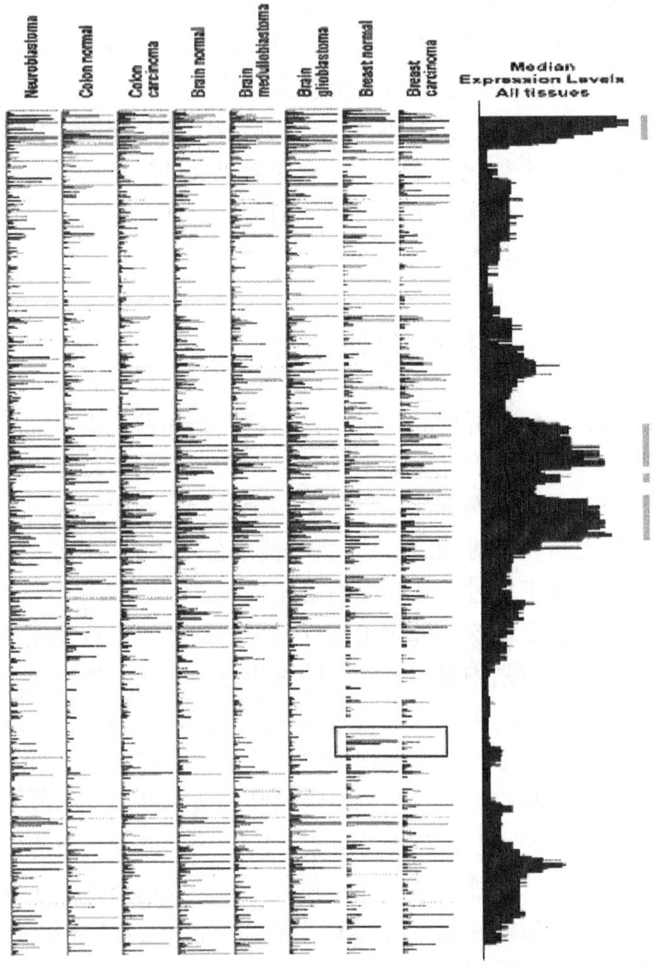

图 28.1 转录模本的组织分布——靶点筛选的选择性预测

注：我们谈到了从失败和成功的临床试验中收集的组织和血清样品之价值。制药公司越来越认识到这些样品的极端重要性。原因是科学家可以据此进行组织的转录、蛋白质组学或基因多态性特征分析。他们为什么想这样做呢？转录特性研究的主要目的是想在不同组织中发现不同的“转录模本”。换句话说，虽然个体的所有组织中全部的基因都已被找到，不同的基因——基因不同的转录模本——在不同的组织、特定组织的不同细胞和在不同的时间，它们的活性是不同的，这些活性基因的表达产物在组织中的分布也是不同的。哺乳动物的睾丸组织是个例外，由于某种原因，它拥有所有的转录模本。某些转录模本和基因产物的差异性分布——蛋白也即靶点——有助于科学家开发对特定组织的特异性靶点具有选择性的药物。如果组织是取自于肿瘤活检，这就意味着可以靶向在周围健康组织不存在的那个肿瘤特异性蛋白。这就是为和该项技术在肿瘤学中最有应用前景的原因。

为何丢失这么多的候选药物？我们能拿它们做什么呢？

社会、立法者、FDA 和制药公司都是可以做一些事情的。但是，这需要进行大量协商，因为它依赖于慈善精神而非纯粹的牟利动机。临床候选药物的选择标准是如此的严格以至于在医药公司内部甚至优异的候选药物都不允许有失败的机会；它们在失败前就被放弃了，有时甚至是在出现任何预期失败的怀疑之前。在所有被公司放弃的药物中几乎肯定存在适用于小指证的可行药物。公司可以减弱其固有的竞争锋芒，把临床候选药物集中在一起以供让其他公司针对其靶点进行尝试。这样做也许不需要放弃对这些药物的所有权利，因此倘若在其他公司手里获得成功时你可以共享。

最权威医学杂志的最新动作——它经常可以极其强烈地影响一个新药的受欢迎程度——是从开始就坚持通过对所有试验的登记，让我们掌握并记录所有的临床试验，而不仅仅是成功的试验。如果这个指导性意见获得成功(即制药公司让步了)，那么我们就将生成一个知识库，从长远来看，这将有助于所有的制药公司。在这种情形下，所有的病人和志愿者都将对某一特定病症的治疗做出自己的贡献。然而，一些法律因素目前正在猛抓这种观点，即对失败试验的保密在某种程度上将使开具随后试验成功药物的处方变得无效。

作为一篇涉及复杂问题章节的注脚，我们谈到了在面对非常昂贵的新药时能做或应该做什么，没有药物可以治疗许多适应证，以及巨大的保健预算，后者，顺便说一句，使用于专利保护药物的开支几乎变得毫无意义，读者应该停顿一下来想想一笔非常巨额的钱财——有些人预计是 50%——是用在生命最后的几周里的。能在很长的时间里随手可得会显著改善生活质量的药物不应完全局限于小康社会的财政状况。

注　释

151　通过使用一种给药方式还不够完善，但安全性和选择性足够高，以及类似的、足以在病人身上进行假设验证的药物是可以做到这点的，并可作为原理验证，以增强公司里那些心理脆弱者的信心来承受需额外支出的 3 亿～5 亿美元和开展这个更好的“即将上市之最后药物”新临床试验会耗费的多年时间。

152　公司的研发人员不会等着观察哪种药物相互作用会在体内发生(即在试验期间)，而是通过使用人肝微粒体建立的体外方法来检测在肝代谢水平上，可能会同时使用的两种药物将如何影响彼此的代谢。此外，公司会先期观察候选药物是否会引起“QT 间期延长”。心电图上的 QT 间期延长近来枪毙了很多药物。它是药物对关键的心肌离子通道——HERG 的副作用，会造成那些从未知晓他们有心律失常的病人发现自己患有隐匿的心律失常。

153　参见，例如，Andrew Pollack：“Biotech Industry Banks on Medicare Law for Help on Drug Bills,”《纽约时报》，2003 年 12 月 1 日，第 C4 页。

第 29 章 “我们”都在做什么？

所有大药企都在研究精神病和神经病

它们也在开展心血管疾病药物和治疗研究(治疗领域的细目分类见 Box 29.1)。但是美国药品市场的 23%或 250 亿美元是被神经或精神疾病所占有。除非你在神经和精神病领域有产品及研发项目，否则就总销售额来看(默克公司除外)，你就不是一家大药企。为了接近辉瑞、诺华及阿斯利康的销售额，你就必须要有中枢神经系统药物，没有别的选择。在这个市场内存在的主要症状有严重抑郁障碍(MDD)、阿尔茨海默氏症(AD)、精神分裂症和焦虑症，每种药物的年销量可以超过 10 亿美元。令医药公司感兴趣的中层的一些神经和精神疾病包括躁郁症、帕金森氏病(PD)、多发性硬化症(MS)、癫痫、睡眠障碍、中风和外伤性脑损伤(TBI)。更加分散和较小的、因财政和技术原因难以治疗的适应证有昏睡病、共济失调症(主要是不同的移动或运动失调)、肌萎缩性侧索硬化症(ALS)——卢伽雷病或运动神经元病(亨廷顿病以前称为亨廷顿舞蹈症)，以及迟发性运动障碍。神经性疾病的种类名目繁多，足以装满很多部百科全书[154]。由于药物需要通过血脑屏障才能入脑，因此研究神经性疾病总是十分棘手，即使在临床前阶段也是如此，而且很难避免对心血管或胃肠道的副作用。其原因在于许多药物直接或间接作用于神经膜上的离子通道，而心脏也有很多的离子通道，而且它同样或更易受到药物的干扰。此外，需要注意的是销量最大的中枢神经系统药物——选择性5-羟色胺再摄取抑制剂阻断了5-羟色胺的重摄取；然而最大的5-羟色胺储存库并不在脑内而在胃肠道。当试图将药理效应带进大脑时，很难避免由此引发的副作用及不良反应。

Box 29.1 20家最大的医药公司选择作为“核心”或“额外”研究领域的数目(1997年)

治疗领域	核心	额外
中枢神经系统	20	—
癌症	20	—
抗感染	18	1
心血管	18	0
呼吸/过敏	15	1
代谢	14	2
骨质疏松	10	1
风湿/关节炎	7	3
胃肠病	7	2
皮肤病	5	4
泌尿系统疾病	4	2
麻醉	3	0
眼科	2	0
疫苗	2	0
移植	2	0

这张表显示了20家最大的制药公司所从事的特定领域之药物开发数目。这种情况从1997年到2001年以及之后都没有变过。20家销售最旺的公司均涉猎于中枢神经系统领域，只有2家公司愿意继续研究疫苗。1997年的20家最大的医药公司与2001年或2005年不尽相同，但它们均追逐相同的适应证。兼并并没有改变产品的组合，但受产品组合需求的驱动。

寻找可成药的靶点来治疗或延缓阿尔茨海默病

阿尔茨海默氏病(AD)这种破坏性的老年疾病是从20世纪80年代中期开始逐渐被人们所认识的。100年前，Alois Alzheimer首次描述AD后即引起了广泛的科学兴趣——神经病学家和精神病学家都声称 AD 属于他们的专业范畴——和重大的经济意义。发达国家不断增加的老年人口每年自动地增加 400 万～700 万病人的市场。临床试验耗时而富有挑战性，但是由于显著的收入及利润空间的确太巨大了，医药公司无法忽略 AD。AD 也是一种社会知晓并期望得到治疗的疾病，肯定要延缓，最好是治愈。因为在当前的研究氛围里 AD 是一种神经退行性疾病，所以首要目标是延缓病程，未来的目标是设计旨在创造或制备可取代已死和将死的神经元的战略。不像肌肉、肝脏或肾脏细胞，脑内的神经细胞不能大量地再生，尽管干细胞可被多种生长因子调配的“鸡尾酒”诱导分化成神经元。我们对这一过程还知之甚少，但是许多令人鼓舞的结果已经揭示了利用神经再生治疗脊髓损伤的过程，老实说脊髓是比大脑来得简单的部位。

社会和大药企都有很强的解决和控制 AD 的动机。老年人口中的许多人正处在高风险状态，而且因为此病破坏患者自身的认知和记忆，所以是一种会在未来搅乱许多家庭、公认为可怕的疾病。为战胜此适应证而寻找新药的努力已经持续了 15 年。从科学上来讲，每一个生理学、病理生理学和遗传学的证据均经历了缜密的筛查以期发现新的苗头和靶点。

线索——经常是误导性的——来源于细致的观察。阿尔茨海默氏病人的脑部被所谓的斑块和纤维缠结所侵袭，破坏了神经间的交流。淀粉样斑块杀死了神经元并造成胆碱能神经元的不足——及其他神经递质的大量缺乏——由此表现出记忆和识别能力的丧失(例如对家庭成员)，同时可以出现行为学问题，甚至是暴力。但是该病的病理和生化表现(大多是尸检时所发现的)源于可能在病程后期才产生的自发和遗传突变，而较早的生化事件已经注定大脑将会病变。遗传和生化证据是非常重要的，对于疾病的自发倾向是有办法检测的[155]。饶有兴趣的是，尽管没有得到普遍认同，一些研究者认为 AD 与炎症有关，他们试图显示非甾体抗炎药(NSAIDs)，如布洛芬，是一类有效的 AD 预防药，这个大概是很难证实的。

为何 AD 是如此大的问题？在美国，2002 年有 1000 万 AD 患者，到 2010 年，这个数字可能达到 1400 万。然而，2002 年只诊断出 50%的 AD 患者，由于新的测试方法和更多的社会关注，到 2011 年，诊断率可能上升至 70%。在 2002 年，在那些被诊断的患者中，只有一半的病人接受了治疗——某种程度上还是无效的，到 2011 年，这个比例同样可能增加到 70%左右。我们必须确保治疗是更有效的。全科医师、神经病学家、内科医师、老年病学家及精神病学家都在治疗 AD，但是目前只有对症药物，没有缓解病程的药物。详细情况参见 Box 29.2。

Box 29.2 用于阿尔茨海默病、重度抑郁症、帕金森氏病和多发性硬化症的中枢神经系统药物

当前治疗 AD 的药物是乙酰胆碱酯酶(AChE)抑制剂，即提高神经递质乙酰胆碱水平的药物 Rivastigmine (Excelon)、Tacrine (Cognex)、Galantamine (Reminyl)和 Donepezil (Aricept)——可以引起微小但有临床意义的记忆测试能力(在指数为 70 的规模上有 3.5~4.5 的改善)和每日起居的改变。一种抗谷氨酸能药物 Memantine (Axura/Nameda)也已被批准用于轻度或中度 AD。应用可以接受的神经精神诊断测试，如已经通过对大批不同年龄和教育水平的人群进行标准化后的简易精神状态量表(MiniMental scale)，为药物测试和开发提供了良好的工具。人们需要比当前的 AChE 抑制剂更针对症状、更有疗效、同时通过减少胃肠道副作用而更能忍受的药物。如同试图提高记忆力或防止它快速恶化，失眠、抑郁、亢奋和精神变态等其他非认知性症状也是一种未被满足的医学需求。这类药物的临床试验可能需要持续 6~12 个月。确实能延缓、中止或逆转疾病进程药物的临床试验则要耗时 36~48 个月。

几乎可以肯定的是，AD 药物的全球市场到 2010 年将持续增加至每年 110 亿美元或十年内成长 150％以上。会出现什么样的药品呢？目前 AChE 抑制剂占据了主要的市场份额，剩下的被抗精神病药、益智药[156]——即"智能药"或最好是可使人变更聪明的药物——以及其他许多对症治疗的药物所均分。制药工业正致力于针对多种靶点来抗拒 AD，2010 年使用的药物可能会是 β 或 γ 分泌酶抑制剂、5-HT_6 拮抗剂、乙酰胆碱受体(nAChR α7)激动剂、GABAa α5 反向激动剂、毒蕈碱受体激动剂，以及更特异的 AChE 抑制剂等[157]。换句话说，即增加乙酰胆碱含量或模拟乙酰胆碱效应的药物、改善记忆能力的药物和预防病理核心——淀粉样斑块沉积的药物。

此外，针对疑似病因 β 淀粉样多肽的疫苗正在试验中。β 淀粉样多肽由 β 和 γ 分泌酶水解 β 淀粉样蛋白前体蛋白而产生并聚集成斑块。第一个 β 淀粉样多肽的疫苗在去除人和实验动物脑中的一些多肽方面是有效的，甚至减少了斑块的数量。但是这些研究由于安全性问题已经中止了。因为疫苗在减少淀粉样多肽沉积方面的有效性是如此地吸引人，所以新的接种策略，如使用肽的零星片段作为抗原和其他只引发短暂反应的辅剂，或应用单克隆抗体来进行被动免疫，正在推进中(参见治疗阿尔茨海默氏病的可能靶点图示)。正在研究的、具有治疗重度抑郁症(MDD)潜力的药物包括非单胺能递质系统，如多种 P 物质(NK-1)拮抗剂、促皮质释放因子($CRF_{1/2}$)拮抗剂、腺苷 A_2A 拮抗剂，以及多种离子通道阻滞剂。帕金森氏病(PD)最初的治疗方法是采用神经递质再置换模型和 60 年多前发现、基于多巴胺分泌神经元缺失的递质前体补偿。左旋多巴——多巴胺的前体被用来提高残存神经元的有效性以生产更多的多巴胺，或采用麦角碱型多巴胺受体激动剂来替代多巴胺。通过多巴胺转化酶的抑制可以达到改善多巴胺能控制的作用。但是不能指望有更多的多巴胺能药物——左旋多巴、单胺氧化酶-I 和儿茶酚邻位甲基转移酶-I 将被开发。更加可能的是，从其他课题如腺苷 A_2A 拮抗剂、NMDA 受体激动剂和促进细胞修复的营养因子引伸出来的产品将会用于 PD 的治疗。通过手术埋藏多巴胺分泌细胞或刺激电极——如早在 1984 年就尝试过的这类细胞和组织的移植——总是向我们展示了所取得的非凡改进之诱人范例。研究还在继续，最有希望的是移植神经干细胞或其前体细胞。药物治疗有可能在这种相关手术修复的尝试中发挥作用。

续

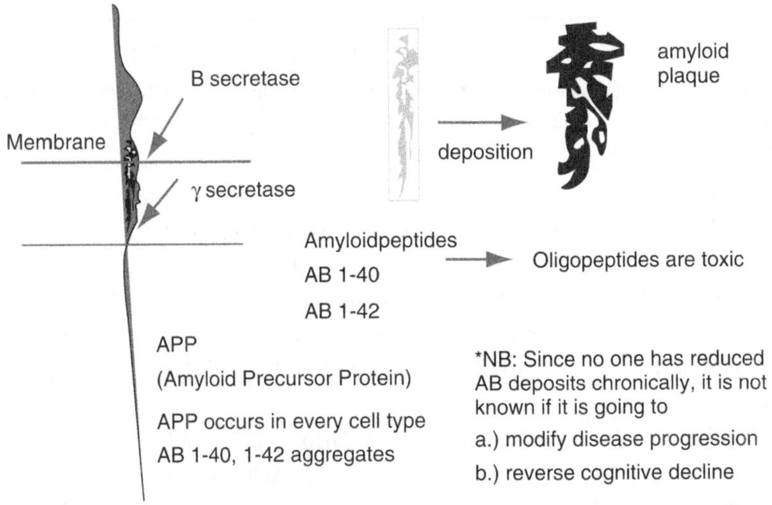

阿尔茨海默氏症及淀粉样蛋白假说中的推测药物靶点

注：由于目前还没有针对缓解病程的有效靶点，所以可能的靶点数目不少。默克、葛兰素史克、辉瑞、诺华、强生、雅培、阿斯利康、大鹏及勃林格殷格翰都投重金在 AD 药物的发现上，而且在本年代末可能还会有其他公司的参与。

阻止自由基诱导神经细胞死亡的药物将延缓病程的进展。这类化合物被当作治疗缺血性中风和多种神经退行性疾病如急性侧索硬化(ALS)的新药来使用，所以任何成功的药物都将被广泛应用，而不局限于帕金森氏病的治疗。对于多发性硬化症，需要新的检测脑损伤改善的功能性和放射性的手段。建立原理验证的动物模型一直十分困难，因为目前尚无合适的研究发病机制的模型存在。取而代之地，我们在已经使用多年并被广泛采纳的动物模型——实验性变应性脑炎(EAE)上来复制症状。多个在此动物模型上有效的药物进入临床后却是无效的，从而推翻了这是对多发性硬化症有用之模型的观点，迫使制药公司要么由于缺乏原理验证的可能性而放弃课题，要么尽快在人体上观察安全药物的疗效。免疫抑制治疗近来在多发性硬化症的治疗方面表现出极其可观的前景(FTY 720 正在进行Ⅱ/Ⅲ期临床试验)。

其他精神与神经疾病药物未来的发展

对于最大的神经精神适应证——重度抑郁症来说，现在和将来都很难打败选择性 5-羟色胺再摄取抑制剂(SSRIs)；它们安全、价廉(在 2002 年)，具有适当的抗焦虑作用，而且作为家庭医生使用药物情况良好。它们显然被用作非依赖性的抗焦虑药，甚至可用于睡眠障碍，尽管自相矛盾的是原型 SSRIs——氟西汀的最大问题之一就是诱发睡眠障碍。这也是一个其竞争者如帕罗西丁能以对睡眠无影响的宣传作为营销策略一部分的领域。虽然这些药物在青少年人群中的使用增加受到了质疑，但就年龄段和把病种扩展至除重度抑郁症以外的社交恐怖症而言，这类药物需要攻克的地盘已经所剩无几。事实上，SSRIs 的有效性表明 5-羟色胺的功能影响多种疾病的状态，安全的药物可用于许多适应证，以及从事安全分子生命周期管理的专注团体是能够让其用于新适应证的，以造福患者和药企。

因为重度抑郁症是一个巨大和正在增长的适应证，对治疗产生抵抗的患者人数庞大并以百万计，所以新靶点的研究也持续不断(某些细节在 Box. 29.2 中提供)。它们都有普遍存在、具有高安慰剂反应和在美国难以进行试验的基本问题。

对比现有药物要体现疗效改善是很难的，特别是由于抗抑郁药的阳性作用通常需要很长时间才能显现。罹患严重和难治性抑郁的病人目前依然是通过电休克(ECT)方法进行治疗的。目标是要找到靶点，通过靶向给药以便快速产生抗抑郁效果，特别是迅速降低自杀的风险。

一种新药被批准用于治疗并不总是好消息。任何缓解疾病进程的药物理所当然是十分受欢迎的。但是确立 β-干扰素为多发性硬化症的治疗药物的确使得开发新药变得愈加困难，因为后者不能再用安慰剂作为对照而必须用 β-干扰素作为对照，这就增加了本已十分困难的临床试验之成本和复杂性。由于不易就终极指标达成一致，多发性硬化症的临床试验特别难做。因为这种疾病的模式是复发性的功能下降，所以改变复发频率、稳定疾病状态或延缓疾病进程的药物之间很难加以区分。此外，由于症状改善通常是疾病周期的一部分，且很难预计，因此要显示不太大的改善是相当困难的。遗憾的是，没有一种药物是如此的有效以至于其作用得以明确显现，它们全仰仗于统计学。然而，近来对脑损伤成像与临床医师/病人报告的一段时间内复发次数的结合应用，为评价多发性硬化症的治疗药物提供了更加客观的标准。

中枢神经系统药物的开发依然是分散的

这里主要想说的一点就是要开发中枢神经系统药物还有许多事要做，并且所有主要和成熟的医药公司都在猎取新的治疗方法。市场依就是分散的，没有哪个公司有超过 15%的市场份额。礼来、罗氏、葛兰素史克、辉瑞、诺华、Biogen、拜耳，以及赛诺菲安万特公司都致力于此。默克 400 名全身心投入的科学家进行了超过 10 年的研究，但依然没有产品问世。惠氏也成立了一个显著的神经药理研发部门。

疼痛、神经病和精神病是令人感兴趣的领域，随着社会老龄化，病人数量在不断增加。今天没有一种引起神经系统退变的疾病可被治愈。此外，人们越来越认识到，精神疾病如重度抑郁症，如果不予治疗，甚至即使进行了治疗，也会出现神经退行性病变——这使得施治的意愿更加强烈。

对每一种主要的适应证，我们已经有了有效的药物，虽然对疾病机制还不是完全了解。毕竟，抗精神病药物如多巴胺 D_2 受体拮抗剂的研发是偶然的。新的认识会导致新的治疗方法。从长远来说，没有一个领域会像神经系统疾病领域那样从遗传学和基因组学的研究中受益更多。但是新药发现的劳动果实可能迫使公司迁就较小，甚至很小的疾病指证。此外，虽然许多小型公司也在开发一个或几个神经科和精神科的适应证，但是它们将没有能力对其进行临床试验(急性疼痛、恐慌或焦虑也许除外)，所以将会出现大药企向小公司受让临床候选药物的趋势。

社会中的药物基因组学[158]

药物开发的自然趋势将是趋向于发病率、流行性和市场价值较低的适应证。这将是别无选择的。此外，“个体化医学”必将受到越来越多的关注。但是，以基因组为基础的个体化医学呈现着社会态度的巨大变化。这将演变成一场极有意思的争论。

受疾病影响人群的遗传学以及当前和未来治疗方法的药理学是药物开发中需要考虑的主要因素。在这个意义上，药物基因组学——确定药物功效和毒性的遗传因素的分子研究——始终是药物开发中决策和项目选择的一个部分。采用遗传药理学数据对流行病学、诊断学和治疗率的资料进行补充的实践早在 20 世纪 50 年代就开始了，1957 年，Arno Motulsky 最先使用了遗传药理学这个术语，他写道：“遗传控制的药物反应不仅具有现实意义，而且可被看作是展现疾病病理机制中遗传和环境因素相互作用的恰当模型”。

在过去 6 年多的时间里，药物基因组学在临床试验和临床前药物发现中的应用大约花费了 200 亿美元。这些努力对药物发现进程和产品储备的影响主要从投资回报的视角展开讨论。

更广阔的景象

药物基因组学的政治、社会和经济后果，例如对主要疾病的庞大患者人群进行基因分型，也在开展讨论，虽然还是太少。学术界倾向于把药物基因组学当作更好更有效药物开发之必备，但将药物基因组学方法和结果的讨论留给了医药产业和监管机构，以及在较小程度上留给了科研人员。这是一条危险的道路，因为当我们完成对参与主要疾病科目如心血管、代谢和精神疾病等10个大型试验的患者进行的基因分型时，恐怕有成千上万甚至数百万人做了遗传分型，由此对整个社会所带来的后果会远远大于当前所讨论或所想到的。

这是不同于FDA和欧洲监管机构率先与医药公司就药物基因组学的应用展开讨论的那种具有前瞻性、清醒、平衡和富有勇气的举措。这些讨论部分是针对确保合理应用科学，确保密集人口的生物统计学依然具有适当的效力，以及确保在同样人群之间不做太多的比较——会引起研究结果分析效力的削弱——就像我们经常所见的那样。科学基础是坚实有力的，并且注定将是成功的，在需要的地方和时候，科学会自我修正。

对整个民族开展基因分型的设想，如冰岛对全国29万人口所进行的那样，是有政治风险的。当冰岛国会同意进行DeCode项目时是理解并认真考虑过这些风险的。如果一个种群(这里是一个孤立的国家)对某种微生物或化学品的损伤尤为敏感时会怎么样呢？在极端情况下，它可以变成一种明显和能利用的开发特异性种族灭绝武器的威胁手段。幸运的是，在现今的分子遗传学水平上，即使孤立的人群也是充分杂交的，因而这种风险很小，虽然不是零。在许多国家，精锐部队或者有时是整个军事力量的大部分都是从一个种群中招募的，如果大规模基因分型表现出某种弱点的话，那么就将使他们潜在地脆弱。作为个体的领导人现在都对其自身的DNA进行严格保密，以避免因对疾病预测等而影响政治的稳定。

有人可能会指出这个问题并不新奇，我们多年来已经知道种族之间存在HLA亚型的差异，以及它们在疾病反应上的后果：对大量人群进行基因分型以预测药物的安全性和有效性将让这种认识由钝器变为锐器。这种拓展人群中个体基因分型的趋势必须在社会的政治层面上加以认真地监督。

社会-伦理议题

药物基因组学更广泛的伦理问题才刚刚被涉及。很少的药物，事实上是非常非常少的药物，在销售时需要进行基因分型，尽管成功治疗乳腺癌与赫赛汀(Herceptin)及BRCA1,2基因型之间的明确联系提供了一个清晰的例子，说明在开始治疗时进行基因分型不仅值得推荐而且确实是必要的。然而，这个基于病人基因分型来选择使用赫赛汀的例子并不是药物基因组学广泛应用所面临的伦理挑战的代表性示例，因为：①乳腺癌是一种危及生命、为大众所认识并同情的疾病；②没有展开等位基因频率的讨论及其在种族之间具有显著性或相关性的基因表现出来。并不是所有的疾病都是这样的。

对于确实具有伦理或生活方式成分复杂而严重的疾病来说，当类似的诊断性基因分型之要求出现时就会产生更多的伦理争论。我们应该已经认识到通过生产针对特定基因型的药物，事实上在助长这些社会问题。

我们开发新一代更加安全以及希望是更加有效的新药所需的、选择人群的空间和能力将遭遇显著、适当及必要的阻力，因为“健康权利” 的思想普受欢迎。聚焦于一个特殊患者人群的药物开发可能不受社会或政治的认可，除非该基因型可以或多或少地均匀出现在不同种族和社交群体中。项目的科学指向(即基因型与药物反应之间的明确联系)被视作是理所当然的，但这确实有待证实；在其成为信条之前，医药产业和监管机构必须进行全面地发掘和确证。

社会后果可能取代企业必须接受的已经知道和可怕的全球经济规则所带来的结果。如今，一家医药公司开发的药物应该面对全球的市场。随着较富裕的国家开展基因分型，类似的争论就可能在某个国家的一些群体中出现。如果发现一个基因型明确的群体，由于经济、政治或社会状况的问题，被认为是一个没有前景的市场，所以根本就无人愿意为其开发足够安全和足够有效的药物时，政府应该做些什么呢？自由市场应该允许针对一个国度内某个特殊群体而开发药物并且全部买单的那种非洲式的发展模式吗?

医药工业的困境

人们怀有浓厚兴趣的是较之现状，如何来增加使医药公司制造的药物将有更多的可能性进入市场并且以安全性和有效性据守市场的机会。制药行业正处于一个似乎不被认可，或至少是未被充分欣赏的两难境地。药物基因组学在导致更好的治疗反应的同时可能会提高药价，但只是针对那一小部分基因型符合要求的病人群体。

如果后来发现，一种未考虑基因型而开发的药物经过试验数据分析表明它在基因型密集的群体中更加安全有效，那就不必考虑伦理学问题了。良好的科学和医疗实践是从手头的资料中汲取知识并利用它更安全和更好地治疗下一位病人。对于公司来说——虽然经济回报可能与最初的期待及预测有所差异——对于一个已经全额支付开发、上市前和市场费用药物，限制其使用要好于因其不安全而放弃的情况。

需要重要和同步的大变化

为了让药物基因组学在医药公司决策和药物开发中扩大应用使其成为既定的实践，我们社会必须发生几种平行的发展，医药产业仅是其中一个因素。如果这些变化不能在一个受监管和透明的框架内发生，我们所有人都将是失败者。如果病人自身不愿意接受基因分型的话，医药产业将无法利用当下最有用的科学数据来创制靶向基因型的药物，由此把大的适应证分解成许多较小的适应证。此外，如果没有一个坚定的获得更好、更安全治疗的承诺，或者伴随遭雇主或保险公司歧视的风险时，病人就没有进行基因分型的动机。

我们目前无法预计疾病发生、严重程度或治疗结果这个事实——除了至今很少几个仅是小规模的研究之外——使得病人的基因型资料成为保险公司、雇主和其他人手中生硬、非科学和可能是武断的歧视工具。一旦数据生成，当保险公司随后要求随时提供所得数据时就很难对其加以法律保护了。这类立法必须是“防水”和“防弹”的。医药公司很容易通过间接提高药价进行歧视并用加大折扣的方法优待“基因型受宠者”。冰岛的 DeCode 项目就充分想到了对数据进行加密以保护个人隐私——即使这种加密并不完美和存在漏洞，冰岛社会化的医学平台将保护每个人不受遗传脆弱性和我们技能缺陷的影响，以降低这些易感性数据的实际风险。这样一种“保障”在医疗保险主要由私营公司控制的国家中是不存在的。

一旦大部分的医药公司药物开发项目变成针对基因型密集的病人群体时，战略和营销要求以及临床试验策略的变化将是深刻的。传统上，公司先从一小组普通疾病患者的身上汲取经验，并希望把学到的知识用于为大量和分散的别人开发药物。考虑到这一点，试验几乎总是在一大群不熟悉人群中进行的。如果公司能够并且想要创制选择性高到只对特定基因型群体安全和有效药物的话，这种情况就会改变。尽管我们已经看到这样做对于一些治疗性抗体是可行的，对于小分子药物来说，这个要求可能太高。但是，如果想要开发特异性极高的药物，那么医药公司必须谨慎地考虑到，如果药物随后被开给了药物基因组学所限定的目标群体之外的病人，出现危险或致命结果后，该药将不得不从整个人群中撤回。标签外使用和对此心照不宣的情况可能要重新考量。

监管机构迄今为止对这些进展是知晓的。它们的困境是，虽然它们能掌控通过适合于较小的“基因型密集”群体试验后药物的批准，但是他们不能充分监管和控制临床实践中药品的标签外使用。

从药理毒理学或毒理基因组学的角度出发应用药物基因组学选择临床候选化合物，以及在早期和后期临床试验的设计和执行中应用药物基因组学，已经存在很多优秀的论文和综述。此外，一些作者也就为了增加显示疗效的机会而对参试病人进行分层的可取性和潜在风险做了论证。当临床试验积累了更多的药物基因组学数据，以及当单核苷酸多态性(SNPs)、遗传关联和药物反应表型的资料更广泛地存在时，相关的利弊将变得更加清楚。这些数据将与真正的临床实践结果紧密结合，以便对基因型与经过慢性和反复治疗后病人的药物反应关系的优势做出评价。

药物基因组学在药物开发中更为广泛的应用需要有巨大的改变；这些改变是缓慢而昂贵的，其对社会、政治，甚至经济影响的结果是无法预知的。另一方面，科学持续进步的动力强大，并以大规模投资作为保障，药物基因组学的发展呈现出无法抗拒的必然性。但是，按照业界和医学实践习惯，费用/受益比或风险/受益的分析是值得进行的。

药物基因组学在 2003 年对药物发现的贡献

当审视 2003 年药物基因组学发挥的影响时，该领域里最积极的贡献是在试验后对病人分层以提高药物的安全性，这一收获对病人和公司来说都是显著的。尽管利用试验期间收集的病人样品进行大规模基因分型正在演变成一个伦理和道德问题，但是在目前还不是一个法律问题。眼下这些样品都归公司所有，但它们真正拥有它们可能通过海量 SNPs 检测所收集的数据吗？无论医药公司的事业有多么崇高，如果没有被独立于公司外的其他人所接受的科学假设，那么目前的观察可能仅与疾病或药物反应相关，不会超出这一范围。因此，医药公司应有义务在不损害其知识产权的前提下公开他们的发现。

药物发现的瓶颈因治疗领域的不同而不同。例如，药物靶点在肿瘤学、病毒学和内分泌学领域被认为是富裕的，而精神病学就相对缺乏了。然而，肿瘤学或病毒学领域里有更多的药物靶点参与了像蛋白质-蛋白质或蛋白质-DNA 的相互作用，对此业界目前的化合物库中几乎没有阳性样品可用；因此药物化学家的起点是受限的。如果人们指望对动物模型中不存在或已被证明活力有限的疾病(如精神分裂症)进行基因分型能提供新的药物靶点，后者将为这些疾病的病因学和病理机制带来全新的视角。在这种情况下，药物靶点缺乏的治疗领域反将受益。尽管没有人真的期望药物基因组学对发现新的阳性化合物会有直接的帮助，希望寄托在更好、更多样和更大的化合物库(这个共识现在已被基于基因组学的生物科技公司所接受，所有这些公司都像传统的医药公司一样收购或建立了药物化学单元——成为一种有趣且持续的趋势)。

人们曾经希望在药物靶点的选择和验证背景下，药物基因组学可以带来巨大的突破。医药公司和大众的这种期待可追溯到项目、生物技术公司、生物技术公司与大医企的联盟(DeCode，Celera，CuraGen，Avonex 等)的建立，它们都允诺新的药物靶点，因而有希望地，治疗大指证如肥胖、风湿性关节炎和精神分裂症的新药将被发现。事实上，DeCode 的创建者和董事长 Kari Stefnasson 在 2003 年的一次访问中声称他的公司通过对全冰岛人口的检测已经在 20 多种疾病中发现了致病基因。

然而在靶点发现领域，目前的药物发现储备几乎很少能够直接反映人类药物基因组学的影响：只有 2001 年批准的一个药物和 2002 年批准的两个药物可以追溯到药物基因组学衍生的靶点。当然，这可能部分反映出药物开发的长期性。虽然存在源于遗传关联研究和原位克隆的科学知识突破之非常明显的例子，例如特异性离子通道病的识别和由此发现的与主要是单基因遗传病相关的离子通道亚型，这种情况还是发生了。在炎症、肿瘤和代谢性疾病领域还有其他例子，但人们不得不承认，当前医药公司开发的项目中所涉及的大多数靶点来自于对信号转导通路的刻苦研究。大多数转基因动物通常是携带无义突变的动物，它们已经作为最常用的工具，在靶点验证和原理验证的动物研究中被医药公司接受和采纳。

大量的人类 SNPs 迄今为止很少为发现新的药物靶点指明道路，但当我们对多基因复杂疾病认识加深时，这种状况可能会改变。

人类遗传关联数据引发了对信号通路因而间接地对新靶点的新聚焦。在中枢神经系统药物领域中显著的例子包括 ApoE 4/4 对阿尔茨海默氏症的作用，这个至今已进行了 10 年并在无数研究中重复了多次的课题还没有提供明确的药物靶点，但确实在更广泛的领域里产生了非常好的研究思路。最近在冰岛发现、并在苏格兰人群中得到证实的 Neuregulin-1 与精神分裂症遗传相关性的鉴定结果重新引起了对该营养因子信号通路的兴趣。但是看起来，似乎 Neuregulin-1 或其受体还无法作为药物靶点。

无论靶点鉴定和验证是来自靶向的无义突变，还是在世界各地许多正向突变研究课题所采用的随机突变，对选择靶点的人而言是不重要的。只有出现或揭示与突变相关的强势表型才是早期药物开发决策时的决定性因素，不管突变是怎样产生的，无论是自然、靶向或随机的。

今天，业界几乎没有不采用无义突变或药物靶点过表达的转基因动物的研究课题来作为开发过程一个组分的。分子遗传学的这个部分，结合在没有携带无义突变的转基因动物时使用反义技术来确证靶点的思路，已经完全整合到药物发现中去了。

就药物基因组学在药物开发中的伦理问题开展更广泛辩论的迫切性

药物基因组学将在此久驻并为尚无药物的疾病开发新药，以及为其他疾病提供新的、更安全和更有效的药物的努力做出有益的贡献。希望这样能够证明已经花费的巨大财政投资是正当的，以及需要社会各界在狭窄和良好监管的药物治疗领域外为限制其潜在滥用所付出的巨大努力也是合理的。

可以比今天的发展更加肯定的是，我们需要一种机制来跟踪对药物基因组学中大规模基因分型部分规范利用的早期步骤。如上所述，立法、监管和社会(保险、雇主)的变革是必要的。因此，监督这些变化的机构必须反映所涉及国家的政治意愿，并且有专家的辅助，而不是依赖根本没有机会将其观点纳入公共政策的专家委员会。冰岛的议会委员会和专家小组就工作得很好，值得向别处推荐与采纳。要求政府成立一个广泛代表受药物基因组学影响而产生不同观点和利益的机构是监管机构和科学家的责任。业界很少发起此类监管动作。

同时，小规模、个体以及与疾病相关的基因分型因其能使人明显受益也正在成为现代医学实践的一部分。

注 释

154 在大约400多种疾病中，有100多种是神经病。有许多的神经遗传疾病，在《临床神经病学手册》(*Handbook of Clinical Neurology*)一书的70卷中，大约有6卷都在讨论神经遗传疾病。新的《神经科学百科全书》(*Encyclopedia of Neurological Sciences*)中有4卷涵盖了精神病学。

155 例如，一个瑞典的APP(β淀粉样A4蛋白前体)双突变与淀粉样多肽Aβ 1-40/42的早发和过度生成有关，ApoE4亚型与AD倾向有关。

156 参见http://nootropics.com/网站中带有一些偏颇和过分简单化的一般介绍。

157 其他可能性：SAP激酶抑制剂、AMPAKine、NGF激动剂、COX抑制剂、MAO-B抑制剂、mGluR增敏剂和激动剂、M1和M2受体激动剂。

158 经过授权改编和转载自T. Bartfai，药物开发中的药物基因组学：社会和技术问题(*Pharmacogenomics in Drug Development: Societal and Technical Aspects*)，《药物基因组学杂志》(*Pharmacogenomics J.*) 4, 226~32 (2004)。

第30章 药片的日耗量多于就餐数：改变工业和立法的现状

这能帮助吗？

采取立法途径管制或者解除对制药行业的管制是很容易的，但是这真的有帮助吗？如果目的是试图得到更多更好的药物来治疗更多的疾病，那么政治家和游说者怎样才能具备足够的专业能力来制定法律以便从长远角度改进医药工业的产出呢？鉴于药物开发需耗时4~10年，要想知道是否得到改进至少需要5~12年，而如果确定法规把事情搞得更糟，那么逆转这种影响的时间需要近20年。

法律的效应不是直接的，它只能间接地通过为新药开发创造科学和教育的基础及经济条件来起作用，涵盖了从开发到获准，然后被由医生、病人和保险公司组成的市场所接受，开具处方，进行销售。就专长而言，与制药业合作的FDA要比国会下属委员会——及其类似的国际机构更有优势——倘若只考虑新药开发的高度复杂性和专业性。然而对开拓和调节市场来说，只有立法才能发挥重要的作用。在美国，药片的日耗量要多于就餐数，因而这是涉及每个人的事情，所以只能通过政治和法律的措施来解决。

政府的司法部门可以帮助形成一种更加冒险的氛围。针对制药公司的持续的诉讼威胁不应成为它们因为害怕自己的产品会对患者产生意外伤害而放弃本来很有希望的新药项目之理由。真正值得关注的是，如果行政手段未能为更富有创造性和创新性的方法提供一个有利的环境，那就意味着医药公司太多的精力将会转向“安全”的项目。在开发同类药的第 3、4 和 5 个产品上的努力会使大家的营销成本上升，并且把宝贵的人才浪费在重复劳动上而不是去放手解决未治疗的医学问题。但是最重要的是，改进来自于对所有当事人、他们的动机和关切之更深入的理解。法律应该只是释放而不是分散推动新药发现的创造冲动。

社会和法律应该对制药业有一个更为同情的看法吗？专利法需要改变吗？

围绕专利法的效力存在明显的争议。美国对受法律保护的知识产权特别关注。撤销或者减少保护力度肯定会破坏商业的企图。负责监督专利权的世界贸易组织(WTO)以增长着的全球化触角来保护公司的利益；其他不那么强大的非政府组织(NGOs)正试图代表在很大程度处于弱势的病人。然而，政府的政令却可以打破知识产权的保护，特别是比如正在南非和巴西发生的艾滋病治疗问题。美国军队也曾利用国家安全的合法借口，在商业来源不能——根据美国政府的消息人士——满足预测的需要时采取措施来生产牛痘疫苗和抗炭疽药 Ciprofloxacin(拜尔公司的产品)。

有些方案值得考虑，例如把专利寿命与试验长度相关联，因为一项长期的试验——或因不可预见的情况而不得不重复试验——会耗费专利寿命。根据当前多种“非常见”的原因，专利期限应可延长，这将鼓励公司去研究那些需要很长时间才能确定药效的适应证。也许国会可以添加此建议至 FDA 的关切和职责目录上，当试验和审批时间非常长时，授权 FDA 考虑这一问题，并提供咨询、推荐，甚至决定延长专利保护。决定从批准之日起计算专利期限该是相对简单的修订。

一个 FDA 也许可能发挥影响力的领域——要是写进其章程的话——就是与其他具有相同职权的国立和国际权威机构进行合作。正如早先提到的，欧洲市场有 800 多种非常有效并且涵盖美国一些现实和未满足医疗需要的化合物在销售，但它们永远不会在美国注册，原因是到如今其专利寿命是如此的短暂以至于无法通过美国试验并征求 FDA 的批准。如果 FDA 被允许积极主动地与医药公司及欧洲当局合作，这些药物就不会因制药公司里几位营销主管的决定而受到限制。然而，鉴于有点苛刻的评论[159]，特别是美国代表在 2003 年的 G8 首脑会议上对加拿大的药物安全标准的批评，很难想像这种情况会很快发生。这是政治干预判断的一个简单例子。[160]

不对已经反复证明其价值的强大的专利法进行干涉，另一种可能增加开发针对未充分研究或治疗疾病新药机会的方法是延长“孤儿药物”的存续时间。对于不具有药物开发商业前景的疾病可以给予特殊地位以鼓励药物开发的投资。

我们是有办法节省药物试验费用的。例如，FDA 收集了至少 3 万个健康人和高血压病人服用 β-受体阻断剂后血压变化的测量数据。每种 β-受体阻断剂、血管紧张素转化酶抑制剂、血管紧张素 II 受体(AT-1)拮抗剂和一些利尿剂都针对这类对照人群进行了试验，结果显示这些受试新药能够有效地降低血压。公司可以使用这些庞大的“历史数据”，以避免不得不重复的某项研究。因为此类研究的规模和开销非常之大，这便代表着很多金钱。[161]

毫不偏颇地说，在现有药物和医疗方法都不是特别有效的情况下，任何能够改善安全药物获准机会的事情都应受到鼓励。

诉讼应该受到限制吗？

美国最高法院于 2004 年 6 月发布了针对健康管理组织(HMOs)的限制诉讼判决。进一步限制可允许诉讼的范围会有益吗？

没有真正安全的药物。药品被创制出来以治愈或减轻某些症状，如果被忽视就会变得更糟。由此，如果某些病人遭受了副作用的影响，社会不应该感到奇怪。但是，对本身没有恶意的公司进行诉讼的权利及要求无限制的赔偿进行保护，正在损害整个社会。从商业的观点来看，问题在于索赔的大小未受限制，因此公司无法合理地估计风险。法律诉讼或者仅仅是诉讼威胁阻碍了药物的开发，妨碍了药品的使用，中止了对某些适应证的药物治疗研究，并且已经明知会导致药物的撤回。如果将花费在保护经常是不公正诉讼方面的费用用来进行药物开发的投资，其利好之处是无法计算的。法律诉讼给医药公司造成的损失并不仅仅是金钱，当它们为了防御可能的诉讼而储备资金时就会减少药物的可得性，提高特别是新药的价格。

没有持重的病人权利保护者会高兴看到这样的电视广告——例如于 2003 年 12 月播出那样——有些改述——“如果你或你认识的人在服用加巴喷丁(Neurontin)时试图或实施了自杀行为，请拨打 1-800-LAW-FIRM 热线”。正如我们先前提到的，加巴喷丁(Gabapentin)是一种常用的抗癫痫药，恰好又是最有效的止痛药之一。事实上，它可能被视为目前疼痛治疗的黄金标准。我们对它的适用性或安全性没有异议，我们质疑的是那些“怂恿事故损害赔偿的律师”之动机。

没有人想要限制权利，但是考虑修正对陪审团的指令把赔偿与实际造成的损害而不是想像中制药公司的所值相联系不是不公平的。欧洲总体上已经采取了一种途径使得许多诉讼被法院丢弃，还有很多被裁定了损害赔偿的上限。那里的律师禁止招揽官司。尽管同一药品在欧洲和美国的销售收入比可能是 1:3，但是法律责任却是 1:20 或更高。最终，这种趋势可能会造成美国将无法得到某些新的但是"难以服用"的药物。这可能或好或坏，但是我们已经看到美国人出国治病会遭遇到什么：治疗变得只能选择性地提供，而且在通常情况下，对那些有能力付费的人来说也是十分昂贵的。当然，相对于欧洲，美国狂飚的药价与更大的诉讼风险之间也是平衡得很好的。但是，社会上的这种趋势深深地影响着每个人，并且与政治紧密交织，正如对 2003 年 12 月新药福利立法有争议的、同时又相互矛盾的评论所表明的那样。

创造性的横向思维？

这个产业是高度竞争并由知识产权驱动的，其中可能产生成果的"梦幻国度"里也许有块处女地，即医药公司是否被鼓励进行资源整合以对抗特定的疾病。靶点活性化合物信息的简单共享可能就可以解决顽固棘手的问题，特别是对于那些第三世界的疾病，如热带病，包括非洲河盲症、昏睡病和疟疾。具有商业兴趣药物的合作是受市场和底线来推动的——就像商讨联合营销协议等那样。

最近对临床试验数据进行登记的创举是令人鼓舞的。此外，收集已被放弃的临床候选药物或靶点的阴性数据并建立中央信息库也将节省业界的时间和金钱。如果一个靶点被放弃了，那么它可能就会永远被业界所忽视，尽管并不十分清楚它是否真的是一个不好的靶点或仅仅是一个不好的分子，病人也将永远无法从这个推测的药物靶点之研究中获益。如果一家公司拥有一个靶点的专利，但是在不转让靶点的情况下停止了研究项目，别人就什么都做不了了。目前，制药公司可以对药物的不良反应进行保密[162]，只有当它们申请开展新药的临床试验时，它们才会向 FDA 公开不良反应的数据。在这种情况下，FDA 清楚这些阴性数据并予保密，共享这些数据对整个业界都是有用的。当然，如果一旦可以获得阴性数据，那么就必须要有某种形式的同行评议。坏的阴性数据就是坏的数据，就像科学研究中拙劣实验方法所产生的假阳性数据一样有极好的原因不使其在科学文献上公开发表。然而，好的实验即使失败了也有其固有的信息价值。阴性的临床试验数据也是如此。

问题是在明知不公平的竞争优势下成功开发一种新药后该如何来补偿一家公司为此所花费而下一个公司将因此而节省的时间和金钱。人们可以想像——从我们共享公共数据库的方式向外延伸——这些信息可以成为半公开数据库的一部分，制药公司即可付费享用以便就它们想知道事情的多少、类型以及有多少想了解的领域进行搜索。获得的基金，也可能是延长专利权，可以通过 NIH 部分返还给信息提供者——即第一家公司甚至是基础学术研究实体。但仍然很难看出如何才能让第一家公司感到这在商业上是可以接受的，因为从失败试验中吸取教训可能已经花费了 5000 万~3 亿美元，而且还浪费了时间和机会。这类款项是很难以收费方式赎回的。

另一个我们在琢磨的想法是基于制药公司向大学就技术窍门和知识产权支付红利的办法；第二和第三家使用这些资料的公司要向头一家公司支付红利。红利的费率应该是平衡的，有利于两者的共同参与。在这种情况下，支付成功费显而易见是合理的。但是，我们猜想，许多公司并不想看到其竞争者利用使自己失败的数据而获得成功，因为它们的信条是：我自胜于竞争。

公司没有必要去证明它们放弃候选药物的理由是正当的，这样做的原因可能几乎是古怪的——或者至少是基于似是而非的争论——或者是因为公司改变了战略动向。很难想像如何才能让公司情愿提供它们失败或者已放弃候选药物的数据而让竞争者获益。但是如果只是想认识并希望避免因一家公司试验失败的谣言候选药物就被放弃所造成的智力和金钱的无端浪费，这个问题是值得争辩的。可以在保护其知识产权利益的前提下，公开而不是保守这些失败的秘密。

如前所说，主要希望的是技术转让部门会将失败的项目变成对外授权的机会。

有些事情必须改变

通过科学方法而不是通过立法来改变药物的疾病管理问题会使将来的事情处理得更好。当医药公司已经充分发掘了更传统的药物靶点，如 G 蛋白偶联受体(GPCRs)，产品开发的需求将促使它们去寻找其他提高治疗率的方法。利用经典的小分子药物可以得到一些答案，其他问题将由生物制品及其给药来解决。但是，想在临床试验内改善治疗率很难。我们希望药物可以在临床实践中找到比根据试验数据来确定的更为合适自身的位置。这需要勇敢和受过良好教育的医生对大批适应证进行安全药物的尝试。

最大的变化最终应来自以药物基因组学为基础的个体化医学。这种方法的理论基础正在迅速发展。人类基因组计划已经演变成单体型联盟(Haplotype Consortium)[163]。最初的人类基因组序列不属于任何个人，所以长的或重要的序列不属于任何“野生的”的个体，就如原本那样。所谓的遗传变异图谱计划或“国际人类基因组单体型图计划”(HapMap)将有助于发现遗传因素对常见疾病的影响。它起始于主要组织相容性复合体(MHC)，它的遗传变异会在携带者的免疫系统中出现实质性的后果。已知某些群体中的个体对某种自身免疫性疾病，如多发性硬化症或 I 型糖尿病，具有遗传缺陷或抗性，科学家可以将这种特性与特定的基因序列联系起来。

据估计，人类可以根据遗传变异性划分为1300~2000个单体型，日本人的基因型是最均一的，而非洲人是基因型最异质的人群。群体中的某个个体或某个小群体对药物治疗的反应是不一样的。未来的目标是使这些差异反应——无论是更好的治疗率还是更坏的不良反应——成为可预测的。

但是基于基因组学的个体化医学预计的成功是建立在社会态度之巨大变化这一假设上的。社会还没有为此做好准备，特别是在基于私营保险业的基础设施而所营造的健康环境下，怀疑或真正携带遗传缺陷的人和他们的工作是没有自动保护的。在大多数欧洲国家、日本和加拿大实行的社会化医学日益纯净的氛围下，个体得到了更好的保护，尽管费用可能是受限制的，如果不是真正付不起的话，那么针对个体的药物不是个大问题。最大的问题是那些预计会因遗传缺陷而使健康困难增加的个体不应该面临工作不安全感加剧或健康保险费用增高的惩罚。

所有这些事情必须同时发生；这不是件小事。

即使这些问题可以通过立法途径来解决，也必须使病人、医生和保险业看到基因分型的巨大好处。医药公司必须为共享特定遗传序列的个体或群体开发药物。较小的市场将伴随受不同假设影响、由FDA监管的较小的临床试验。小的试验需要更富创造力的统计分析。有些指证可能是如此的小以至于在试验中需要招募在此星球上罹患该病的所有病人。尽管这明显是荒唐的，但却有可能——而且已经在欧洲实施过——即在临床试验期间让所有参试医生都通过E-mail相互联系，分享观察结果，无论是阳性还是阴性的，以确保试验期间可以更加机敏地监控病人。副作用的报告须通过FDA，此外，也可以在试验期间进行医学处理。这有助于在确立纯粹客观的“循证医学”之前重新建立医生-病人之间的交流。

底　　线

有几条底线。药物基因组学最终会相遇药物经济学。有许许多多有力的事例说明即使高价药物也可以有成本效益。降胆固醇药一天的花费少于3美元，它可使病人避免接受价位约75 000美元的冠状动脉搭桥手术。治疗骨质疏松症的药物一年的花费大约是730美元，但它可以预防髋关节骨折，治疗后者的费用估计每人约41 000美元。用药物治疗来防止工作损失明显有益。药物具有很大的经济价值而且能借助于它提高生活质量。

美国在处方药上花费更多的想法是与各州及其首脑普遍关注的与预算相符的考虑背道而驰的。然而，任何下调对新药开发创造性投入的事情都会对原本能够支付的社会产生负面效应。

为什么一个像美国这样成功的社会会对抗抑郁和抗焦虑药变得如此的饥渴，而同时又在几乎受宪法保护的资本主义环境下形成一个强大的游说团体来反对特别是大药企的权利及效益？

FDA、大药企和生物技术公司里温和及富有创造力的领导层将会研制出更多更好的药品。一个富裕的社会必须能够承担和享受药物发现的裨益。

接　下　来？

总是有说不完的话。在本书出版之际，读者们将会更多地了解到对于美国病人来说，加拿大边境是多么的通风。病人始终要花钱，我们猜测廉价药物的边境总是开放的。但我们在表述这个观点时也必须考虑到对病人自我服药的关切，从加拿大或墨西哥或无论哪个其他地方获取药物本身就不是好事，因为如果不是滥用，有相当数量的药物未被正确服用是极其可能的。更佳的医疗保险自然会消除这种边境渗透。

大趋势会是什么呢？缅因州和俄勒冈州会不会代表两个极端海岸的州政府来共同干涉处方药物的价格和预算，或依据这种模式出台越来越多的州政府法案？

对大药企和中小型生物技术公司来说，并购可能会继续下去，而且由于管理层从合并实体中释放出来了，更多的小型生物技术公司会创办启动。大型研发机构将会分成由200~300人组成的较小的研发单元。生物公司将继续发展内部专长并获得药物化学部门。大药企会继续效仿生物技术公司开发大量生物制品。由于加入生命科学研究的人数增长不快，我们面临研究速度减慢的危险。虽然人类基因组计划已经完成，但国际人类基因组单体型图计划正在进行。

发展中国家的发展壮大是大药企所无法抗拒的。目前，虽然不发达地区还没有大药企，但印度和中国最近明显的参与可能会改变大药企的发展路线，这些国家制造更多和迅速发展着的研究药物。巴西将成为一个新兴的市场——如果还不是的话。中国是未来的市场。所有的大药企都在那里建立了实验室。印度和中国有市场的模型，但没有足够的资金，即便印度有和德国一样多的家庭享有高薪。毫无疑问，这是值得思考的问题。

注　　释

159　也被称为“不公平地说人坏话”，特别因为加拿大是一个高度治理和发达的国家，其医疗标准与美国相当。

160　FDA不能强迫欧洲公司在美国注册它们的药品，但是在合适的情况下，可以通过某种方式让FDA鼓励这种申请。

161 注意，有个观点与前面提到的是相对立的，虽然公司或许可以节省资金并轻易证明以安慰剂而非黄金标准做对照更有价值，一些公司对于选定的药物和疾病往往自己想要以黄金标准作为对照。如果有效，这将有助于营销。接受可预测的III期临床的挑战，可能要比等待Ⅳ期的挑战要好的多。其他人对风险的感受有所不同。根据个案，FDA可能允许你用活性药物或安慰剂作为对照。

162 苯环利啶(PCP)是在一家医药公司里开发出来的，但流失街头成为毒品：天使之尘。类似的，可以作为生物战争制品的病毒载体可能已经在合法的药物研究中悄然出现了。

163 参见举例：http: // www.nih.gov / news/pr/oct2002/nhgri-29.htm 或 http: // www.the-scientist.com/yr2002/apr/cohen_p7_020415.html 或 http://www.sanger.ac.uk/HGP/Chr6/MHC/consortium.html。

索　引